KB117354

자연으로
치료하기

의학 박사 미할젠의

자연으로
치료하기

안드레아스 미할젠, 페트라 토어브리츠 지음

박종대 옮김

이 책은 실로 꿰매어 제본하는 정통적인 사철 방식으로 만들어졌습니다.
사철 방식으로 제본된 책은 오랫동안 보관해도 손상되지 않습니다.

현대 자연 요법을 위한 변론

단식, 요가, 아유르베다, 약용 식물, 마음 챙김, 채식 같은 자연 요법에 대한 관심은 과거 어느 때보다 뜨겁다. 그런데 방향을 정하기란 쉽지 않다. 남들의 말에 혹해 근거도 따지지 않고 덥석 시작부터 하는 사람도 있다. 다른 한편으로 자연 요법은 아무 지식이나 경험도 없는 의사들에 의해 가끔 폄훼되고 무시당한다. 이런 와중에도 병에 걸리면 자연 요법에 도움을 청하는 사람이 많아졌다. 그렇다면 지금이야말로 경험과 실습, 연구라는 삼박자의 종합적 고찰이 절실해 보인다.

현대 의학엔 자연 요법이 필요하다. 그것도 과거 그 어느 때보다 더 절실하다. 점점 늘어나는 만성 질환은 〈국민 병〉이라는 이름을 얻을 정도로 만연하고, 모든 병을 수술과 의료 처치, 새로운 약으로만 고치려는 강단 의학은 점점 많은 부작용과 비용을 초래하기 때문이다.

자연 요법의 전통적 치료 방법은 오직 경험에만 근거를 두고 있음에도 수천 년 동안 사람들의 생명을 지켜 왔고, 효과 역시 놀라왔다. 그러나 과학적 토대와 환상적인 진단 기술 및 치료법으로 무장한 현대 의학이 등장하면서 수많은 옛 지식은 케케묵거나 심지어 틀린 것으로 여겨져 사람들의 뇌리에서 잊혔다.

그런데 반전이 일어났다. 현대 생물학과 의학의 최신 연구로 자연 요법이 결코 시대에 뒤떨어진 것이 아닐뿐더러 현재의 우리에게 정말 필요한 실용적 방법이라는 사실이 밝혀진 것이다. 치료비의 증가와 만성 질환의 증가로 드러난 의학의 위기적 상황에서 자연 요법은 기존 질병을 몰아내고 새로운 질병을 막을 길을 제시한다. 여기서 핵심은 각 질병에 대한 진단이 아니라 애초에 만성 질환에 걸리지 않게 하는 예방책이다.

자연 요법은 이제 한물간 이미지를 툴툴 털어 버리고 과학에 뿌리를 둔 하나의 분과가 되었다. 그로써 더 이상 정통 의학이라는 거대한 집에서 곁방살이나 하는 신세에서 벗어나 정통 의학의 당당한 파트너가 되었고, 이제는 베를린 샤리테 병원처럼 유명한 대학 병원도 자연 요법과 융합을 꾀하고 있다.

나는 베를린 샤리테 병원의 자연 요법 교수이자 독일의 유서 깊은 자연 요법 시설인 베를린 이마누엘 병원의 자연 요법 센터장으로서 자연 요법의 크나큰 잠재력을 대중에게 알리고, 점점 사이가 벌어지는 〈최첨단〉 의학과 경험적 지식 사이의 간극을 메우고자 한다. 중요한 것은 분열이 아니라 과학을 토대로 한 융합과 협력이다. 우리는 이런 구상으로 매년 수천 명의 환자를 매우 성공적으로 치료하고 있다.

어릴 때부터 나는 자연 요법을 지향하는 의사였던 아버지가 환자들을 어떻게 더 도울 수 있을지 매일 고민하는 모습을 보며 자랐다. 그랬기에 지금 나와 뜻을 같이하는 동료들과 함께 아버지의 방법들에 담긴 작용 메커니즘을 연구하고 임상적으로 적용하고 있다. 거기서 날마다 뭔가를 배우는 일은 참으로 즐겁다.

아울러 이 책이 지금 병을 앓는 사람들을 비롯해 자연 요법에 관심이 많은 독자들과, 어쩌면 내색은 못하고 속으로만 궁금해하고 있을 일부 의사들에게 중요한 지식과 유용한 정보가 된다면 그 또한 정말 기쁜 일일 것이다.

안드레아스 미할젠

차례

1

〈공감 의학〉을 선택하다

내가 자연 요법의 길을 걷게 된 과정

나는 의사 집안에서 태어났다. 그것도 자연 요법 의사 집안이었다. 환자들은 대개 내 치료 방법을 좋게 생각하지만, 의사들 사이에선 그런 의료 방식의 커밍아웃은 여전히 위험한 일이다. 그럴 경우 가장 자주 듣는 소리가 〈의사가 돼서 과학적 근거도 없는 《민간요법》을 사용하느냐〉는 말이다. 대부분의 의사는 그사이 자연 요법 효과에 대한 연구가 얼마나 많이 이루어졌는지 모른다. 의학계의 유행을 선도하는 미국에서 국가가 상당한 재원을 들여 자연 요법을 장려하고 있다는 사실조차 모른다. 심지어 독일의 여러 대학 병원에 자연 요법 교수직이 신설되었고, 자연 요법이 의사 양성 과정의 필수 과목이라는 사실 역시 〈간과되기〉일 쑤다.

반대로 이른바 정통 의학, 혹은 강단 의학이라는 것이 많은 지점에서 막다른 골목에 이르렀다는 사실은 감추기 바쁘다. 응급 환자를 치료할 때 정통 의학은 환자의 생사를 다투는 집중 치료실이나 수술실에서 대증 요법에만 치중한다. 오늘날에는 한 가지 이상의 만성 질환으로 삶의 질이 현저하게 떨어져 의사를 찾는 환자들이 많다. 이 경우 정통 의학이 제공할 수 있는 것은 많지 않다. 왜냐하면 전체적인 연관성을 등한시하고, 대신 점점 세분화된 전문 과목

환자들은 자신에 대한 애정과 전체적인 관점, 이해, 소통을 원한다

중심의 치료에만 특화되어 있기 때문이다. 각 과목의 대표자들은 각자의 관점에서 많은 개별 증상을 약으로 치료하지만, 그것은 대개 단기적으로만 증세를 완화할 뿐 장기적으로는 부작용과 과잉 진단, 과잉 치료, 잘못된 치료 같은 새로운 문제를 만들어 낸다. 이런 시스템에서는 전체적 관점의 진료, 전문 과목들을 묶는 공통분모 그리고 요즘 병원과 진료실 안내문에서 자주 볼 수 있는 〈종합 의학〉이 설 자리는 없다.

그럼에도 의학은 지금껏 자신의 한계성을 충분히 비판적으로 성찰하지 않고 있다. 또한 현대 의학의 핵에 해당하는 의약품 중심의 의학은 불과 1백여 년 만에 속수무책 상태에 빠져 있으면서도 자연 요법이 어떻게 수천 년 동안 지속될 수 있었는지 진지하게 고민해 보지 않는다. 자연 요법의 목표는 환자의 자기 치유력 강화다. 그런데 만일 그게 성공해서 환자 상태가 호전되면 의사들은 그것을 위약 효과로 깎아 내리기 바쁘다. 심리적 요인으로 인한 〈상상적〉 효과라는 것이다. 그들이 그러는 이유는 분명하

다. 기술적 의학이 하지 못하는 것은 다른 방법도 해낼 수 없다는 것이다. 이는 오직 질병만 볼 뿐 병으로 고통받는 사람은 보지 못하는 강단 의학의 전형적인 태도다.

〈물 치료 신부〉 크나이프의 전통

우리 집안에서는 질병이 의학의 중심에 섰던 적이 한 번도 없다. 항상 환자들의 자기 치유력이 중심이었다. 이런 전통은 바트 뵈리스호펜에서 개업의로 활동한 할아버지 대부터 시작되었다. 바이에른 슈바벤 지역의 이곳은 제바스티안 크나이프Sebastian Kneipp(1821~1897)의 물 치료로 유명한 곳이었다. 사람들은 19세기 후반에 벌써 점점 빽빽하게 모여 사는 도시화와 산업화의 여파로 몸에 이상이 생기고 병들기 시작했다. 〈물 치료법을 개발한 신부〉로 알려진 크나이프는 사람들에게 내면의 균형과 건강을 회복하기 위해 스스로 할 수 있는 방법을 알려 주었다. 요즘 인간의 육체적 정신적 근원 자원이라 불리는 환자의 자기 치유력에 대한 크나이프의 믿음은 할아버지에게 깊은 인상을 주었다. 할아버지가 의사가 되기로 결심한 것도 그의 영향이 컸다.

할아버지의 아들, 그러니까 내 아버지 페터 미할젠도 그 전통을 이어 갔다. 뷔르츠부르크와 뵈리스호펜에서 학교를 마치고, 당시 자연 요법과 동종 요법으로 유명한 슈투트가르트의 로베르트 보슈 병원에서 수련의 과정을 거친 아버지는 의사 협회로부터 〈자연 요법〉을 공인된 진료 과목으로 허가받은 최초의 의사 중한 명이었다. 심지어 이 분야에서 다른 의사들을 양성할 자격도 얻었다. 이제 와서 자랑스럽게 이야기하자면 아버지는 개척자였다. 게다가 오늘날 바트 발트제 크나이프 협회의 웹사이트에 소개되어 있는 것처럼 〈자연 요법의 확고한 신봉자〉였다. 아버지는 1955년 보덴제 호수에서 멀지 않은 작은 요양지에서 의사로 활동했고, 그로부터 6년 뒤 나는 그곳에서 태어났다.

어릴 때 우리 집엔 크나이프 물 치료용 족욕기가 있었고, 샤워기 밑엔 냉수용 호스가 따로 달려 있었다. 그런데 평소의 이런 〈단련〉에도 불구하고 나는 일곱 살 때 지독한 기관지염에 걸려 고생했다. 집에서의 자연 요법만으로 충분치 않자 아버지는 나를 북해의 질트섬으로 보냈다. 나는 그곳 요양소에서 매일 소금물 흡입 치료를 받았다. 소금물로 가글한 뒤 소금물

질병 뒤에는 저마다 다른 삶의 사연이 숨어 있다

을 조금 들이마시는 치료법이었다. 코로 바닷물을 들이키는 것은 일곱 살 아이에겐 정말 끔찍한 일이었다. 그런데 치료를 반복하자 기관지염은 거짓말처럼 나았고, 이것이 내가 몸으로 처음 경험한 자연 요법을 통한 〈몸의 변화〉였다.

아버지는 금요일이면 귀리죽과 밀싹, 그러니까 밀의 어린 순만 먹었다. 다른 음식에는 전혀 손대지 않았다. 점심때는 우리와 함께 식탁에 둘러앉아 환자들에 대해 이야기했다. 주로 누가 어떤 병으로 고생하고, 아버지는 그런 환자들을 돕기 위해 어떤 일

을 하는지에 대한 이야기였다. 그 이야기들은 어린 내 가슴에 깊은 파문을 일으키며 각인되었다. 특히 질병 뒤에는 저마다 다른 삶의 사연이 숨어 있고, 아버지는 환자와의 대화를 통해 그것을 알아내어 치료에 활용한다는 이야기가 그랬다.

〈올바른〉 의학이란 무엇인가

바트 발트제의 크나이프 협회에서는 오늘날까지도 아버지의 활동을 감사의 마음으로 기억할 정도로 아버지는 당시 큰 성공을 거두었다. 그럼에도 여전히 숱한 편견과 싸워 나가야 했다. 예를 들어 다른 의사들은 대놓고 코를 찡그리며 〈아버지가 하는 일〉을 터무니없는 짓으로 여겼다. 바트 발트제는 주민 1만 명 남짓의 작은 도시였는데, 당시 의사들은 가끔 서로를 집으로 초대했다. 그건 우리 집도 예외가 아니었다. 그래서 몇 개월에 한 번씩 〈골수 정통 의학자들〉이 우리 집에 왔다. 그때마다 그들의 무시하는 태도에 평정심을 잃지 않으려고 애쓰던 아버지의 모습을 생생히 기억한다. 아버지는 자신도 〈올바른〉 의사라는 사실을 그들에게 증명해야 한다는 부담감에 시달리는 듯했다. 그런데 다른 의사들의 태도엔 아버지에 대한 질투심도 어느 정도 작용했을지 모른다. 환자들에게 상당한 인정을 받는 사람은 아버지였기 때문이다. 심지어 아버지의 자연 요법으로 병을 치료하기 위해 멀리서 찾아오는 사람도 많았다. 어머니는 그런 아버지를 돕느라 무척 애를 썼다.

이런 식의 불균형은 지금도 크게 바뀌지 않았다. 다시 말해 자연 요법을 찾는 환자들의 욕구와 정통 의사들의 인정 사이에는 여전히 반비례 관계가 존재한다는 뜻이다. 내가 2006년 뒤스부르크에센 대학교에서 교수 자격 학위를 준비할 당시 의학부 전직 학장은 나의 교수 위촉을 결정할 모든 의학부 동료들에게 다음과 같은 편지를 보냈다. 〈저는 의학부 상임 위원회가 안드레아스 미할젠 박사의 교수 자격 시험 절차 개시에 동의했다는 결정을 듣고 깜짝 놀랐습니다. 그는 《자연 요법 및 통합 의학》을 전공한 사람입니다. 그 분야에서 의술이라는 이름으로 어떤 일들이 벌어지고 있는지 의학부 교수님들은 알기나 하십니까? 저는 제가 내가 몸담았던 학부가 이 아웃사이더 의학의 문제점을 제대로 인식하기를 바라고, 대학에 정규 과목으로 편입함으로써 그 가치를 쓸데없이 높이지 않길 원합니다.〉 이 편지에는 심지어 〈정체도 모르는 의술〉이니 〈사이비 의술〉이니 하는 표현도 있었다. 그러나 그사이 바람의 방향이 바뀌었다. 오늘날 자연 요법은 샤리테 병원처럼 유명 대학 병원에서도 인정받고 있다.

처음에 나는 경제학과 철학을 공부했다. 항상 나를 사로잡은 건 〈왜〉에 대한 물음과 사물들의 크나큰 연관성이었다. 그런데 다른 이들과는 달리 내게 의학은 이론을 바로 적용할 수 있는 굉장히 실용적인 학문으로 보였다. 게다가 의사가 되려 하거나 사회적으로 무언가 의미 있는 직업을 얻으려는 많은 젊은이들처럼 나도 남을 〈돕고〉 싶은 마음이 있었다. 당연히 집안 전통에서도 큰 영향을 받았다. 어쨌든 나는 생물학 강의를 반복해서 들으며 그 안에서 무척 즐거워했고, 그렇게 해서 의학을 선택했다.

　나는 의대 시절부터 정통 의학의 무시에 약간의 오만함으로 대응했다. 이미 집에서 자연 요법에 관해 어느 정도 듣고 아는 것이 있었기에, 그런 것을 전혀 모르는 교수와 강사들에 대한 일종의 우월감이었다. 지금껏 내가 내적 주체성을 유지할 수 있었던 것도 그런 감

우리 몸은 스스로 돌보는 기능을 가지고 있다

정이 있었기에 가능했다. 게다가 나는 당시 장자크 루소, 헤르만 헤세, 아달베르트 슈티프터, 헨리 데이비드 소로 그리고 바람직하고 건강한 삶의 지침을 자연에서 찾은 개혁 운동에 대한 책을 읽었다. 이런 책들에 담긴 낭만적인 생각은 르네 데카르트보다 내게 훨씬 더 큰 영향을 끼쳤다. 인간의 몸을 일종의 정밀 기계로 생각한 데카르트의 인간-기계 모델은, 다른 많은 자연 요법 학자들과 마찬가지로 내게도 믿을 수 없을 만큼 복잡하고 스스로 돌보는 기능을 가진 우리 몸의 적합한 모델로 보이지 않았다. 최소한 지금까지는 자동차나 자전거가 스스로를 수리한다는 이야기를 듣지 못했기 때문이다. 기계와 반대로 우리 몸은 헤아릴 수 없이 복잡한 구조 속에서 매순간 무수한 자기 치료 메커니즘에 따라 정밀하게 작동한다.

　나는 아버지가 어떤 싸움을 해야 했는지 충분히 보았다. 물론

환자들이 감사의 표시로 우리 집 앞에 놓고 간 꽃다발과 초콜릿 과자도 여전히 생생하게 기억난다. 자연 요법이 효과적인 의학임은 내 눈으로 똑똑히 확인했지만, 그에 마땅히 돌아가야 할 인정은 받지 못했다. 아마 내 안에서 투지와 고집, 반항심이 인 것도 그 때문이었을 것이다.

그사이 의학은 계속 발전하고 바뀌었다. 특히 분자 생물학의 넓어진 시각은 놀라울 정도다. 내가 대학을 다니던 1980년대 시절 과학자들의 세계상은 굉장히 기계적이었다. 요즘 관점에서 보면 말도 안 되는 소리로 들릴 정도로 말이다. 예를 들어 나는 내과 수련의 시절 매주 개최되는 연구 모임에서 정신적 스트레스가 심근 경색을 유발할 수 있다는 연구를 소개했는데, 돌아온 건 비웃음이었다.

> 우리 몸은 매순간 무수한 자기 치료 메커니즘에 따라 정밀하게 작동한다

〈미할젠, 어떻게 그런 생각을 할 수 있죠?〉 사람들이 노골적으로 비웃으며 물었다. 〈당신 말대로라면 화가 혈액을 응고시킨다는 겁니까? 그게 어떻게 가능하죠?〉 이후 수많은 연구를 통해 화와 불안이 실제로 동맥을 좁게 만들어 혈액을 응고시키고, 그게 심근 경색의 원인이 되는 위험한 혈전을 일으킬 수 있다는 사실이 증명되었다.

내가 의사가 되었을 무렵 의사의 권위에 기반을 둔 의학은 〈근거 기반 의학〉으로 바뀌었다. 캐나다 의사 데이비드 새킷David

Sackett이 제기한 이 요구는 곧 국제적으로 공감을 넓혀 나갔다. 그 직전만 해도 의사는 거의 〈반신(半神)〉 같은 존재였다. 자신이 옳다고 생각하는 것은 무엇이건 실행에 옮길 수 있을 뿐 아니라 관련 교재를 만들어 확산시킬 수도 있는 막강한 인물이었다는 말이다. 그런 의사에게 어느 날 갑자기 연구를 비롯해 체계적으로 증명된 임상 실험으로 자신의 치료 방식이 실제로도 효과가 있는지 증명하라는 요구가 제기되었다. 이것은 한편으론 의료 행위에 더 많은 합리성을 가져다주었지만, 다른 한편으론 그에 대한 연구가 없을 경우 아무리 훌륭한 인식도 단순한 속설로 무시당하는 결과로 이어졌다. 일례로 발이 따뜻하면 차가울 때보다 잠이 더 잘 든다는 사실처럼 말이다. 원래는 의사도 슬픔이나 화로 인해 〈심장이 실제로 찢어질 듯 아픈 증상Broken Heart Syndrome〉이 일어날 수 있다는 사실을 잘 안다. 하지만 그것의 작동 원리를 설명할 수 없어서 그냥 그 경험을 무시해 버린다. 게다가 나중에는 〈투자 수익률〉이 높은 분야, 그러니까 의약품 특허에 관한 분야로만 연구가 몰렸다. 온수 족욕에 관한 연구로는 돈을 벌지 못한다. 따라서 그런 연구에는 재정 지원이 들어오지 않는다.

그런데 당시 나를 지도한 발터 티메Walter Thimme 교수는 새로운 인식에 항상 열려 있는 사람이었다. 경험이 풍부하고 과학적 근거를 중시하는 그는 회진 때마다 모든 환자에게 처방된 것을 직접 검토했다. 또한 약물 작용에 관한 의학 전문 잡지 『의약품 편지Der Arzneimittelbrief』의 편집인 중 한 명으로 만성 질환자들이 너무 많은 약을 먹고 있다는 점을 상기시키면서 각 알약이 환자에게 실제로 어떤 도움이 되는지 항상 철저하게 검증해야 한다고 가르쳤다. 우리의 논쟁은 늘 건설적이었고, 시간이 갈수록 그는 내 논거에 점점 더 많은 관심을 보였다. 그러다 어느 날 비판적 논평에 이어 그가 이렇게 제안했다. 〈그런 내용을 주제로 잡지에 글을 한번 써보세요.〉 그렇게 나는 약용 식물의 효능과 영양의 역할에 관한 글을 썼다. 티메 교수는 2001년 퇴임을 앞두고 내게 심장학 분야에서 대안 의학 강연을 부탁했다. 그것은 정통 의학과의 논쟁에서 매우 긍정적인 경험이었고, 그를 통해 내가 옳은 길을 가고 있고, 자연 요법은 계속할 만한 가치가 있다고 확신하게 되었다.

전체적인 삶 속에서 인간을 파악하기

대학 시절 나와 같은 전통적인 자연 요법 의사 집안 출신은 주변에 없었다. 하지만 빅토르 폰 바이츠제커Viktor von Weizsäcker의 이론과 활동을 연구한 그룹은 있었다. 서독 대통령을 지낸 리하르트 폰 바이츠제커의 숙부이자 정신 신체 의학(심신 상관 의학)의 공동 창시자인 그는 병력의 인간학적-전기적 발단을 주장하는 사람이었다. 그러니까 사람을 치료하려면 전체적인 삶 속에서 그 사람을 파악하는 것이 중요하다는 말이다. 그 연구 그룹에는 수련의 과정의 내과 의사, 신경학자, 정신과 의사들이 다채롭게 섞여 있었는데, 나는 그중 몇 사람과는 지금까지 긴밀한 관계를 유지하고 있다. 모두 부분만이 아닌 전체를 보려고 노력하는 사람들이다.

게다가 나는 예전부터 항상 전통 지식과 현대 의학은 결코 대립적인 관계가 되어선 안 되고 서로를 이상적으로 보완해야 한다고 생각해 왔다. 내가 수련한 베를린 훔볼트 병원의 심장내과는 120개 병상과 구급차, 집중 치료실을 갖춘 거대 시설이었을 뿐 아니라 온갖 의학적 가능성을 제공할 수 있는 매력적인 분과였다. 더욱이 우리 교수는 과학적 근거 면에서 무척 엄격했고, 우리는 월요일마다 주간지 『뉴잉글랜드 의학 저널New England Journal of Medicine』에 실린 최신 논문을 읽고 세미나 시간에 토론했다.

나는 이런 과학적 요구가 퍽 마음에 들었다. 우리 과에서는 매우 수준 높으면서도 동시에 제한적인 의료 방식이 시행되었다. 예를 들어 혈전 방지제로 아세틸살리실산(아

> 사람을 치료하려면 전체적인 삶 속에서 그 사람을 파악하는 것이 중요하다

스피린)을 복용한다고 해서 모두에게 곧장 위장약을 처방하지는 않았다. 또한 가슴 통증이 있다고 해서 모두를 곧장 심장 카테터실로 보내지도 않았다. 대신 과학적이고 객관적인 근거에 대한 토론을 벌였고, 그와 동시에 환자 개개인의 상황에 대한 검토가 이루어졌다.

하지만 안타깝게도 다른 병원의 심장학은 이런 표준적 기준과

25

는 동떨어져 있었다. 오늘날 독일에서는 돈이 된다는 이유로 일단 심장 카테터부터 삽입하는 경우가 많다. 통계적으로 인구 10만 명당 1년에 624번꼴이다. 다른 OECD 국가들은 평균 177번에 그친다. 이걸 보고 독일 사람들이 다른 나라에 비해 더 좋은 의료 서비스를 받고 있다고 할 수 있을까? 다른 건 몰라도 이건 아니다. 통계적으로 볼 때 카테터 삽입으로 반드시 수명이 연장되는 것은 아니기 때문이다. 물론 급성 심장 마비는 관상 혈관 확장으로 생명을 구할 수 있다. 하지만 많이 하는 것처럼 〈예방 목적〉으로 관상 혈관을 확장하는 것은 그렇지 않다. 그렇다면 왜 이런 개입을 하는 것일까? 그런다고 환자의 혈관 자체가 고쳐지는 것도 아니고, 혈관에 악영향을 끼치는 요소가 원천적으로 사라지는 것도 아니다. 건강 보험 공단에서 지불하는 돈을 다른 데 쓴다면 훨씬 의미 있게 사용할 수 있지 않을까?

나는 햇병아리 의사 시절 이미 심장 집중 치료실과 카테터 연구실에서 일하면서 다음과 같은 질문을 던지는 법을 배웠다. 한 의료 처치가 환자에게 나타나는 치료적 결과는 무엇인가? 이건 너무나 당연한 질문 같지만 현실에선 그렇지 않다. 고도로 전문화된 의학의 관심사는 일차적으로 급성 증세를 제거하는 데 있기 때문이다. 한 처치가 중장기적으로 환자에게 어떤 도움이 되었는지는 관심 사항이 아니다.

나는 카테터 삽입술이 끝나고 환자들이 10~15분 정도 누워 안정을 취할 때도 많은 것을 배웠다. 심장 카테터를 삽입한 의사는 호스를 빼낸 뒤에도 나중에 출혈이 생기지 않도록 10~15분 동안 환자의 서혜부 동맥을 꾹 누르고 있는 것이 일반적이다. 이때 환자는 무사히 수술을 이겨 냈다는 사실에 행복해했고, 누군가와 다시 대화를 나눌 수 있는 것에 감사했다. 그럴 때면 나는 보통 이렇게 물었다. 환자가 생각할 때 심장에 왜 그런 문제가 생긴 것 같으냐고. 흔히 〈주관적 질병 평가〉라고 부르는 조사였다. 모든 인간은 자기 몸이 왜 아픈지 스스로 이유를 찾아내려 하는데, 주로 대답은 이랬다. 〈스트레스가 심했어요.〉〈오랫동안 실직 상태였어요.〉〈가족력인 것 같아요.〉 환자들의 이런 자기 평가는 의학적 관점에선 일부만 맞을 때가 많지만, 환자가 주로 듣고만 있어야 하는 의사와의 상담 자리에서는 결코 알 수 없는 중요한 세부 내용이 여기서 밝혀지기도 한다.

전통 치료법과 현대 의학의 접목

심장학과에서 수련의 생활을 하기 전 나는 베를린 자유 대학교에서 자연 요법 과목을 담당하는 말테 뷔링Malte Bühring 교수의 조교로 일했다. 그는 당시에 벌써 전통 치료법을 정통 의학에 편입시키는 것을 지지했고, 자연 요법 의사들을 갈라놓은 만연한 논쟁에 강력히 반대했다. 뷔링 교수의 한 강의는 지금도 또렷이 기억난다. 그는 이름 있는 잡지에 소개된 한 연구 논문에 대해 이야기했는데, 그에 따르면 귓불에 깊은 주름이 있는 사람은 심장병이 나타날 확률이 높다는 것이다. 이 사실은 수술 중에 몇 시간씩 환자의 얼굴에 집중하는 마취과 간호사들에 의해 밝혀졌다. 그런데 심장병에 걸린 사람은 귓불의 그런 특이점 말고도 요통, 흉추 부위 강직 그리고 심장을 보호하는 갈비뼈에도 통증이 있는 경우가 많았다. 모두 흉추에서 나온 신경이 담당하는 부위였다. 그 밖에 심장 장애나 고혈압 환자는 혀 색깔이 변하는 경우가 많았다. 그러니까 혀끝이 붉거나 혓바닥에 자잘한 붉은 점들이 있었다. 중국 전통 의학과 인도 아유르베다 의학에서는 이미 너무나 잘 알려진 사실이다.

나중에 나는 심장학과에서 일하는 동안 내가 아는 자연 요법 지식에 근거해서 환자들을 과도한 약물 사용으로부터 벗어나게 하려고 노력했다. 그 점에서는 훔볼트 병원의 심장내과에서 나를 지도한, 의약품에 비판적인 입장을 갖고 있던 발터 티메 교수가 힘이 되어 주었다. 나이 든 환자들은 만성 질환으로 하루에 평균 여덟에서 열 가지 약을 먹는다. 하지만 우리는 원칙적으로 세 가지 약물부터는 그것이 섞이면 어떤 상호작용을 하는지 모른다.

원칙적으로 약물이 세 가지 이상 섞이면 그것들이 어떤 상호작용을 하는지 알 수 없다

설문 조사로 확인되었듯이 오늘날 많은 환자들이 자연 요법에 관심을 가지는 이유는 무엇보다 의약품 부작용에 대한 불안 때문이다. 대부분의 사람은 이 두 세계가 분리되어 있다고 생각하지 않는다. 오히려 그들이 가장 원하는 것은 환자 개인 속에 존재하는 여러 자원을 전체적으로 고려하는 전통 의술과 분자 생물학적 현대 의학의 결합이다(하이 테크와 하이 터치의 조합1). 환자들 스스로 자신의 건강을 위해 뭔가를 하고 싶어 하기 때문이다. 다만 스스로 무엇을 어떻게 해야 할지 모를 뿐이다.

약이 병균을 죽여 많은 감염병을 퇴치한 것은 맞는다. 심장학과 류머티즘학을 비롯해 다른 많은 과목에서 환자의 고통이 약으로 많이 완화된 것도 맞는다. 또한 현대 과학 기술의 발달로 진단의 정밀성이 높아지면서 우리 몸을 많이 알게 된 것도 맞는다. 그러나 지난 150년 사이 유럽인의 수명이 두 배 가까이 늘어난 것은 대부분 개선된 위생, 신선한 식품, 전쟁 없는 긴 시간, 복지 확대 덕분이다. 물론 심근 경색이나 뇌졸중으로 죽을 위험이 현저하게 줄어든 것은 훌륭한 급성 의학 및 응급 의학 덕이다.

우리가 이러한 진보로 치러야 하는 대가는 만성 질환이다. 만성 질환은 늘어난 수명과 분주하고 건강하지 못한 생활 방식의 결과이지만, 아울러 의학 시스템 속에서 그러한 진보의 일부를 다시 무너뜨리는 과잉 진단과 약물 오남용의 결과이기도 하다. 수많은 만성 질환 가운데 특히 의학의 새로운 도전으로 떠오른 것은 관절염과 치매, 당뇨병, 암이다.

1 *High Tech High Touch*. 하이 터치는 하이 테크놀로지의 대척점에 있는 인간의 감성을 가리키는데, 고도의 기술이 도입될수록 그에 대한 반작용으로 가슴에 와 닿는 무언가 인간적이고 따뜻한 것이 유행하게 된다는 말이다. 이하 각주는 모두 옮긴이의 주이다.

이런 심각한 규모의 만성 질환에 대한 구체적 치료 전략은 아직도 세워져 있지 않다. 정통 의학은 근본적인 원인 대신 그저 증상을 치료하기에 급급하다. 그 때문에 많은 사람들의 아침 식탁에는 여전히 약통이 줄줄이 늘어서 있다.

말테 뷔링 교수는 강의를 통해 의사가 환자를 전체적 인간으로 바라보면 어떤 일이 벌어지는지 매우 구체적으로 설명했다. 그는 요즘엔 보통 〈통합 의사〉라 불리는 그런 의사였다. 그에게 자연 요법은 현대 의학의 대안이 아니라 아주 의미 있는 보충이었다. 지금은 내가 맡고 있는 그의 교수직은 1989년 당시 자연 요법과 관련해서 전후 최초로 제도권 내에 생긴 학술적 자리였다. 그러나 1990년대 초만 해도 이 분야의 학문적 토대는 부실하기 짝이 없었다. 그때까지 경험 중심의 민간 의술에 불과하던 자연 요법의 일부 대표자들에겐 갑자기 영어로 논문을 써야 한다는 상황이 성가신 일이었다. 자연 요법에 관한 대부분의 학술 논문은 독일어로 쓰였지만, 정통 의학자들은 그때 이미 영어로 논문을 발표했다. 게다가 자연 요법은 여러 학파로 나뉘어 서로 싸우다 보니 자유로운 의견 교환보다는 자기들만의 신조만 더욱 키워 나갔다. 뷔링 교수의 야심만만한 신조는 인체의 구성 원리를 설명하기 위해 고대 그리스와 로마 시대 의사들이 제시한 네 가지 체액 이론, 즉 사체액설(四體液說)의 올바른 위상을 확립하는 것이었다. 그래서 회진을 돌 때마다 환자들이 무엇을 먹어야 하고, 어떤 식품이 몸을 〈차게 하고〉 〈뜨겁게 하는지〉를 두고 긴 논의가 이어졌다. 그러나 나는 그의 주장에 동의할 수 없었다. 중국 전통 의학이나 아유르베다 의학과는 달리 고대 유럽에서 전래된 것들은 상당히 조잡하고 부정확했기 때문이다.

내가 교수가 될 때까지 끝까지 버티면서 지금 이렇게 학생들을 가르치게 된 데에는 학창 시절의 한 선생님 덕이 크다. 김나지움에서 역사를 가르쳤던 그 선생님은 출처를 직접 찾아서 확인하지 않은 정보는 어떤 것도 믿지 말라고 가르쳤다. 다른 교사들은 책의 내용을 그대로 주입하려고 했다면 그 선생님은 우리가 아는 지식의 근거를 비판적으로 따져 묻기를 원했다. 그래서 나는 김나지움 시절부터 원전을 찾기 위해 많은 시간을 도서관에서 보냈다. 나의 첫 역사 리포트는 중세 때 바트 발트제에서 있었던 마녀 화형에 관한 역사 기록이었다. 나는 〈이단자〉에 대한 〈재판관〉의 판결을 원본으로 읽는 것에 푹 빠졌다. 또한 당시 사람들이 오늘날의 시각에서 보면 황당하기 짝이 없는 것을 절대적으로 신봉했다는 사실에 적지 않은 충격을 받았다. 약용 식물을 잘 아는 여자도 마녀로 낙인찍히는 경우가 적지 않았는데, 그중에는 예를 들면 유명한 천문학자 요하네스 케플러의 어머니도 있었다. 그녀는 뷔르템베르크에서 고소당해 감옥에 갇혀 있다가 1622년 후유증으로 세상을 떠났다.

> ●
> 만성 질환은 과잉 진단과 약물 오남용의 결과이기도 하다

마녀 소송은 정신이 인간을 얼마나 강하게 지배할 수 있는지를 보여 주는 하나의 예였다. 또한 나중에 내가 의학에서 반복해서 마주하게 될 무엇이기도 했다. 어쨌든 나는 마녀 소송을 보면서 한 가지 사실을 보는 관점이 무척 다양할 수 있다는 점도 배웠다. 그건 한 가지 증상에 대한 생화학적 설명 외에 체질, 정신, 살아온 과정, 생활 방식 같은 영역까지 함께 고려하는 자연 요법에서도 마찬가지였다. 하지만 안타깝게도 의학에서는 그런 다양한 관련성이 완전히 무시된다. 의사 양성 과정에 역사나 철학 같은 과목은 없다. 그러다 보니 극소수 의사만 빼면 전공과목 외의 사실이나 연구에 대해서는 전혀 모르는 극단적인 전공 바보만 존재한다.

오늘날에는 자연 요법도 〈명확한 근거〉를 제시해야 한다. 쉽지 않은 일이다. 그러려면 무엇보다 연구에 필요한 재원이 있어야 하는데, 제약 회사들이 자연 요법 연구에 선뜻 돈을 댈 리 만무하기 때문이다. 반면에 미국에는 국립 보건원NIH 산하에 오직 대안 의학 분야의 질적 향상과 연구만 후원하는 기관이 있어서 매년 2억 5천만 달러의 공적 자금을 지원한다. 그에 비해 독일에서 그런 방면의 연구는 대부분 재단 후원에 의존한다. 가령 내가 현재 이사장을 맡고 있는 카를 & 베로니카 카르스텐스 재단 같은 곳이다. 전직 대통령의 아내이자 의사인 베로니카 카르스텐스는 의학적으로 충분히 후원할 가치가 있는데도 주목받지 못하는 영역에 늘 열성적인 지원을 아끼지 않는다. 아주 훌륭한 본보기다.

자기 치료로 안내하는 사람들

이미 많은 배움을 얻은 데다 그 지식을 환자에게 적절히 써먹을 수 있음에도 내 마음속에는 여전히 가시지 않는 불만이 도사리고 있었다. 자연 요법은 아직도 과학적으로 충분한 매력을 제공하지 못했다. 게다가 나는 심장학과에 계속 남고 싶지 않았다. 당시 막 유행하던 카테터와 스텐트 시술이 최선의 방법이라는 확신이 없었다. 물론 나도 언젠가 심근 경색에 걸리면 신속하게 혈관에 스텐트를 넣어 달라고 부탁할 것 같았다. 하지만 그건 다른 문제였다. 삭막한 공간에서 엑스레이 사진을 보며 하루 종일, 그것도 남은 삶 동안 그 물건을 직접 환자들에게 삽입하고 싶지는 않았다. 다행히 내 주변엔 오늘날까지도 이 효과적인 기술의 매력에 푹 빠진 친구들이 많다.

이런 상황에서 마침 1999년 작센주 바트 엘스터에 신설된 혁신적 만성 질환 전문 병원에서 내게 부교수 자리를 제안했다. 이곳 신임 과장은 독일 현대 통합 의학의 개척자 중 한 명인 구스타프 도보스Gustav Dobos였다. 신장학과 의사이자 내과 전문의인 그는 한동안 중국에서 지내며 중국 전통 의학에 심취했다. 또한 매우 개방적인 데다가 자연 요법에도 관심이 많았고, 교수 자격 학위도 받았다. 이런 상황에서 그의 소신을 실현할 전문 팀이 필요했던 것이다. 학술 책임자는 나중에 뮌헨 공과 대학교에서 자연 요법 교수가 된 디터 멜하르트Dieter Melchart였다. 이렇게 해서 독일의 변두리에 속하는 바트 엘스터에서 갑자기 내가 그때까지 보고 배운 것을 현대적 치료 시스템 속에 쏟아부을 학제 간 융합 연구 팀이 만들어졌다. 그 중심에는 환자와 환자의 자기 치유력이 있었다. 환자 스스로 건강 회복에 적극적으로 기여하는 잠재적 능력 말이다. 독일에서는 일찍이 없었던 완벽한 통합 구상이었다.

그로부터 1년이 조금 지났을 때 구스타프 도보스 교수가 우리에게 꽤 미래가 밝아 보이는 새로운 프로젝트를 제안했다. 에센 미테 병원 내에 자연 요법 및 통합 의학 센터가 설립되는데 그리로 함께 옮기는 게 어떻겠느냐는 것이다. 노르트라인베스트팔렌주가 시범적으로 시행하는 중증 만성 질환자 전문 시설이었다. 무척 흥미로운 도전이었기에 전문 팀 핵심 인원은 거의 모두 도보스 교수를 따라 에센으로 옮겼다.

에센 시절은 진정한 개척 시기였다. 매순간이 흥분되고 믿을 수 없을 만큼 창의적이었다. 우리는 능력과 정신력 면에서 가히 드림 팀이라 할 수 있었다. 특히 하버드 의대의 허버트 벤슨Herbert Benson 교수 밑에서 함께 교육을 받은 것은 아주 인상적이었다. 오래전부터 스트레스 완화법을 체계적으로 발전시키고 과학적으로 연구해 온 미국의 심장학자였다. 얼마 뒤에는 미국의 분자 생물학자이자 〈마음 챙김 명상에 기초한 스트레스 완화 프로그램Mindfulness-Based Stress Reduction, MBSR〉의 개발자인 존 카밧진Jon Kabat-Zinn까지 초대했다. 명상 프로그램으로 전 세계에서 의학뿐 아니라 심리학과 경제학 분야에서도 확고하게 자리 잡은 스타 학자였다.

건강의 뿌리를 찾아서

이들은 모두 예전과는 완전히 다른 시선으로 의술을 바라보는 사람들이었다. 우리가 찾는 것은 질병이 아닌 건강과 저항력의 뿌리였다. 자연 요법 반대자들의 적대감에도 불구하고 병원은 빠르게 성공을 거두어 나갔다. 나는 에센에서 부교수가 되었고, 교수 자격 논문을 쓰기 시작했다. 논문 주제는 〈심혈관계 질환에서 생활 방식의 변화〉였다. 말테 뷔링이 건강상의 이유로 조기에 퇴임했을 때 처음엔 그 자리가 충원되지 않을 것처럼 보였다. 그사이 뒤스부르크에센 대학교에 새로 생긴 교수직은 당연히 구스타프 도보스에게 돌아갔다. 그 뒤 의사 슈테판 빌리히Stefan Willich가 샤리테 병원의 자연 요법 분과 교수직에 한 명이 아닌 두 명의 자리를 마련했고, 이로써 샤리테 병원은 다시 자연 요법의 중심이 되었다.

2009년 나는 샤리테 병원의 자연 요법 재단 교수직에 임명되었다. 게다가 이전에 말테 뷔링 교수가 이끌던 만성 질환 및 류머티즘 질환 전문 병원인 베를린 이마누엘 병원의 자연 요법 과장이 되었다. 여기서 나는 임시로 과를 이끌던 라이너 슈탕게Rainer Stange를 만났고, 이후 우리는 강력한 한 팀이 되었다. 현재 이 병원에는 병상이 60개 마련되어 있고, 샤리테 병원의 자연 요법 응급실 및 주간 병동2을 운영하고 있다. 주간 병동에서는 전문 치

---

2 입원 치료와 외래 진료의 중간 형태 치료 시설. 주간에는 병원에서 치료를 받고, 야간에는 집으로 돌아간다.

료사와 심리학자가 의사와 연계해서 스트레스 완화, 명상, 운동, 영양 섭취, 자연 요법에 의한 자기 치료법을 지도한다.

그 밖에 나는 내 교수직의 권한 안에서 아유르베다 의학 연구 팀을 만들었다. 내 오랜 꿈이었다. 오늘날 중요한 자연 요법 중 상당수는 인도에 뿌리가 있다. 아유르베다, 요가, 명상이 그것이다. 나는 오래전부터 명상을 해왔고, 요가는 에센에 있을 때 시작했다. 인도에 처음 간 건 2006년이었다. 소감을 이야기하라면 첫눈에 반했다고 말할 수밖에 없다. 이해하기 어려운 많은 현장 경험과 차이점에도 불구하고 나는 곧 집에 있는 것처럼 편안해졌다. 현재 우리 과에는 인도학자, 아유르베다 교육을 받은 의사, 아유르베다 치료사, 요가 지도사들이 함께 일하고 있다. 나는 독일 의료 및 연구 기관으로는 처음으로 연구 협력의 틀 안에서 인도 정부의 재정 지원을 받은 사실에 자부심을 느낀다. 지금껏 인도 밖에서 이루어진 최대의 아유르베다 효과 연구에 대한 지원이었다. 인도 정부의 지원엔 우리 병원이 베를린에 있다는 점도 영향을 끼친 듯하다. 당시 델피에서 이 문제로 인도의 담당 장관과 상담할 때였다. 우리 병원이 베를린에 있다는 말을 듣자 갑자기 장관이 샤리테 병원에 대해 흥분해서 이야기하기 시작했다. 〈그 병원이 베를린 훔볼트 대학교에 있지 않나요? 베를린 훔볼트 대학교의 인도학은 세계 최고죠!〉 어쨌든 이렇게 해서 우리는 대규모 아유르베다 연구를 위한 지원을 받게 되었다.

2

자연 요법의 기본 원리들

자극과 반응을 통한 자기 치유력 강화

모든 전통 치료법이 그러하듯 자연 요법의 기본 원리도 자극과 반응의 상호 작용이다. 예를 들어 물 치료법은 차거나 따뜻한 물로 일부러 자극을 가하고, 그러면 이 자극은 몸에 변화를 일으킨다. 자극이 우리 몸의 자기 조절 기능을 활성화하는 것이다.

또 다른 예를 들어 보겠다. 당신은 열 감기에 걸렸다. 의사는 바이러스로 인한 감염에다 세균성 폐렴이 더해지는 것을 우려해 항생제와 해열제를 처방한다. 의사의 의도는 명백하다. 병원균을 죽이고, 열로 힘들어하는 몸의 부담을 덜어 주려는 것이다. 어쩌면 당신은 가래 해소제와 면역력 강화를 위해 아연이나 비타민 C까지 처방받을지 모른다.

이럴 때 자연 요법은 어떤 조치를 취할까? 우선 수건 같은 천에다 차가운 물을 적셔 가슴에 두른 다음 따뜻한 이불을 덮게 한다. 처음 얼마간은 수건 때문에 피부가 차가워져 몸을 떨 수도 있지만, 곧 몸은 기분 좋게 따뜻해진다. 몸의 자기 조절 장치가 차가운 자극에 강력하게 맞서기 시작한 것이다. 이런 작용은 수건을 두른 부위에서만 국부적으로 일어나는 것이 아니라 가슴에서 멀리 떨어진 곳에서도 일어난다. 열이 더 오르면 장딴지에도 차가운 수건을 두른다. 게다가 땀을 흘리게 하려고 추가로 피나무 꽃잎차와 엘더베리차를 처방하기도 한다.

유기체에 대한 자극

많은 자극은 모든 사람에게 일정하게 작용하는 것이 아니라 무척 상이한 반응, 특히 상이한 신경 반응과 호르몬 분비를 부른다. 이처럼 반응이 체질과 자극의 강도, 빈도에 따라 개인별로 매우 다를 수 있다는 점을 근거로 정통 의학자들은 자연 요법이 효과가 없다고 생각한다. 그러나 그건 자연 요법의 원리를 오해한 것이다. 기존 의학이 병적인 것을 밖에서부터 제거해 빠른(그러나 단기적인) 성공을 거두는 경우가 많은 데에 비해 자연 요법은 잠재된 자기 치유력을 끄집어내는 것이 주 목표다. 다시 말해 자연 요법은 유기체가 자기 힘으로 건강을 회복할 수 있도록 자극한다.

그러자면 지름길이 아니라 시간이 다소 걸리는 우회로를 택해야 한다. 적당한 양의 의도적인 자극을 통해 우리 몸이 스스로 일을 하도록 시간을 두고 일깨워야 한다는 말이다. 그러기 위해선 환자의 인내가 필요하다. 가령 너무 심하게 올라가지만 않는다면 열을 견뎌야 하고, 그로써 면역 체계에 스스로 병원체와 맞서 싸울 기회를 주어야 한다. 심지어 땀을 촉진하는 피나무 꽃잎차를 마시는 것도 괜찮다. 그 외에 어차피 바이러스와 싸우는 데 전혀 도움이 안 되는 항생제와 비타민제 대신 은근한 불로 천천히 끓인 야채죽을 먹고 생강과 강황을 달여 마시는 것도 좋다. 최고의 영양소를 천연 그대로 품은 생강과 강황은 약보다 훨씬 효과적이다.

이 단순한 예에서 알 수 있듯이 적절한 강도로 적절한 자극을 주는 것이 관건이다. 예를 들어 건강한 아이에게 열은 면역 체계를 단련시키는 중요한 과정이지만, 심장병이 있는 노인에게는 위험할 수 있다. 얼마만큼의 양이 얼마만큼의 효과를 내는지는 〈호르메시스Hormesis〉(그리스어로 〈자극, 충격〉이라는 뜻)라는 개념과 함께 현재 국제적으로 관심이 많은 연구 주제로 떠올랐다. 16세기에 이미 근세 최초의 약리학자 중 한 명인 파라셀수스Paracelsus는 독성 물질도 미량이면 긍정적인 효

● 자연 요법은 우리 몸이 자기 힘으로 건강을 회복할 수 있도록 자극한다

과를 낼 수 있다는 사실을 깨달았다. 인체가 독성 물질의 부정적 자극을 인식하자마자 방어 기제를 작동시키기 때문이다. 이 원리는 방사능에도 그대로 적용된다. 일정 수준까지 소량의 방사능은 유기체에 긍정적인 효과를 낼 수 있다.

그러나 얼마큼의 자극이 얼마큼의 효과를 내는지에 대해선 여전히 정확한 연구 자료가 너무 적다 보니 자연 요법에서는 실질

적인 경험이 중요할 수밖에 없다. 그래서 자연 요법으로 치료할 때 가장 중요한 질문은 다음과 같다. 야채죽이나 생강즙을 먹고 소화에 이상은 없었나요? 물에 적신 수건을 가슴에 두르고 누웠을 때 다리도 빨리 따뜻해지던가요? 둘 다 그렇지 않다면 용량이나 치료가 맞지 않는다고 생각해야 한다. 구체적인 연구와는 별개로 말이다.

환자의 체질 알기

자연 요법에서 어떤 자극을 줄지는 정통 의학처럼 질병에 좌우되는 것이 아니라 주로 병에 걸린 사람, 즉 환자의 체질에 달려 있다. 우리 환자 가운데 많은 사람이 이미 이런저런 잡지에 소개된 아유르베다 체질 분류법에 따라 자신이 바타, 카파, 피타 중 어떤 체질인지 안다. 그런데 이런 식의 기본 체질은 아유르베다에만 있는 것이 아니라 거의 모든 전통 의술과 심지어 유럽의 고전적 자연 요법에도 존재한다. 그 배경에는 체형, 정신, 신체 조절 기능이 서로 관련되어 있을 뿐 아니라 특정 증상과 질병을 유발할 수 있다는 인식이 깔려 있다. 그래서 자연 요법에서는 환자가 자기 몸의 문제점을 말하기도 전에, 심지어 과학적 진단 결과가 나오기도 전에 벌써 기본 체질에 따라 병이나 증상을 어느 정도 짐작할 수 있다고 생각한다. 그러나 이런 식의 유형화는 하나의 근거로서, 참조만 해야 한다. 현실 삶에서는 여러 체질이 혼합되어 있는 형태가 훨씬 많기 때문이다. 가령 배가 나오고 과체중인 사람이라고 해서 모두 제2형 당뇨병에 걸리지는 않고, 창백한 피부에 저체중인 사람도 모두 우울증을 앓지는 않는다.

따라서 필자도 일반적으로 열을 불편하게 생각하는 사람에게는 적외선 온열 치료 같은 강력한 열 치료를 처방하지는 않는다. 설사 환자가 섬유 근육통을 앓고 있어서 열 치료가 도움이 될 때가 많다고 하더라도 말이다. 열을 불편하게 생각하는 사람에게는 오히려 영하 110도의 저온실에 2~3분가량 머무는 냉치료가 도움이 된다. 물론 염증에도 불구하고 지속적으로 추위를 타는 류머티즘 환자에게는 별 도움이 안 된다.

태양의 예로 본 올바른 양

온도 자극은 당연히 야외에서도 받을 수 있다. 그것도 운동을 하면서 자연스럽게 자극을 받는 것이 가장 좋다. 생물에게는 생존에 필수적인 요소가 두 가지 있다. 태양의 빛과 온도가 그것이다. 우리가 그런 자극에 여전히 많은 영향을 받고 있다는 사실은 날이 어두워지고 추워지면 금방 깨닫는다. 그럴 경우 많은 사람이 더 빨리 피곤해지는 것을 느낀다. 심지어 계절 우울증까지 있다. 햇빛이 적은 추운 겨울철에 나타나는 이 우울증은 특수한 환한 빛을 쬐면 금방 좋아진다. 해는 우리에게 삶의 긍정적인 것, 밝고 아름다운 것의 상징이다. 어린아이들은 해를 그릴 때 따뜻한 빛과 함께 그린다. 봄이 되면 우리는 그리워하는 마음으로 하늘을 올려다본다.

호르메시스 원리

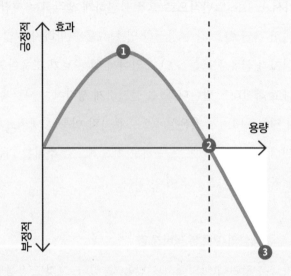

호르메시스는 <자극-용량>과 <반응-효과>의 상호 작용이다. 양은 유익함이나 해로움에 결정적인 영향을 끼친다. 태양을 예로 들어 보자. 일정 정도까지 햇볕을 받는 것은 건강에 유익하다. 반면에 감당할 수 있는 양의 변곡점을 넘는 순간❶ 역효과가❷ 난다. 태양 광선이 피부와 유전자를 손상하기 시작하기❸ 때문이다.

태양은 호르메시스 효과, 즉 어느 정도의 양이 좋고, 어느 정도부터는 나쁜지에 대한 좋은 보기다. 피부과 의사들은 수십 년 전 태양의 자외선이 특정 피부암, 즉 백색 피부암(기저 세포암)과 흑색 피부암(흑색종)의 위험을 높인다는 사실을 알아냈다. 게다가 그사이 이 위험한 암을 유발하는 것이 일광욕 자체가 아니라 일광 화상의 횟수라는 사실도 명확히 밝혀졌다. 하지만 흑색종이 왜 발바닥처럼 태양에 거의 노출되지 않는 부위에 자주 나타나는 지는 여전히 의문이다. 다만 새로운 이론들에 따르면 우리의 피부는 항상 흑색종 암세포를 막기 위해 열심히 일하고 있지만, 일광 화상이 발생하면 그것에 신경 쓰느라 바빠 다른 부위의 암 발생에 충분히 대응하지 못하는 게 아닌지 추측해 볼 뿐이다.

어쨌든 태닝 숍의 시대는 저물고 있다. 햇빛이 피부 노화를 촉진하고 그와 더불어 암의 위험성까지 높인다는 사실은 이제 논란의 여지가 없다. 그러나 햇빛이 우리에게 편안함과 행복감을 높여 준다는 사실도 과학적으로 증명되었다. 그런 작용을 위해선 UVA(장파장 자외선) 일광욕으로 피부를 태우는 것만으로 충분하다. 그보다 더 나은 것은 UVB(중파장 자외선) 일광욕이지만 일반 태닝 숍에는 없다. 예전에는 결핵 환자나 갱에서 일하는 사람들에게 의료 처치의 하나로 일광욕을 처방했다(토마스 만의 소설『마의 산』에 그런 대목이 나온다). 1980년 이후에는 햇빛이 매우 심각한 질환에도 긍정적으로 작용을 한다는 사실이 밝혀졌다. 예를 들어 캘리포니아 대학교의 감염병 학자 세드릭 갈런드 Cedric Garland는 햇빛이 많은 지역에서는 암이 훨씬 적게 발생한다는 사실을 연구로 보여 주었다. 이런 연관성은 나중에 국제적 연구로도 증명되었다.

다발성 경화증이나 류머티즘성 관절염, 더 나아가 심근 경색과 몇 가지 암, 당뇨병 같은 많은 자가 면역 질환은 지구의 북반구 및 적도에서 멀리 떨어진 지역일수록 훨씬 자주 발생한다. 이런 지역의 특수한 영양 섭취나 복지 체계 같은 다른 요소를 감안하더라도 약 4만 년 전에 원시 인류가 북쪽으로 이주한 대가로 만성 질환의 증가가 나타났다는 점에서는 의심의 여지가 별로 없다.

햇빛은 여러 중요한 기능을 하는 비타민 D를 우리 피부에서 만들어 낸다는 점에서도 아주 중요하다. 비타민 D는 뼈의 물질대사를 조절하고 골다공증을 막는다. 또한 심혈관계 질환과 암, 우울증, 자가 면역 질환을 막는 데도 어느 정도 역할을 한다. 로베르트 코흐 연구소Robert Koch Instituts에 따르면 독일인의 약 60퍼센트는 비타민 D 수치가 너무 낮다고 한다. 이 정도의 결핍은 현재 기준치가 너무 높은 게 아니냐는 합리적인 의심이 들 정도로 심각하다. 비타민 D 결핍은 무엇보다 노년층에 문제가 된다. 인간은 나이가 들면 인체의 합성 능력이 떨어지기 때문이다. 게다가 노년기에는 암이나 다른 만성 질환이 더 자주 나타날 뿐 아니라 신체 운동에 필요한 근력까지 감소하기 때문에 비타민 D 결핍은 특히 위험하다. 자연 요법에서 사람들에게 자꾸 〈밖으로 나갈 것〉을 강조하는 이유가 여기에 있다. 밖에 나가면 구름이 많은 날에도 태양 에너지를 흡수할 수 있다. 덧붙이자면 음식으로는 우리에게 필요한 비타민 D의 5퍼센트밖에 충당하지 못한다. 따라서 특별 식단으로 야외 활동을 대체할 수 있다는 생각은 틀렸다.

이처럼 태양은 얼마만큼 자극을 주는 것이 올바른지에 대한 대표적인 예이다. 여기엔 전형적인 딜레마가 존재한다. 다시 말해 햇빛은 한편으론 너무 많이 쬐면 백색 피부암과 피부 노화를 야기하지만, 다른 한편으론 우리에게 행복감과 편안함을 안겨 줄 뿐 아니라 만성 질환과 암 예방에도 필요하다는 것이다. 그렇다면 우리는 타협점을 찾아야 한다.

자연과의 조화 속에서 살기

자연 요법은 자연을 거스르지 않고 자연과 함께 사는 것을 의미한다. 이와 관련한 새로운 연구들은 이런 권고 뒤에 단순히 낭만적인 동경이 아니라 인체의 비밀이 깔려 있음을 보여 준다. 진화과정에서 형성된 자연과 우리 몸의 결속으로 인해 몸의 바이오리듬은 계절의 흐름에 맞추어져 있다. 케임브리지와 뮌헨 대학교 연구자들은 2014년 많은 주목을 받은 한 연구에서 유전자 활동이 계절에 좌우된다는 사실을 증명했다. 최소한 혈구와 지방 조직의 4천 개 이상 RNA 유전자에서는 그것이 명확하게 확인되었다(RNA 유전자는 단백질 생성에 직접 관여하지 않고 조절 기능을 담당한다). 우리 유전자의 약 4분의 1은 기후와 지리적 특성에 반응하고, 그것은 이미 젖먹이 때부터 확인된다. 자연은 우리몸속에 환경에 유연하게 적응하는 능력을 장착해 놓았고, 이는 인류라는 종족이 지구상에서 살아남을 수 있었던 중요한 요인이다.

여기서도 인체에 부담을 주는 외부 요소와 우리 몸의 보호 작용 사이에는 민감한 균형이 존재한다. 가령 우리 유기체는 겨울에 자주 염증을 일으키는데, 이는 이 계절에 특히 증가세를 보이는 병원체 및 박테리아와 맞서 싸우기 위한 반응으로 보인다. 그로 인해 심근 경색과 류머티즘, 당뇨병의 위험도 증가한다. 물론 우리 몸에는 염증을 억제하는 특정 조절 유전자, 즉 ARNTL이 있지만, 이것도 겨울에는 활동을 자제한다. 그 밖에 이 유전자는 체온과 수면 상태도 조절한다. 우리가 비록 다른 많은 동물처럼 겨울잠을 자지는 않지만, 해가 짧아지면 여름보다 더 오래 잠을 자고 게을러지는 것도 그 때문이다. 전체적으로 보면 계절의 영향에도 불구하고 우리의 면역 체계가 유지되는 것은 항상 그런 균형 덕분이다.

> 우리 몸은 주변 환경에
> 적응할 능력이 있고,
> 따라서 인류가 지금껏
> 살아남을 수 있었다

이제 물 치료법으로 다시 돌아가 보자. 냉기는 어디까지 긍정적으로 작용하고, 언제부터 건강에 좋지 않을까? 우리는 냉기와 추위에 대한 민감성을 단련으로 이겨 낼 수 있을까? 그럴 수도 있고, 아닐 수도 있다. 근육을 단련하거나 심혈관계 기능을 강화하는 가능성과 비교할 때 온기와 냉기에 대한 우리의 적응 가능성은 그리 크지 않다. 그건 특히 여름철에 알 수 있다. 기온이 너무 높으면 우리는 장시간 버티지 못한다. 아무리 옷을 적게 입어도 땀이 비 오듯 쏟아진다면 자연적인 조절 장치도 더는 소용이 없고, 에어컨에만 기댈 수밖에 없다. 겨울에는 물론 제2의 피부에 해당하는 옷으로 외부 냉기를 차단하고 내부 온기를 보존할 수 있다. 하지만 연구에 따르면 인간은 과도한 영양 섭취, 특히 그중에서도 과도한 단백질 섭취로 몸집이 커질수록 넓어진 피부 표면으로 온기가 분산되면서 옷도 더 따뜻하게 입어야 한다.

원칙적으로 우리에겐 체온을 조절하는 여러 가지 방법이 있다. 그중에서 가장 효과적인 방법은 바로 땀이다. 땀을 흘리면 높아진 체온은 냉장고의 냉각 장치처럼 신속하게 식는다. 그런데 땀은 빨리 증발하기 때문에 우리 몸은 최대 2천5백 와트 출력으로 시간당 3.5리터의 수분을 배출할 수 있다. 몇 주 동안 뜨거운 지역에서 지내면 땀을 흘리는 능력도 배가된다. 게다가 땀을 흘리면 몸속의 소금기가 빠져나가는 장점도 있다. 그래서 대부분의 유럽인들처럼 짠 음식을 즐기는 사람은 이런 식으로 몸속의 균형을 맞추고, 그러면 가끔 짠 버터 브레첼 빵도 맛있게 즐길 수 있다. 반면에 땀을 별로 흘리지 않는 사람은 짠 음식을 피해야 한다.

냉기의 경우 우리는 몸을 떠는 것으로 체온을 조절하려 한다. 그 메커니즘은 이렇다. 몹시 추우면 우리 몸에서는 일단 미세한 피부 혈관의 근육이 수축된다. 그로써 표피로의 혈액 공급은 감소하고, 온기 손실은 최소화된다. 이는 손이나 발이 차가워지는 것에서 뚜렷이 느낄 수 있다. 반면에 내부 장기에는 더 많은 피가 공급되고, 그로써 몸의 중심 온도는 상시적으로 유지된다. 이 모든 것이 소용없을 정도로 추우면 피부 아래 근육이 팽팽하게 긴장되고, 이 움직임은 온기를 만들어 낸다. 그 긴장도가 일정 수준을 넘어서면 추가로 근육이 떨리기 시작한다. 더 강한 근육 수축을 통해 우리 몸이 일종의 추가 난방 장치를 가동하는 것이다. 결국 유기체는 냉기든 열기든 온도의 자극에 단열층의 변화로 반응한다. 일본의 한 연구에 따르면 여성을 두 부류로 나누어 한쪽은 겨울에 짧은 치마를, 다른 쪽은 긴 치마를 입게 했는데, 자기 공명 영상MRI 결과 짧은 치마 때문에 추위에 더 떨었던 여성들이 겨울이 끝날 무렵 다리에 지방이 더 생긴 것으로 확인되었다.

냉자극과 온자극의 힘

이처럼 우리는 어느 정도까지 자체 내의 온기 생산에 직접 영향을 끼칠 수 있고, 우리 몸이 추위에 덜 민감하도록 단련할 수 있다. 따라서 제바스티안 크나이프도 항상 난방이 잘되는 공간이 아니라 18~19도 정도로 좀 서늘한 느낌이 드는 공간에서 지낼 것을 권고한다. 냉수마찰, 물이나 눈밭에서 걷기, 사우나 후의 냉수욕 같은 냉자극도 우리 몸 안에서 온기의 자체 생산을 촉진한다. 우리는 어릴 때 눈싸움을 한 뒤 따뜻한 방에 들어가면 손이 뜨거워지는 것을 경험으로 안다. 몸이 알아서 혈관을 개방하는 것이다. 혈관 수축(추울 때)과 혈관 확장(더울 때)의 이런 상호작용은 크나이프식 치료의 기본 원리 중 하나로 얼마든지 연습으로 촉진할 수 있다.

다만 몸의 반응에 주의를 기울여야 한다. 내가 사는 베를린에는 과거 크나이프가 했던 것처럼 여전히 겨울에 냉수욕으로 몸을 단련하는 사람들이 있다. 그것도 수온 4도의 얼어붙은 호수에서 말이다. 이때 중요한 것은 몸에 무리를 주지 않고 서서히 체계적으로 적응력을 높여야 한다는 것이다. 그러니까 처음에는 잠깐 물에 담그기만 하다가 서서히 시간을 늘려야 한다.

어떤 형태의 냉요법이든 시작하기 전에는 일단 몸을 따뜻하게 해야 한다. 예를 들어 다리에 냉수마찰을 하려면 우선 발이 따뜻한 상태여야 한다. 우리 이마누엘 병원에 설치된 영하 110도의 저온실에서도 항상 그 점에 유의한다. 다시 말해 환자들을 최저 온도의 저온실로 바로 보내는 것이 아니라 기온이 좀 더 높은 저온실 두 군데로 먼저 보내 적응 과정을 거치는 것이다. 이때 옷은 입지 않지만 모자와 장갑, 양말은 착용한다. 그러다 마지막에 환자들은 최대 3분 동안 상상을 초월하는 추위와 맞닥뜨린다. 효과는 상당히 인상적이다. 통증은 사라지고, 염증도 몇 시간 또는 며칠 동안 완화된다.

냉기의 통증 완화 작용 외에 지난 몇 년 사이 신체 조절 작용의 또 다른 비밀이 밝혀졌다. 〈갈색 지방〉이 그것이다. 갈색 지방은 인간을 비롯해 갓 태어난 모든 포유류(돼지를 제외하고)가 갖고 있는 특수 지방 조직이다. 이 조직의 세포 속엔 수많은 미토콘드리아가 있는데, 이것들은 세포를 갈색으로 물들이고 산화 작용을 통해 온기를 발생시키는 일종의 에너지 생산 발전소이다. 갈색 지방은 갓 태어난 동물들의 체온이 떨어지지 않도록 지켜 줄 뿐 아니라 겨울잠에서 깬 뒤 몸이 다시 빨리 데워져야 하는 동물에게 중요한 요소다.

예전엔 성인에겐 갈색 지방이 거의 없다고 생각했지만, 마스트리히트 대학교의 생물학자 바우터르 판 마르컨 리흐텐벌트W. V. M. Lichtenbelt 교수는 웬만큼 오랫동안 서늘한 온도에 노출되면 성인에게도 갈색 지방이 축적된다는 사실을 연구로 입증했다. 그 온도는 16도부터 가능하다. 갈색 지방은 당뇨 위험을 낮춘다. 당 조절 작용을 좀 더 원활하게 해주기 때문이다. 따라서 조금 춥다는 느낌이 드는 공간에서 생활하는 것이 건강에 좋다. 그러다 보면 며칠 만에 좀 더 낮은 온도에도 적응이 된다. 추위를 잘 타는 사람도 자가 면역 체계의 단련을 위해 일부로라도 서늘한 공간에서 지내는 습관을 키워 나가야 한다.

창문을 열어 놓고 자라는 크나이프 신부의 권고는 미 국립 의료원 산하의 〈국립 당뇨병 소화기병 신장병 연구소〉에 의해 실제로 효과가 있는 것으로 증명되었다. 한 집단은 최대 19도의 서늘한 방에서 자고, 다른 집단은 24도에서 잠을 잤는데, 한 달 뒤 서늘한 침실에서 잔 사람들은 갈색 지방이 많아지고 당과 지방의 물질대사도 개선된 것으로 나타났다. 그렇다면 결론은 하나다. 추운데서 자라!

소화의 불과 생명의 온기

우리 몸의 에너지에 대한 이해는 유럽의 자연 요법보다 수천 년 전통의 아유르베다와 중국 전통 의학이 한층 앞서 있다. 두 의학 체계에서는 〈생명의 온기〉가 대단히 중요한 역할을 한다. 아유르베다 의학에서는 모든 것이 소화의 불인 아그니*agni*를 중심으로 돌고, 중국 전통 의학에서는 신장의 온기가 중심에 있다. 두 학설에 따르면 우리는 서늘한 온도에서 내부 온기를 키우고 소화의 불꽃을 돋우어야 한다. 이를 위해 가장 간단한 방법은 적합한 음식을 먹고, 뜨거운 물이나 차를 마시는 것이다. 특히 몸을 따뜻하게 하는 향신료, 예를 들어 정향, 계피, 생강, 카르다몸이 가미된 것이 좋다. 서양에서 추운 겨울 크리스마스 쿠키를 만들 때 이런 향신료를 넣는 것도 결코 우연이 아니다. 날이 찰 때는 생강차를 마시거나 강한 향신료, 예를 들어 겨자씨나 칠리가 들어간 수프를 먹는 것이 좋다. 몸을 보해 주는 것으로 알려진 닭 수프도 닭 때문이라기보다 그 안에 들어간 생강이나 양파, 마늘 같은 향신료 때문에 먹는다.

두 전통 의학 체계에서는 음식물을 〈찬 것〉과 〈따뜻한 것〉으로 분류한다. 이는 단순해 보이지만 올바른 결정을 내리는 데 도움이 될 때가 많다. 가령 오이와 멜론은 몸을 차게 하고, 포도주와 꿀, 자극적이거나 매운 향신료는 몸을 따뜻하게 한다. 예전에는 계절에 따라 구할 수 있는 식품은 어차피 그 계절과 일치했지만, 요즘은 추운 1월에도 딸기나 수박을 먹을 수 있다. 그런데도 많은 사람이 본능적으로 그런 먹거리와 거리를 둔다. 크리스마스 디저트로 수박을 먹는다? 그러지 않는 편이 낫다.

술은 결코 냉기를 막는 처방이 아니다. 물론 알코올 함량이 높은 음료는 일시적으로 몸을 데우고 장기에 따뜻한 감각을 전달하기는 한다. 하지만 알코올은 열의 발산도 촉진하기에 몸은 더 빨리 차가워진다. 그렇다면 눈싸움이나 냉수욕 뒤에는 알코올이 함유되지 않은 약초나 향신료 차를 마시는 좋다.

냉자극을 준다고 몸속의 온기가 항상 〈살아나는〉 것은 아니다. 냉자극에도 반응이 없다면 평소의 운동 부족, 과로, 스트레스, 균형 잡히지 않은 영양 섭취 때문일 수 있다. 그럴 때 자연 요법은 더 강력한 방법을 쓴다. 일례로 열욕(熱浴)이 그렇다. 오스트리아 자연치료사 마리아 슐렌츠Maria Schlenz

서늘한 온도에서 내부 온기를 키우고 소화의 불꽃을 돋우어야 한다

의 이름에 따라 〈슐렌츠 욕법〉이라고도 불리는 방법이다. 이 욕법은 집에서도 할 수 있다. 처음엔 체온과 비슷한 37도에서 시작해서 몸이 불편함을 느끼지 않을 정도까지 점점 뜨겁게 한다. 목욕 시간은 보통 20~30분이다.

열 요법의 또 다른 방법은 사우나다. 그러나 뜨거운 공기보다 물이 열기를 더 빨리 전달하기 때문에 사우나보다는 열욕이 효과가 더 크다. 게다가 열욕은 사우나보다 몸이 천천히 식기 때문에 열기의 효과를 좀 더 온전히 누릴 수 있다. 목욕물에 몸을 데우는 향신료를 첨가하는 것도 괜찮다. 예를 들어 뜨거운 물에 생강 가

섬유 근육통

어려운 환경에도 꿋꿋이 버티는 사람들이 걸리는 병

활달한 노부인은 짧은 회색 머리를 자연스러운 느낌의 분홍색으로 염색했다. 지금까지 살아오면서 더러 어려운 일을 겪었지만 쉽게 무너지지 않았다. 동독 시절엔 정치적인 이유로 감옥에 갇힌 적이 있었고, 나중에 서독에선 집과 아이스크림 가게를 잃고 지금까지 보상 문제로 법정 다툼을 벌이고 있다. 그러다 언제부터인가 신경에 과부하가 걸렸고, 그로 인해 그사이 독일인의 1퍼센트가 앓는 섬유 근육통 진단을 받았다.

온몸에서 느껴지는 이 불가사의한 통증이 왜 생기는지는 아직 밝혀지지 않았다. 예전에는 이 병을 〈연조직 류머티즘〉이라 불렀지만, 혈액 검사에서 어떤 육체적 특이점도 발견되지 않았기에 여전히 심리적 문제를 본래의 원인으로 보는 의사들이 많다. 환자들은 자신이 남들에게 이해받지 못한다고 느끼고, 그 감정은 종종 우울증으로 이어진다.

오랫동안 웨이트리스 일을 했던 이 짧은 머리의 환자는 언제부터인가 50미터도 걷지 못했고, 계단을 몇 개 오르는 것도 힘들어하게 됐다. 팔까지 말을 듣지 않아 물건을 들고 있을 수가 없었다. 웬만큼 무거운 쟁반을 드는 것도 불가능했다. 그래서 카페를 잃고 노년의 빈곤에 빠졌다.

지금은 섬유 근육통이 아프지 않은 것을 아픈 것으로 느끼는 심리적 착각에서 비롯된 것이 아니라 신경 세포의 통증 지각 장애, 스트레스와 트라우마로 인한 정신적 부담, 호르몬 조절 장애의 복합 작용에서 비롯된 것임을 안다. 이 증상에 대한 정통 의학의 치료법은 없다. 그저 통증에 대한 예민함을 낮추고 부작용이 우려되는 항우울제만 처방할 뿐이다.

자연 요법에서는 환자가 어떤 것을 편안하게 느끼느냐에 따라 냉요법이나 온열 요법을 체계적으로 사용해서 일부 효과를 보았다. 그런 방법으로 통증 신호 전달 자체를 어느 정도 차단한 것이다. 요가나 태극권 같은 명상적인 움직임도 섬유 근육통에 도움이 된다. 그 밖에 이 증상은 다양한 방법을 결합해서 치료할 수도 있다. 이때 단식이 좋은 시작이 될 때가 많다. 통증 전달에서 중요한 역할을 하는 신호 물질대사에 단식이 개입하기 때문이다.

그 환자는 태극권과 기공을 배웠다. 이런 수련의 명상적인 요소는 신경을 안정시키고, 운동적인 요소는 근육을 강화한다. 환자는 우리 병원에 두 번 입원한 뒤 전반적으로 통증에서 벗어났다. 그러다 휴가 중에 강도를 당해 경제적 손실을 입은 것은 물론 정신적으로도 심한 충격을 받았고, 그로 인해 섬유 근육통이 도졌다. 그러나 환자는 그사이 이 운명을 손 놓고 받아들이기만 해서는 안 된다는 것을 잘 알고 있었다. 그래서 다시 단식을 시작하고, 태극권 수련을 반복함으로써 통증을 상당 부분 줄일 수 있었다.

루를 넣으면 한층 편안하게 온기 효과를 느낄 수 있다.

최상의 열 요법은 물 필터를 통과한 적외선을 몸 전체에 쏘아 체온을 높이는 방식이다. 이것은 섬유 근육통 같은 통증에 효과적이다. 우울증이 있는 사람도 한 번의 치료만으로 한결 기분이 좋아진다. 최근의 한 인상적인 연구에 따르면 그 효과는 무려 2주나 간다. 이 놀라운 효과를 일으킨 것이 무엇인지는 명확하지 않다. 다만 이렇게 추측해 볼 수 있다. 우울증이 있는 사람은 대개 추위를 잘 타고 땀을 적게 흘린다. 우울증에서는 에너지 생산 공장인 미토콘드리아가 뇌에서 제대로 작동하지 않는데, 열 요법이 바로 이 미토콘드리아의 기능을 활성화한다는 것이다. 흥미롭게도 미토콘드리아는 노화 과정에도 굉장히 중요한 역할을 하는데, 따뜻한 남국에서 노화로 인한 질병이 적은 것도 그와 연관이 있을 수 있다.

호르메시스 연구의 인과 원칙

〈세상 만물이 독이고, 독이 없는 것은 없다. 다만 어떤 것이 독이고 어떤 것이 독이 아닌지를 결정하는 것은 양이다.〉 이것은 파라셀수스를 일거에 유명하게 만든 인식이다. 현대 생물학은 이 인과 원칙을 호르메시스 연구의 일환으로 재발견했다.

그 배경은 무엇일까? 의학적 물질의 작용 범위는 좁을 때가 많다. 그래서 양이 일정 정도를 벗어나면 원하던 효과는 반대 방향으로 움직이면서 물질이 독으로 바뀔 수 있다. 반대로 독성 물질이라도 소량을 사용하면 유기체에 치료 효과를 보일 때가 많다. 이것이 호르메시스 연구의 핵심이다. 약용 식물의 작용 원칙이 대개 그래 보인다. 식물의 〈가장 건강한〉 구성 성분에는 대부분 자기를 뜯어먹는 적과 기생충, 태양의 자외선으로부터 자신을 지키려는 요소가 담겨 있다. 다시 말해 처음부터 독성을 품고 있다는 뜻이다. 그러나 우리 유기체는 그것의 양에 따라 반응하는 방식이 다르다. 즉 부정적 자극이라도 양이 적으면 유기체의 원기를 일깨울 수 있다. 과학 기자이자 생물학자인 리하르트 프리베 Richard Friebe는 호르메시스를 다룬 책에서 이렇게 썼다. 〈브로콜리가 건강한 것이 아니라 우리 몸이 그에 반응하는 방식이 건강한 것이다.〉

프리베는 하나의 대상에서 선악을 동시에 보는 것은 서양 기독교 전통에서는 낯설다고 말한다. 그러나 세상 만물이 음과 양으로 맞물려 돌아간다고 생각하는 아시아 문화권에서는 그런 생각이 한결 익숙하다. 마늘의 알리신, 강황의 커큐민, 블루베리의 폴리페놀과 플라본은 건강 증진 효과로 유명하다. 이 성분들은 면역 강화, 염증 억제, 항균 효과, 항암 효과가 있는 것으로 알려져 있다. 그러나 이런 것들조차 많이 먹으면 독이 된다. 예를 들어 마늘을 좋아하는 사람이라도 그리스의 골목 음식점에서 마늘이 아주 많이 들어간 음식을 한꺼번에 많이 먹을 경우 탈이 날 수 있다.

호르메시스 원칙은 자연 요법에서 자극-반응 원칙의 핵심이

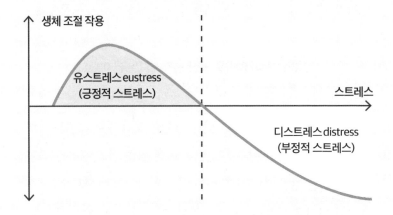

호르메시스 원칙
스트레스의 예

생체 조절 작용

유스트레스eustress
(긍정적 스트레스)

스트레스

디스트레스distress
(부정적 스트레스)

몸은 매순간 자신의 유기 시스템을 조종하고 조절한다. 유기체는 적응, 즉 생체 조절 작용의 달인이다. 이 때문에 우리는 약간의 스트레스를 생체 기능의 자극이나 심지어 강화로 느낀다(긍정적 스트레스). 하지만 스트레스가 차츰 수그러들어 해소되는 국면에 이르지 못하면 유기체에 과부하가 걸리면서 생체 조절 작용은 균형을 잃는다. 그럴 경우 스트레스는 우리를 허약하고 병들게 한다(부정적 스트레스).

다. 가령 육체 운동이 몸에 가벼운 스트레스를 주면서 활성 산소를 방출하면 긍정적으로 작용한다. 방사선도 비슷하다. 방사선은 세포에 손상을 주지만 소량일 경우 유기체의 복구 메커니즘을 활성화한다. 그래서 예전엔 금광이었다가 지금은 요양 시설로 바뀐

하일슈톨렌에서는 류머티즘과 관절염 환자에게 라돈 방사선을 사용한다. 또 다른 예로 농가에서의 적당량의 더러움과 박테리아는 아이를 병들게 하는 것이 아니라 오히려 알레르기를 예방하는 효과가 있다. 그로 인해 면역 체계가 계속 활성화하기 때문이다.

건강한 것이 많아도 항상 건강해지는 건 아니다

오직 건강하기만 한 것은 없다. 한 방향으로만 나아가는 직선성은 생명의 원칙이 아니다. 그 말은 건강한 것이 많다고 해서 항상 더 건강해지지는 않는다는 뜻이다. 예를 들면 암과 섬유 근육통에 사용되는 자연 요법 중 하나인 열 요법이 그렇다. 세포는 높은 온도의 자극을 받으면 열 충격 단백질HSP을 생산한다. 다른 단백질을 보호하고 그 기능을 유지시키는 특수 단백질이다. 마찬가지로 고추의 매운 성분인 캡사이신을 피부에 사용했을 때도 비슷한 현상이 일어난다. 따뜻한 작용을 하는 핫파스가 그렇다. 가벼운 스트레스는 세포에 해를 입히는 공격적 활성 산소를 조직 내에 생성하는데, 그러면 유기체는 다시 그에 대항하는 항산화 물질을 만들어 내고, 이 물질은 치료에 발 벗고 나선다.

건강한 요소를 빠짐없이 갖추고 있다고 해서 항상 건강한 것은 아니다. 하나의 상태에 머물러 있는 것, 즉 정체성은 생명 원칙이 아니기 때문이다. 우리는 오늘날 힘들의 균형 상태를 뜻하는 체내 항상성 대신 적응 능력을 가리키는 체내 역동성을 육체적 정신적 건강의 가장 중요한 지표로 본다. 자연 요법은 자극-

반응 치료법을 통해 이런 역동적 과정을 작동시키려 한다. 그것은 냉기나 온기로도 가능하고, 크나이프식 물 치료나 사우나, 마사지나 침술 같은 물리적 자극, 약용 식물이나 특별한 음식물 섭취 같은 화학 작용, 음식을 먹지 않는 단식 그리고 명상이나 트라우마 치료 같은 정신적 심리적 과정을 통해서도 가능하다.

우리는 아주 작은 힘도 복잡한 시스템에 이상을 일으킬 수 있을 뿐 아니라 그와 동시에 시스템을 새로 구축할 수 있다는 사실을 카오스 연구에서 배웠다. 이는 긍정적일 수도 있고 부정적일 수도 있다. 인체 복구 메커니즘은 특수 자극에 한 가지로만 반응하는 것이 아니라 그 자체의 풍성한 가능성 속에서 다른 영역에도 치료 효과를 줄 수 있다. 그로써 역설적인 효과가 나타난다. 예를 들어 소량

자연 요법은 자극-반응 치료법을 통해 체내 역동성을 작동시킨다

의 라돈 방사선 투사는 본래의 목적과는 달리 폐암 발생까지 줄여 주는 것으로 보이기 때문이다. 어떤 암에 대해 국소적인 방사선 치료를 했는데, 그로부터 멀리 떨어진 곳의 종양까지 줄어드는 이유가 그것으로 설명될 듯하다. 이것을 의도치 않은 효과, 즉 〈압스코팔 효과abscopal effect〉라고 부른다.

이 예가 시사하는 것은 또 있다. 자극은 양에 따라 상이한 조직에 완전히 다른 반응을 불러일으킬 수 있다는 것이다. 그건 스포츠에서 확인할 수 있다. 스포츠에서 긴장은 기계적 스트레스로

이어지고, 체온은 올라가고, 몇몇 조직에 산소 결핍이 발생하고, 독성 분자가 생성된다. 하지만 그와 함께 보호와 복구, 재건 과정도 활성화하고, 우리 몸은 이 모든 과정을 학습한다. 이 때문에 유산소 운동은 유기체의 적응 능력을 높이고 건강을 증진한다. 운동이 거의 모든 질병에서 효과적인 치료법인 것도 그 때문이다. 이는 수많은 연구로 명확하게 확인되었고, 지금도 꾸준히 확인되고 있다. 심지어 몸의 중심이 되는 호르메시스 과정이 무너지는 당뇨병에서도 말이다. 충분한 운동은 그러한 붕괴 과정을 최소한 부분적으로는 막아 준다.

스스로를 치료하는 몸 자체의 능력

〈의사는 당신의 상처에 붕대를 감아 주지만, 당신을 진정으로 건강하게 해주는 것은 당신 속의 의사다.〉 파라셀수스의 이 유명한 말은 앞서 언급한 자극-반응 원칙을 다시 한 번 상기시킨다. 즉 스스로를 치료하는 능력은 우리 몸 자체에 있다는 것이다.

　의사라면 누구나 인체의 이 환상적인 재생 능력을 경험할 수 있다. 그 가치를 충분히 인정하면서 약으로 그것을 덮거나 심지어 방해하지 않고 그것이 발휘되도록 내버려 둘 줄 아는 의사라면 말이다. 훌륭한 내과의나 가정의의 가장 중요한 자질 중 하나는 모든 증상을 치료하겠다고 덤비는 것이 아니라 환자와의 접촉을 통해 무엇이 정말 중요한지 그리고 어느 지점에서 의사의 도움이 필요한지 알아내는 것이다.

얼마 전 나는 왼쪽 무릎 관절 통증이 낫지 않아 정형외과에 갈 생각이었다. 하지만 시간이 없기도 했지만, 사실 그 생각을 따르고 싶은 마음 자체가 별로 없었다. 그렇게 12주 정도가 지나자 통증은 저절로 줄었고, 그로부터 또 5개월이 지나자 통증이 말끔히 사라졌다. 가족력에 해당하는 가벼운 피부 건선도 이와 비슷했다.

우리 병원의 외래 환자는 입원하려면 3~6개월을 기다려야 할 때가 많다. 그런데 그중 몇 명은 그렇게 기다리는 사이 통증이 사라지곤 했다. 스스로 뭔가를 했기 때문인데, 거기엔 당연히 자기 치유력도 한몫한 게 분명하다.

자기 치유력이라는 말은 모든 의사가 안다. 하지만 이를 미심쩍게 생각하는 의사도 많고, 심지어 무슨 밀교처럼 비밀스런 심령 세계로 여기는 이도 더러 있다. 그러나 이 현상의 배경에는 심오한 과학이 깔려 있다. 진화의 복잡한 요구에 대한 우리 몸의 적응 능력이 그것이다. 우리는 날마다 병을 일으키는 수많은 병원체에 노출되어 있다. 박테리아, 바이러스, 지구 전자기파, 자외선, 미세 먼지, 화학 물질 같은 것들이다. 우리의 유전자는 늘 활발하게 움직이거나 묵묵히 작동한다. 세포 재생 때면 유전 정보를 담은 DNA는 두 줄기로 나뉘어 복제된다. 몸의 수많은 오류 반응은 매순간 우리를 병들게 할 수 있다. 이런 위험한 상황에서도 우리는 대부분 건강하게 지낸다. 그렇다면 의사라면 당연히 이렇게 물어야 한다. 우리를 병들지 않게 하는 것은 무엇일까?

내적 연관성에 대한 환자의 이해

1960년대에 이스라엘로 이주한 미국 의료 사회학자 애런 안토노프스키Aaron Antonovsky는 현지에서 한 연구에 주목했다. 폐경기 여성들에 대한 연구였는데, 여기서 응답자의 29퍼센트는 제2차 세계 대전 중 홀로코스트의 악몽을 겪었음에도 정신적으로 안정되고 건강하다고 답했다. 이것을 본 안토노프스키는 다음과 같은 의문이 들었다. 이 여성들에게 힘이 되어 준 건 무엇일까? 이 질문과 함께 그는 건강의 기원을 연구하기 시작했다.

당사자들과의 상세 인터뷰를 마친 뒤 그는 건강의 기초로서 하나의 도표를 만들었다. 여기서 건강의 중요 조건으로 세 가지가 부각되는데, 첫 번째가 〈이해 능력〉이다. 이와 관련한 물음은 다음과 같다. 나는 내게 무슨 일이 일어났는지 좀 더 큰 연관성 속에서 이해할 수 있는가? 나는 내게 일어난 일을 설명할 수 있는가? 마땅한 답을 아직 찾지 못하더라도 이 질문 자체가 마음을 가볍게 한다. 안토노프스키는 두 번째 기준으로 〈대처 능력〉을 꼽는다. 예를 들면 위기도 긍정적인 발전으로 이어질 수 있다는 확신, 또는 나쁜 일이 다 지나갔다는 경험 같은 것들이다. 여기서 믿음은 아주 중요한 요소다. 한 사람, 가족, 집단에 대한 희망이나 무언가 더 크나큰 힘에 대한 믿음 같은 것들이다. 기도는 사람을 안정시킨다. 그래서 동양에서 만트라를 되뇌고, 종교적이거나 영적인 뜻을 〈품은〉 단어를 반복해서 외우는 것은 미신이 아니라 일종의 의술이다. 인도의 아유르베다 병원에는 대부분 사원이 딸려 있는데, 환자들은 낮의 열기가 가라앉은 저녁이면 그곳으로 가 기도를 한다. 그들은 그것을 미신으로 생각하지 않는다. 항공기 기술자나 은행원처럼 과학과 실용성으로 무장한 사람이라고 하더라도 말이다. 중요한 것은 계획하고 예상할 수 없음에도 미지의 무언가에 대한 경외심과 겸허함

> 의사는 상처에 붕대를 감아 주지만, 진정으로 당신을 치유하는 것은 당신 속의 의사다

을 요구하는 거대한 연관성이 존재한다는 확신이다. 서양의 회의론자들은 그것을 플라세보 효과로 보고 싶어 하겠지만, 그건 너무 편협한 태도다.

안토노프스키가 세 번째로 지목한 기준은 오늘날 〈영성〉이라는 개념으로 의학 영역에 강력하게 진입한 〈의미 부여 능력〉이다. 이에 대한 좋은 예는 아마 넬슨 만델라일 것이다. 그는 25년간의 수감 생활에도 굴하지 않고 감옥에서 법학 공부를 마친 뒤 출소하자마자 정치 활동을 개시해서 아파르트헤이트 종식과 남아프리카 독립이라는 목표를 일구어 냈을 뿐 아니라 춤추고 노래하며 95세까지 건강하게 살았다.

세 가지 요소를 모아 놓으면 겹치는 부분이 나오는데, 안토노프스키는 이를 〈통일성 감정〉(라틴어 cohaerere, 〈관련시키다〉라는 뜻)이라 부른다. 이것은 외부 버팀목과 연결된 내적 연관성에 대한 앎을 뜻한다. 통일성 감정이 강할수록 정신적 건강은 안정

건강의 기원
어떻게 건강해지는가?

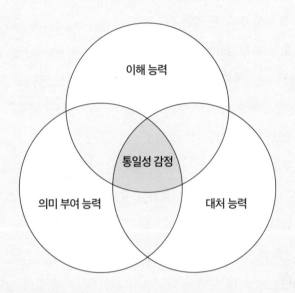

건강은 이해 능력과 대처 능력, 의미 부여 능력의 상호 작용으로 생긴다. 이 세 요인의 교집합은 통일성 감정, 즉 외부 버팀목과 연결된 내적 연관성에 관한 앎이다. 통일성 감정이 강할수록 정신적 건강은 더 안정되고, 그것은 인체 건강에 막대한 영향을 끼친다.

되고, 이는 다시 몸에 막대한 영향을 끼친다. 그는 이 성찰을 통해 건강이 어떻게 생기는지에 대한 이론, 즉 건강 기원론을 발전시켰다. 그에게 건강 기원론은 기존 의학의 중심을 이루는 고통

기원론, 즉 병을 유발하는 힘에 관한 이론의 반대 구상이다.

그렇다면 〈내면의 의사〉는 무엇으로 이루어져 있고, 우리는 그것을 어떻게 깨울 수 있을까? 결정적인 것은 환자와 의사의 관계다. 정통 의학 측에서는 이렇게 말할 때가 많다. 〈우리도 자연 요법 치료사들만큼 시간을 많이 낼 수 있다면 환자들의 상태는 더 좋아졌을 것이다.〉 그렇다면 이렇게 묻고 싶다. 당신들은 왜 그런 시스템을 근본적으로 바꾸려 하지 않고, 더 이상 충분하지도 인간적이지도 않는 의료 시스템에 만족하고 사는가? 그러나 이런 반박은 차치하더라도 진짜 비밀은 다른 데 있다. 좋은 의사는 환자와 눈높이를 맞추어야 한다는 것이다. 내가 의사라고 해서, 그것도 훌륭한 시설의 대형 병원 의사라고 해서 환자들보다 우월하다고 생각하지 않는 것이 중요하다. 나는 환자들을 위에서 내려다보듯이 진료하지 않는다. 사실 의사들 중에는 권위적으로 대하는 것이 치료에도 도움이 된다고 생각하는 사람이 더러 있다. 물론 그렇게 생각하지 않는 의사들이 월등히 많지만. 어쨌든 회진을 돌거나 진료할 때 내 앞에 앉아 있는 사람이 진짜 전문가라고 생각하는 것이 중요하다. 자신의 몸에 대해서는 나보다 훨씬 많은 것을 알고 있기 때문이다. 그들은 실험실 수치나 CT 촬영으로는 밝혀지지 않는 세밀한 부분들을 안다. 중요한 건 그들을 그렇게 허약하고 병들게 만든 것이 무엇인지 찾아내는 기술이다. 다시 말해 실타래의 시작일 수 있는 것, 풀어내는 과정에서 그들을 다시 건강하게 할 수 있는 것을 찾아내는 것이다. 그것만 찾아낼 수 있으면 최소한 환자의 증상만큼은 뚜렷이 개선할 수 있다.

플라세보 — 자기 치유의 알려지지 않은 힘

정통 의학 측 의사들은 자연 요법 의사들이 환자들에게 너무 많은 시간을 쓴다며 비난할 때가 많다. 그들은 우리의 치료 방법까지 대수롭지 않게 생각한다. 그러다 우리의 방법이 제대로 먹히면 그건 그저 플라세보 효과일 뿐이라고, 그러니까 의사의 큰 관심에 대한 환자의 인위적 반응이나 특수 〈세팅〉 효과일 뿐이라고 말한다. 즉 누구나 할 수 있는 의료 행위라는 것이다.

사실을 말하자면 이렇다. 흔히 〈상상 효과〉로 폄하되는 플라세보 효과는 자연적 치유 과정의 일부로서 의료 처치 또는 치료법이 효과가 있으리라는 믿음과 연결되어 있다. 의사가 환자에게 믿음을 주는 것은 환자에게 희망과 확신을 일깨우고, 환자 속에 있는 〈내면의 의사〉도 함께 깨운다는 뜻이다. 토리노의 파브리치오 베네데티Fabrizio Benedetti 같은 신경 과학자들은 뇌 스캔으로 희망이 뇌의 특정 영역을 어떻게 활성화하는지 보여 주었다. 그 영역에서는 무엇보다 옥시토신이 분비되는데, 이것은 신뢰의 신호를 보내는 유대감 자극 호르몬이다. 그리고 통증에 처방하는 가짜 약도 역시 효과에 대한 기대감만으로 뇌의 통증 억제 담당 부위가 활성화하는 것이 증명되었다. 함부르크 에펜도르프 대학 병원의 의사들은 고해상도 MRI 촬영을 통해 플라세보 약이 그저 포도당으로만 이루어졌을 뿐인데도 유기체에서 오피오이드

(마약성 진통제)가 분비되는 것을 확인해 주었다.

플라세보 효과를 인정할 수밖에 없고, 아울러 그것을 단순히 제로섬 게임으로만 치부할 수 없다는 사실이 점점 명확해지자 이번에는 환자들에게 진짜 약을 준 것처럼 속이는 것은 비윤리적이라는 주장이 제기되었다. 이 주장에 반박하기 위해 하버드 의대 테드 캡척Ted Kaptchuk 교수는 다음과 같은 실험을 했다. 2010년 그는 과민성 대장 증후군에 시달리는 환자들에게 아예 대놓고 가짜 약을 주었다. 이 약에는 어떤 치료 물질도 없다고 하면서 말이다. 그런데도 많은 사람에게 효과가 나타났다. 실제로 플라세보 약을 받은 그룹은 그렇지 않은 통제 집단과 비교해서 두 배 정도 호전되었다.

●
만성 질환인데다 통증이 클수록 플라세보 효과는 더 커진다

그렇다면 플라세보 효과를 위해선 반드시 그것을 진짜로 여길 필요는 없다. 중요한 건 그 약이 도움이 될 거라는 환자의 확신이다.

캡척은 그전에도 과민성 대장 증후군 환자들에 대한 다른 실험에서 인간적인 애정이 얼마나 중요한지 보여 주었다. 총 262명의 피험자 중 한 집단은 일단 아무 치료도 받지 않은 상태에서 대기자 명단에만 올라 있었고, 두 번째 집단은 이런저런 설명 없이 침만 맞았으며, 세 번째 집단은 캡척의 표현을 빌리자면 〈관심과 애정을 흠뻑 느끼며〉 치료를 받았다. 침을 놓는 사람들은 환자에게 따뜻한 말을 건네며 동감과 이해를 표시했을 뿐 아니라 틈틈이 친밀한 접촉까지 시도했다. 그 결과 더 많은 관심을 받은 환자일수록 증상이 개선되었다.

이로써 플라세보 효과는 모든 의료 개입에서 치료의 일부로 충분히 고려될 수 있음이 밝혀졌다. 심리학자이자 행동 면역 생물학자인 만프레트 셰들로프스키Manfred Schedlowski는 이렇게 말한다. 〈플라세보 효과는 몸속의 약방을 활성화하는 것이다.〉 그렇다면 의사는 환자들을 위해 더 많은 시간을 내지 않을 이유가 없다.

얼마 전 우리는 베를린에 있는 벤저민 프랭클린 샤리테 병원의 통증 센터장 안드레아스 코프Andreas Kopf를 플라세보 연수의 강연자로 초대했다. 그는 통증 치료사, 마취과 전문의, 플라세보 전문가로서의 활동 외에 아프리카 의료 기관과의 협력을 통해 샤먼 제식에 대해서도 풍부한 지식과 경험을 갖고 있었다. 그가 강연에서 맨 먼저 소개한 것은 전통적인 토착 부족 사이에서 샤먼이나 질병 치료사가 행하는 제식화된 치료술의 핵심 과정이었다. 그들은 환자에게 일단 진정 효과가 나타나거나 환각 작용을 하는 약물을 준 뒤 낯선 공간으로 데려가 제식에 따라 몸을 씻기고 옷을 갈아입게 했다. 그러고 나면 마지막으로 변장한 질병 치료사가 제식 도구를 들고 등장한다.

이 말을 듣고 여러분은 무엇이 떠오르는가? 안드레아스 코프는 그다음에 현대의 수술 제식을 차례로 소개했다. 진정제 투여, 수술 부위의 오물 제거와 소독, 환자복 갈아입기. 그리고 마지막으로 수술복을 입은 수술 팀이 있는 곳으로 옮겨진다. 그러면 수술 팀은 마스크를 쓰고 수술 도구를 펼쳐 놓는다.

플라세보 효과는 의학에서 아직까지 완벽하게 이해되지 않는 굉장히 복잡한 현상 중 하나다. 원칙적으로 급성 위급 환자를 제외하면 거의 모든 병증에 플라세보 치료의 가능성이 존재한다. 어떤 병이 만성에다 통증이 클수록 플라세보 효과는 더 커진다.

자기 치유의 길로 인도하기

이게 자연 요법에서 의미하는 것은 무엇일까? 상징과 제식, 감정 이입이 치료에 도움이 될 수 있다는 것이다. 침을 놓거나 붕대를 감거나 마시지를 할 때의 가벼운 접촉은 그 자체만으로 치료에 긍정적인 작용을 한다. 의료인이 환자의 병력이나 주변 상황 등에 세세한 관심을 기울이는 것도 마찬가지다. 그래야만 환자에게서 이해와 협력을 끌어낼 수 있다. 바로 이것이 습관처럼 이루어지는 의료 행위와의 가장 중요한 차이다. 우리는 계량화된 객관적 자료들만 보는 것이 아니라 치료 과정에 결정적인 영향을 끼칠 수 있는 많은 주관적 세부 정보도 들여다본다. 그래야 환자 본인이 뭔가 중요한 사람으로 대우받고 있다는 느낌을 받는다. 그건 결코 전략적인 요령이 아니다. 나는 의사로서 내 일의 상당 부분이 환자의 자기 신뢰를 얼마나 얻어 낼 수 있느냐에 달려 있다는 걸 안다. 게다가 좋은 의사는 자신이 배운 학문으로 설명할 수 없거나 자신의 세계관에 맞지 않는다는 이유로 병과 치료에 대한 환자의 주관적 확신을 결코 터무니없거나 비과학적인 것으로 무시해서는 안 된다.

그렇다고 의도적인 의료 개입이 필요 없다는 말이 아니다. 자연 요법의 핵심은 무엇보다 만성 질환에서 의미 있는 의료 조치와 생활 방식 개선을 통해 환자를 자기 치유의 길로 인도하는 데 있다. 독일 연방 의사회 학술 고문의 말로 표현하자면 그것은 〈환자와 의사, 주변 환경의 협력 작업을 이끌어 내는 것〉과 같다.

3

고대 치료법의 재발견

거머리, 부항, 사혈

거머리를 보면 누구나 첫눈에 소름이 끼친다. 이 징그러운 것이 우리 몸에 달라붙어 피를 빨아 먹는다고 상상하면 더더욱 그렇다. 충분히 이해할 수 있는 반응이다. 나 역시 다르지 않았으니까. 하지만 의학적으로 보면 거머리는 효과가 큰 동물로서 세계에서 가장 오래된 〈의약품〉 중 하나다.

1992년 3월 나는 거머리와 인상적인 첫 만남을 가졌다. 훔볼트 병원 심장내과 수련의 과정에 있다가 막 베를린 모아비트 병원의 자연 요법과로 옮겼을 때였다. 여기서 나는 60대 중반의 여성 환자를 만났다. 환자는 심한 무릎 관절염으로 계단을 제대로 오르지 못했고, 차에 타는 것도 힘겨워했다. 부교수가 이튿날 거머리 요법을 실시하라고 지시했다.

나는 깜짝 놀랐다. 주로 자연 요법 민간 치료사들이 거머리를 사용한다는 말은 들었지만 이렇게 과학적인 대형 병원에서 그런 방법을 쓰라고는 상상조차 못했다. 이렇게 해서 나는 자연 요법 수련 과정 둘째 날부터 꿈틀거리는 거머리를 만났다. 토요일 회진이 있는 날이었다. 자연 요법 병동에서 간호사가 거머리 단지를 들고 나를 기다리고 있었다. 무릎 관절염엔 4~6마리의 거머리를 관절 주변에 올려놓는다고 했다. 간호사는 나보고 거머리를 직접 잡아 올려놓고 싶은 생각이 없느냐며 웃으면서 물었다. 나는 무엇이든 할 수 있었지만, 이건 아니었다. 거머리를 손으로 잡을 엄두가 나지 않았다. 솔직히 거머리한테 물리면 어쩌나 하는 불안한 마음도 있었다.

나보다 훨씬 용감한 환자는 거머리 치료를 담담하게 받아들였다. 그러고 며칠 지나지 않아 환자 상태가 굉장히 좋아졌다. 나는 깜짝 놀랐다. 어떻게 그럴 수 있지? 어떻게 그런 비과학적이고 원시적인 방법이 무릎 통증을 사라지게 할 수 있을까?

거머리 — 아주 오래된 효과적인 조력자

석기 시대에도 거머리가 사용되었다는 단서들이 있다. 그건 바빌로니아 쐐기 문자에 나온다. 그 밖에 파라오 시대의 이집트인들도 거머리 치료 효과를 알고 있었고, 아유르베다의 산스크리트 경전에도 치료용 거머리를 따로 키우기도 했다는 대목이 나온다. 중국과 일본에서는 거머리를 말려 가루를 낸 뒤 그냥 먹거나 물에 타 마셨다.

유럽에서는 독이 있는 동물에게 물리면 일단 거머리를 상처 부위에 올려놓고 독을 빨아 먹게 했다. 나중에 대(大)플리니우스나 갈레노스처럼 유명한 고대 의사들은 열병과 만성 두통, 관절염에 거머리를 사용했다. 거머리 치료는 고대의 보석 같은 지식들이 재발견되던 16세기 이탈리아 르네상스 시대에 비로소 독일로 전해졌다.

거머리 치료는 사혈과 부항, 관장, 금식 같은 배출 치료법 중하나다. 고대 의학에서 이 치료법은 무엇보다 오늘날의 우리가 물질대사로 알고 있는 과정을 다시 〈촉진하는〉 것으로 알려져 있었다. 고대 의술이 내세운 목표는 체액 조절이었다. 이는 인체가 황담즙, 흑담즙, 점액, 혈액의 네 가지 체액으로 이루어져 있다는 체액 병리학에 따른 목표였다. 비록 서로 다른 이름으로 불리고 다른 식으로 묘사되더라도 모든 위대한 전통 의학에는 인체 내 힘의 균형을 설명하는 모델이 있기 마련이다. 이 모델들은 문화적 특색을 가지고 있고, 저마다 자연 환경의 영향을 받는다. 효과적인 의학과 올바른 치료법에 대한 우리의 현대적 생각도 마찬가지다. 예컨대 모든 세균을 제거하는 항생제가 좋은 치료법이라는 오랜 믿음이 그렇다.

오늘날엔 〈황담즙〉이니 〈흑담즙〉이니 하는 것들로는 의학적으로 할 수 있는 것이 아무것도 없다고 하더라도 사체액설 같은 체액 병리학은 경험 지식의 반영인 건 틀림없다. 고대에도 네 가지 체액에 대한 개념은 자구 그대로 받아들여지지는 않았을 것이다. 그러니까 그것은 인간의 서로 다른 특성과 반응을 더 잘 분류하기 위한 일상적 의료 관찰의 은유였다. 사실 모든 전통 의학에는 그런 식의 기본 체계가 있다. 예를 들어 아유르베다에는 〈도샤〉라는 세 가지 유형의 체질(바타, 피타, 카파)이 있었고, 중국 전통 의학은 인간 체질을 나무, 불, 물, 흙, 쇠의 다섯 가지로 나누었다. 〈열이 너무 많은〉 사람, 그러니까 고혈압과 두통처럼 〈피의 정체 현상〉으로 시달리는 사람은 열을 식혀 주어야 한다는 것은 현재 시점에서도 충분히 이해할 수 있다. 체액 병리학은 이런 사람에겐 술이나 양념한 고기 대신 몸을 차게 하는 과일을 먹으라고 권한다.

얼마 전부터 아유르베다 연구에서는 이러한 전통적 은유들을 유전자 분석 및 활성화와 비교하는 시도를 하고 있다. 다시 말해 외부 영향(후생 유전학)과 관계가 깊은 유전자 발현 유형과 비교하는 것이다. 이를 통해 유형의 공통적인 변화가 발견되었다. 네덜란드 연구자들은 이것을 중국 전통 의학에서도 확인했다. 그들은 류머티즘 환자들을 중국 의학 이론에 따라 열이 많은 체질과 냉한 체질로 분류했다. 이때 맥박과 혀의 진단이 병행되었다. 이 체질들을 통계적으로 분석해 보니 유전자 활성화 데이터와 명백한 일치가 드러났다. 그렇다면 전통적 은유들은 우리가 오늘날 시스템 생물학에서 관찰할 수 있는 세분화된 유형을 재현하는 것처럼 보인다.

19세기 전반기에 의료계에서는 체액론의 원리가 터무니없이 과도하게 유행했다. 〈거머리 인플레이션〉이라고 해도 좋을 만큼 많은 거머리가 치료에 사용된 것이다. 〈많을수록 효과도 좋다〉는 모토에 따라 때로는 통증 당 1백 마리가 투입되기도 했다. 게다가 가능한 모든 질병에 대한 치료제로 거머리가 처방되었다. 오늘날의 항생제 남용과 비교될 만하다. 〈거머리 유행 시기〉에 해당하는 1827년에서 1850년까지 프랑스에서만 매년 3천360만에서 1억 마리의 거머리가 치료에 투입되었다. 수요가 많아지자 거머리는 자연에서 급속하게 줄어들었다. 독일에서는 가난한 사람들이 거머리 채집만으로 생계를 이어 가는 지역도 있었다. 그러다 19세기 중반부터 이집트, 시리아, 터키, 러시아, 중앙아시아에서 거머리

● 거머리는 세계에서 가장 오래된 〈의약품〉 중 하나다

가 수입되었다. 심지어 여기저기 사육장까지 생겨났다. 거머리는 중요한 의료 상품이 되었다. 그러다 19세기 중반에 샤리테 병원의 유명한 병리학자 루돌프 피르호Rudolf Virchow가 병의 원인은 체세포에 있고, 병은 세포 변화와 함께 생겨난다는 사실을 밝힌 뒤로 사혈과 거머리는 서서히 잊혀 갔다. 이후 세상은 자연 과학에 기반한 의학의 새로운 설명 모델인 세포 병리학과 미생물학의 영역으로 달려가기 시작했다.

1920년 무렵 별안간 거머리의 짧은 르네상스가 다시 찾아왔다. 프랑스에서 혈전증과 그로 인한 정맥염을 거머리로 성공적으로 치료한 것이다. 아직 그 병들을 치료할 효과적인 약품이 없던 시절이었다. 그 무렵엔 외상 외과와 군 의료계에서도 갑자기 거

머리에 관심을 보였다. 큰 수술 후의 상처 치료와 혈액 순환 장애에 거머리가 효과가 있는 것이 확인되었기 때문이다.

거머리에 물리면 무슨 일이 일어날까?

거머리는 뾰쪽한 입에 작은 빨판이 달려 있고, 온기와 접촉을 감지하고 화학 분해를 담당하는 수용기(受容器)를 갖추고 있다. 녀석들은 포도당이나 땀 냄새가 나고 체온이 35~40도에 이르는 숙주를 만나면, 또는 혈관의 맥박이 뛰는 것을 감지하면 일단 찰싹 달라붙고 본다. 현재 우리가 알고 있듯이 거머리는 반원 모양의 세 개 턱판에 작고 날카로운 이빨이 240개 달려 있는데, 현미경으로 보면 심장 모양이다. 거머리가 문 자리에는 세 개 턱판의 독특한 배치로 인해 자동차 회사 벤츠 로고인 삼각별 모양의 상처가 남는데, 이것이 완전히 아물기까지는 몇 주가 걸린다. 거머리의 작은 이빨이 피부 표피를 완전히 갉아 먹기 때문이다. 그런데도 통증은 거의 느낄 수 없다. 깨무는 것과 동시에 국부 마취제와 통증 진정 물질을 상처 속으로 다량 내뿜기 때문이다. 하긴 그래야 숙주 동물이나 인간에게 너무 빨리 발견되는 일이 없을 것이다. 거머리가 무는 걸 모기한테 물렸을 때의 느낌이라고 말하는 사람이 있는 반면에 말벌에 쏘이는 느낌에 가깝다고 말하는 사람도 있다.

어쨌든 〈거머리 혐오〉는 녀석과 직접적인 접촉을 경험한 환자라면 대부분 금세 없어진다. 오히려 선행을 베푸는 이 작은 동물에 대한 고마움이 샘솟는다. 식사 시간 동안 거머리는 반대쪽 몸 끝의 빨판으로 숙주 몸을 꽉 붙잡은 채 등을 들어올려 U자 모양을 만든다. 그 상태로 인간의 맥박이 뛸 때마다 함께 살짝살짝 같이 리듬을 타는 것을 보고 있으면 꼭 인간 몸의 연장처럼 보이기도 한다. 녀석들은 미끈거리거나 축축하지

●

거머리 타액에는 여러 약리 성분이 조직에 더 깊이 파고들게 하는 효소가 함유되어 있다

않고, 따뜻하고 말랑말랑하다. 가끔은 좀 게으름을 피우기도 한다. 이따금 피를 빨다가 중단하는데, 그럴 경우 살짝 만져 주면 화들짝 놀라 다시 피를 빨기 시작한다.

거머리는 예민한 동물이다. 식사할 때 시끄럽게 해선 안 되고 은은한 조명도 비추어 주어야 한다. 그렇지 않으면 스트레스를 받아 피를 빨지 않거나 빨더라도 토해 버리고 만다. 그러면 상처에 염증이 생길 수도 있다. 또한 특정 날씨에는 전혀 물려고 하지 않는다. 그 밖에 사육 자체도 까다롭다. 거머리에겐 깨끗한 물이 필요하다. 그것도 거머리 치료사들의 말에 따르면 정선된 미네랄워터여야 한다. 그래야 거머리에게서 최고의 성과를 끌어낼 수 있다.

나 자신도 시험 삼아 작은 거머리를 팔에 올려놓은 적이 있다. 특별한 어려움만 없다면 앞으로는 주저 없이 이 방법으로 치료를 받을 생각이다. 거머리 치료를 받는 환자를 보고 있으면 이 동물

과 우리가 공생 관계라는 느낌을 지울 수 없다. 그러니까 녀석들은 우리의 피만 빨아 먹는 존재가 아니라 그 과정에서 우리에게 도움도 주는 고마운 동물이다. 그래서인지 거머리 타액에는 숙주에게 해가 되는 것을 막는 성분이 많이 함유되어 있다. 혈액 응고를 막는 이 물질들은 염증을 막을 때 활성화하는 물질과 비슷한 신호 방법을 사용한다. 가장 잘 알려진 것이 폴리펩티드(단백질)의 하나인 히루딘이다. 이것은 혈액 응고를 매우 효과적으로 억제하는 동시에 거머리의 식사 시간을 연장해 주는 역할을 한다. 피가 응고되지 않아야 계속 피를 빨 수 있기 때문이다. 그런데 심근 경색이나 뇌졸중의 혈전 용해에 이 강력한 응고 억제제를 사용하려는 시도는 실패했다. 몇몇 방대한 연구에 따르면 히루딘은 충분히 그럴 능력이 있지만, 다만 그 과정에서 전체적인 혈액 응고 체계까지 방해하는 바람에 위험한 출혈이 생긴 것이다. 제약회사들이 이 분야의 연구를 포기한 것도 그 때문이다.

어쨌든 그것과는 상관없이 스위스 로잔 대학교 과학자들은 히루딘이 세상에서 가장 강력한 혈액 응고 억제제일 뿐 아니라 관절염에도 뚜렷한 효과가 있음을 실험으로 증명했다. 게다가 거머리 타액에는 생체 기능을 활성화하는 또 다른 성분이 많아서 어떤 사람들은 이걸 보고 〈미니 약방〉이라 부르기도 한다. 예를 들어 거머리 타액에는 히알루론산을 분해하는 히알루로니다아제가 함유되어 있다. 여러 약리 성분이 조직에 더 깊이 파고들게 도와주는 효소다. 거머리로 무릎 관절염을 치료할 때 약리 성분이 관절포까지 깊숙이 스며드는 것도 그 덕분이다. 거머리 치료 후에는 관절 주변의 부기가 눈에 띄게 줄어드는데, 이는 림프가 활성화하면서 국소 사혈이 일어나기 때문이다. 그 밖에 거머리가 물고 흡입하는 과정은 통증 지각에 변화를 일으키는 신경 자극을 유발하고, 그를 통해 뇌에서 통증의 〈명의(名義) 변경〉이 이루어진다. 이는 침술에서 부분적으로 이용하는 통증 치료의 원리이기도 하다.

그러나 거머리 치료 과정에서 정확히 어떤 일이 일어나는지는 아직도 세세히 알려져 있지 않다. 예를 들어 관절 주변 결합 조직의 두께에 따라 왜 어떤 환자는 다른 환자들보다 효과가 더 좋은지 우리는 모른다. 또한 보통 몇 개월씩 치료 효과가 있는데, 왜 그렇게 오래 지속되는지도 모른다. 거머리 역시 의학 전문 용어로 〈상세 불명〉[3]이라고 불리는 강한 플라세보 효과가 있는 게 분명하다. 환자들이 대부분 거머리를 진기하고 비범하고 긍정적으로 느끼기 때문인데, 이는 모두 치료 효과를 강화하는 요소들이다. 어쨌든 이것의 순수 치료 효과가 여타 플라세보 효과보다 훨씬 크다는 것은 연구로 확인되었다.

거머리 치료의 엄청난 효과

베를린 모아비트 병원의 자연 요법과에서 수련하는 동안 나는 직접 체험한 무릎 관절염에서의 많은 성공 사례를 보며 흥분을 감

---

3 정확한 원인을 알 수 없어 정확히 어디에 배치해야 할지 알 수 없는 경우를 상세 불명이라고 한다.

추지 못했다. 그런데 몇 년 뒤 에센 자연 요법 병원에서의 경험은 내게 의심을 불러일으켰다. 혹시 내가 치료 효과를 과대평가한 건 아닐까? 그도 그럴 것이 별로 성공적으로 흘러가지 않은 환자들의 사례가 쉽게 잊히지 않았을 뿐 아니라 효과를 보지 못한 환자들이 아예 병원을 끊는 경우도 잦았기 때문이다. 그렇다면 거머리 치료에 대해 좀 더 자세히 알아볼 이유는 충분했다.

나는 무릎 관절염과 극심한 통증에 시달리는 환자 열여섯 명을 대상으로 선행 연구에 돌입했다. 열 명은 거머리 치료에 동의했고, 여섯 명은 의료 체조, 물리 치료, 손 마사지 치료로 이루어진 표준 치료를 원했다. 연구를 시작하기 전 우리는 참가자들에게 각자의 통증 등급을 1에서 10까지 평가하게 했다. 이 평가는 매일 실시되었고, 치료 프로그램 종료 4주 후에 종합적인 자기 평가가 이루어졌다.

결과는 당혹스러웠다. 거머리 치료를 받은 환자들은 누구도 예상하지 못한 수준으로 통증이 줄었다. 통증 등급이 7에서 무려 1로 떨어졌다. 일반 물리 치료도 통증을 완화하기는 했지만, 그 정도는 훨씬 약했다. 나는 곧 이 결과를 학술 보고서로 작성해서 영국의 저명 학술 전문지 『류머티즘 질병 연보Annals of the Rheumatic Diseases』에 보냈다. 편집인들은 거머리 치료 장면을 찍은 사진이 꼭 필요하다고 했다. 그렇게 해서 보낸 사진은 잡지 표지에 실렸다. 소규모 연구였지만 언론의 반향은 대단했다.

나는 이 연구의 첫 환자를 아직도 생생히 기억한다. 무릎 통증 때문에 거동이 불편한 여든 넘은 환자였다. 그는 처음엔 이 치료에 회의적이었지만, 결국엔 무엇이든 해보고 싶다고 했다. 실험이 끝났을 때 나는 1년 뒤 다시 한 번 연락해 달라고 부탁했다. 환자는 여전히 전반적으로 통증이 없는 상태였고, 지팡이에 의지해 걷지도 않았다. 그래서 원래는 성공 여부가 불투명한 인공 관절 수술을 계획했지만, 더 이상 그럴 필요가 없어졌다.

선행 연구의 결과가 너무나 희망적이었기에 나는 곧바로 좀 더 큰 규모의 후속 연구에 착수했다. 이를 위해 기센 근처의 비버탈 거머리 사육장도 방문했다. 거머리는 세계적으로 6백 종이 넘는데, 그중 대략 15종이 치료에 투입된다. 독일에서는 유럽과 북아프리카, 소아시아에 서식하는 특정한 담수 거머리류(히루도 베르바나, 히루도 메디키날리스)가 의료

독일에서는 매년 50만 마리의 거머리를 사용하는데, 심각한 부작용은 없다

용으로 사용된다. 이 거머리들에겐 무척 까다로운 위생 조건이 필요하다. 지난 세대의 시골 의사들처럼 습한 들판에서 아무 거머리나 채집해서는 안 된다.

비버탈 사육장은 의료용 거머리를 키우는 독일 최초의 사육장이다. 설립자 만프레트 로트는 이 동물에 대한 풍부한 지식과 애정으로 거머리의 성장을 돌보고 있었다. 나는 거머리가 사는 못을 구경했을 뿐 아니라 거머리를 배양하고, 먹이를 주고, 건져 올

려 포장하는 일련의 복잡한 과정도 지켜볼 수 있었다. 게다가 거머리와의 〈공정 거래〉를 위해 힘쓰는 로트의 윤리적 책임감에도 깊은 인상을 받았다. 그의 사육장에는 〈은퇴 거머리 저수조〉가 따로 마련되어 있었다. 거머리는 위생적인 이유로 단 한 번만 사람에게 사용되고, 그 한 번의 식사로 2년까지 살 수 있다. 자연에서는 배가 부르면 바닥에 찰싹 달라붙은 채 배고픔으로 다시 깨어날 때까지 잠을 자는 것 같은 휴식 상태에 빠져든다. 로트 박사는 인간에게 그렇게 좋은 일을 많이 하는 이 고마운 조력자들을 단순히 〈쓰다 버리는〉 것을 비윤리적이라고 생각했다. 그래서 치료에 투입되었던 거머리들은 이 저수조에서 편안하게 은퇴 생활을 즐길 수 있다. 자연사할 때까지 말이다.

거머리의 치료 효과는 기존의 모든 관절염 통증 완화 치료보다 훨씬 뛰어나다

두 번째 연구는 3개월의 긴 관찰 시간과 더 광범한 조사, 고도의 과학적 방법을 통해 좀 더 탄탄하게 진행하기로 했다. 이번에는 쉰한 명의 환자가 참가했다. 거머리 치료를 받을 환자(실험 집단)와 통증 완화를 위해 날마다 여러 번 항염증 연고(디클로페낙)를 바를 환자(통제 집단)는 임의로 결정했다. 많은 언론이 연구 시작을 보도했다. 그만큼 기대가 무척 컸다. 우리는 통제 집단 환자들을 실망시키지 않기 위해 연구가 끝나면 거머리 치료를 해주겠다고 약속했다. 연구 은어로 〈대기자 명단 설계〉다.

실험 결과는 또다시 무척 인상적이었다. 이번에는 통증만 줄어든 것이 아니라 무릎 관절 기능의 폭넓은 개선과 함께 삶의 질까지 나아졌다. 이 실험은 미국의 의학 전문지 『내과 의학 연보 Annals of Internal Medicine』에 실렸다. 심지어 학술지의 〈성서〉라고 하는 『네이처Nature』에도 우리 실험이 보도되었다. 이런 잡지들은 연구 논문을 싣기 전에 이른바 검토 위원회를 통해 검증 과정을 거치게 하는데, 이는 국제적 학술 인정을 받기 위한 무척 중요한 과정이다. 또한 학술 보도에서는 당연히 시각적으로 적절하게 잘 표현하는 것도 중요하다. 우리 실험이 그랬다. 이 진기한 치료법을 촬영하려고 BBC에서부터 미국의 디스커버리 채널에 이르기까지 많은 텔레비전 촬영 팀이 에센의 우리 자연 요법 센터를 방문했다.

얼마 뒤 아헨 대학 병원의 다른 연구 팀이 무릎 관절염 환자들을 상대로 더 큰 규모의 거머리 실험을 했다. 이번에는 거머리 치료에서 플라세보 효과의 비중을 확인하기 위해 블라인드 테스트로 진행했다. 그러니까 거머리가 분비하는 성분으로 인한 효과와는 무관하게 실험 분위기, 의사들의 친절한 태도, 거머리를 올려놓는 행위가 불러일으키는 효과가 정확히 어느 정도나 되는지 알아보려고 했던 것이다. 그래서 한 집단은 실제로 거머리 치료를 받았고, 다른 집단은 피부를 아주 조금만 절개한 뒤 그 위에다 두툼한 붕대를 감았다. 두 집단 사이에는 병풍을 쳤다. 해당 환자들은 누가 어떤 치료를 받았는지 몰라야 했고, 치료받을 때의 통증이나 상처 난 자리도 몰라야 했다. 그 결과 이번에도 거머리 치료 효과가 매우 크다는 사실이 입증되었다. 동시에 그것이 단순히 플라세보 효과가 아니라는 사실도 밝혀졌다. 거머리 치료를 받은 집단은 치료 이후 눈에 띄게 호전되었다.

4~6마리의 거머리로 무릎을 단 한 번만 치료하고 평균 사흘이 지나면 모든 환자의 80퍼센트에서 통증이 절반 이하로 뚝 떨어졌다. 정확히 말하면 평균적으로 통증의 60퍼센트가 사라졌다. 이 효과는 환자의 3분의 2 이상에서 3개월 넘게 지속되었다. 심지어 10개월 뒤에도 환자의 절반 가까이(45퍼센트)에서 진통제 사용이 줄었다. 그렇다면 여기서도 다시 한 번 강조해야 한다. 거머리가 효과 면에서 기존의 모든 관절염 통증 완화 치료보다 훨씬 뛰어나다는 사실을. 덕분에 약까지 끊을 수 있고, 그로 인해 약의 부작용까지 없앨 수 있다.

거머리 치료는 어떻게 이루어질까?

그렇다면 거머리 치료는 어떻게 진행될까? 치료할 부위는 물로만 씻어야 한다. 거머리는 방향 물질과 소독약을 좋아하지 않기 때문에 그런 냄새가 나는 곳은 물지 않는다. 치료할 부위는 맨살에 뜨거운 물로 찜질하거나 핫 팩을 올려 피가 잘 통하게 한다. 그런 다음 거머리를 조심스럽게 치료 부위에 올려놓는다. 이때 장갑을 끼는 것이 좋다. 핀셋은 예외적인 경우에만 사용해야 한다. 자칫 거머리에게 불필요한 고통을 주거나 상처를 입히지 않

관절염

과도한 운동은 몸에 무리가 된다

활동적인 삶은 건강에 좋지만, 과도한 운동은 대가를 치르기 마련이다. 예전에 프로로 뛰었던 마흔세 살 핸드볼 선수가 우리 병원을 찾았다. 그녀는 선수 생활을 마친 뒤에도 피트니스와 테니스를 열심히 했다. 그런데 언제부터인가 무릎이 조금씩 아프기 시작하더니 통증은 점점 심해졌다. 물리 치료도 하고 진통제도 먹어 보았지만 그때뿐이었다. 그녀는 6개월 가까이 보행 보조기에 의지해 다녔고, 다리를 높이 올려놓고 쉬라고 처방한 정형외과 의사의 말대로 되도록 집에서 휴식하면서 지냈다. 직업이 호텔 지배인이었는데, 일은 대부분 책상에서 처리할 수 있게 조정했다. 그러나 제대로 움직이질 못하니 신경이 예민해졌고, 밤잠을 설치는 일도 많았다.

정형외과 의사는 환자 몸의 줄기세포를 채취한 다음 무릎에 주사해서 새 연골 세포가 자라도록 하자고 제안했다. 이는 정형외과에서 새로 시도한 많은 방법 중 하나였지만 성공 확률은 누구도 장담할 수 없었다. 이때 호르몬제인 코르티손을 주입하거나 관절경으로 방해가 되는 나머지 연골을 관절에서 제거할 때가 많았고, 그 과정에서 감염이 발생하는 경우가 적지 않았다. 지금까지 진행된 광범한 연구들에 따르면 관절경 수술은 플라세보 개입보다 효과적이지 않았다. 그 때문에 환자의 친척이 수술을 결정하기 전에 자연 요법을 시도해 보라고 권했고, 그래서 환자는 우리 병원에서 거머리 치료를 받게 되었다.

우리는 환자의 왼쪽 무릎에 거머리 여섯 마리를 올려놓았다. 거머리는 관절의 부기가 눈에 띄게 가라앉았는데도 계속 피를 빨았다. 거머리에 물린 상처에서는 24시간 동안 피가 났다. 하지만 그 뒤 환자는 통증에서 벗어났다. 효과는 대개 3개월에서 6개월까지 지속되는데, 그 뒤에는 치료를 반복해야 한다. 우리 환자는 한 번의 치료로 2년 가까이 통증을 느끼지 않았다. 거머리 타액은 당연히 관절염 자체를 없애지는 못하지만, 통증을 가라앉히고 염증을 억제하는 성분이 있다. 이 물질의 작용은 관절을 비롯해 그 주변과 인대, 근육에까지 미치는 것으로 추정된다. 환자는 치료 직후 거동이 한결 편안해졌다. 거머리 치료에는 플라세보 효과도 분명 있어 보인다. 거머리가 찰싹 달라붙어 환자의 심장 박동 리듬에 따라 피를 빨아 먹는 모습은 그 자체로 이미 환자에게 큰 기대를 갖게 한다.

전직 프로 핸드볼 선수는 이제 다시 일주일에 세 번 피트니스 센터에 다닌다. 그사이 거머리의 열광적인 팬이 된 것은 물론이다. 그녀는 지인들, 그리고 어머니까지 우리 병원으로 보냈다. 예순아홉의 어머니는 통증이 상당히 개선되었다. 그래서 내년 봄에 다시 우리의 〈뱀파이어〉를 보러 올 예정이다. 뱀파이어는 어머니가 농담 삼아 붙인 거머리의 애칭이다.

기 위해서다. 소주잔이나 부항 컵을 씌워 두면 거머리가 원하는 지점에서 이동하거나 멀어지는 것을 막을 수 있다. 일단 거머리가 물었다면 20~60분 뒤 저절로 떨어질 때까지 방해하지 말고 내버려 두어야 한다.

상처 부위는 피가 〈다 빠지는 걸〉 방해하지 않도록 두툼한 붕대나 흡수력이 좋고 넓은 패드로 느슨하게 감싼다. 다음 날 의료진은 거머리에 물린 자리를 꼼꼼히 살펴보아야 한다. 쿨 팩이나 생치즈를 발라 상처 부위를 식히는 조치는 거머리 치료 이후 생길 수 있는 가려움이나 홍조를 완화한다.

거머리 치료는 4주에서 6주 간격으로 실시하거나, 효과가 사라진 뒤에도 반복할 수 있는 관절염 치료의 장기 계획에 해당한다. 환자가 세 번의 치료에도 별다른 반응을 보이지 않는다면 성공 가능성은 희박하다. 관절염 환자는 1년에 최소 두 번 이상 해당 관절을 치료하는 것이 효과에 좋은 것으로 확인되었다.

거머리는 관절증, 건염, 요통에도 효과가 뚜렷하다

거머리 치료의 성공 사례는 계속 이어졌다. 우리는 안장 관절 관절염이라 불리는 엄지손가락 관절염에도 효과가 있는지 알아보려고 실험에 착수했다. 50세 이상의 여성들에게 많이 나타나는 이 질환은 치료 방법이 매우 제한적이었다. 그래서 관절 기능을 유지하려면 대개 수술을 받아야 했다. 그런데 이 증상에서도 거머리는 뚜렷한 성과를 거두었다. 항염증 연고 치료보다 한결 효과가 좋은 것으로 나타났다. 우리는 이 결과를 저명한 학술지 『페인Pain』에 발표했고, 늦어도 이때부터 이 오래된 치료법의 르네상스가 시작되었다.

나중에 우리는 테니스 엘보에도 거머리 치료의 효과를 확인했다. 세간에 많이 알려져 있는 테니스 엘보는 스포츠로 인한 만성 과로나 직업상의 활동으로 발생하는 매우 고통스러운 건염증이다. 2016년 나는 베를린 이마누엘 병원에 있을 때 이미 거머리 치료가 요통에 얼마나 효과가 있는지 연구했다. 거머리 치료는 국민병이라 부를 만큼 많은 사람이 앓는 이 질환에서도 표준적인 운동 치료와 비교했을 때 상당한 우위를 드러냈다.

그럼에도 거머리 치료는 현재 어떤 대접을 받고 있을까? 에센의 구스타프 도보스 팀은 무릎 관절염과 관련한 모든 연구 결과를 메타 분석으로 요약했다. 메타 분석이란 유사한 주제를 다룬 많은 연구물의 결과를 비교 분석해서 객관적으로 종합 판단하는 통계적 연구 방법을 말한다. 거머리 치료의 확실한 긍정 효과를 고려하면 건강 보험 공단은 당연히 독일에서 매년 4만 건이나 이루어지는 이 치료를 인정하고 비용을 대야 한다. 종합 평가에서 거머리 치료는 관절염의 고통을 줄여 주는 최선의 통증 치료이고, 항류머티즘제와 진통제, 심지어 일부 수술보다 나은 것으로 증명되지 않았던가? 이런 과학적 증거에도 불구하도 〈태곳적〉의 이 치료법에 대한 선입견은 쉽게 극복되지 않고 있다. 그래서 안타깝지만 환자들은 매번 50~120유로에 달하는 치료비를 자비로 부담한다. 반면에 정형외과에서 이루어지는 주사 처치와 관절경 수술 그리고 결코 더 효과적이지 않은 다른 기술적 개입에 대해서는 보험 공단이 전적으로 비용을 대고 있다.

독일에서는 해마다 50만 마리의 거머리가 사용되고 있다. 그런데도 심각한 문제가 발생한 적은 한 번도 보지 못했다. 가장 자주 나타나는 부작용은 앞서 언급한 대로 거머리에게 물린 부위의 가려움과 홍조였다. 하지만 둘 다 며칠 지나면 다시 사라졌다. 그 밖에 국소적으로 출혈이 길어지는 경우도 있었지만 곧 멈추었다. 거머리 치

거머리 타액은 염증을 억제하고, 통증을 가라앉힌다

료에서 금기시해야 하는 것은 혈액 응고 장애제나 응고 억제제의 사용이다. 또한 면역 반응이 약한 환자도 거머리 치료를 받아선 안 된다.

미국에서 거머리는 의료기로 여겨지고, 독일에서는 수년 전에 의약품으로 분류되었다. 그와 함께 효능을 검증하는 데 드는 행정 비용도 엄청나게 높아졌다. 한번은 비버탈 거머리 사육장 관계자들과 함께 본에서 열린 〈독일 연방 의약품 및 의료기 연구원 BfArM〉 공청회에 참가했다. 그 자리에서 누군가 무심코 이런 요구를 했다. 거머리 효과를 더 잘 증명하려면 수백에서 1천 명에 이르는 환자들을 대상으로 연구를 진행해야 하지 않겠느냐는 것이다. 맞는 말이다. 하지만 그 비용을 어디서 구하느냐는 내 반문

에 질문자는 그저 어깨만 으쓱하고 말았다.

우리는 규제에 얽매여 그처럼 효과가 좋은 거머리가 언젠가 완전히 등한시되지 않기만을 바랄 뿐이다. 그때까지 거머리는 환자들 사이에서 부침(浮沈)을 거듭할 것이다. 다시 말해 한편에서는 미신이라고 배제하고, 다른 한편에선 애칭까지 만들어가며 열광하는 분위기가 이어질 거라는 말이다. 우리는 미국 국립 보건원에 연구 신청서를 보낸 적이 있다. 그때 검토 위원들은 환자들이 자발적으로 그런 치료를 받으리라는 걸 도저히 상상할 수 없다는 답변을 보내 왔다. 그래서 우리는 4백 명에 가까운 환자에게 〈혐오 지수〉를 조사했다. 그 결과 10퍼센트도 안 되는 환자들만 치료 전에 혐오감을 느꼈지만 대개 첫 치료 이후 사라진 것으로 드러났다.

염증을 억제하고 통증을 진정시키는 거머리 타액

거머리에 관한 첫 연구 결과를 발표한 뒤 나는 거머리 타액 분야에서 권위 있는 한 연구자의 방문까지 받는 행복을 누렸다. 모스크바의 이졸다 바스코바Isolda Baskova 교수가 그 주인공이다. 80세의 나이에도 정정하고 총기가 넘치는 그녀는 우리 에센 병원을 보고 싶어 했고, 우리의 경험을 듣고자 했다. 예전에는 본인이 직접 연구 팀과 함께 거머리 타액에서 약리 작용 물질을 서른 가지 넘게 추출해서 그 결과를 학술 논문에 발표하기도 했다. 그녀가 발견한 대부분의 성분은 염증을 억제하고 통증을 진정시키는 물질로 밝혀졌다. 하지만 거머리 타액에는 그보다 훨씬 많은 유익한 성분이 있을 거라고 믿고 있었다.

당시 이졸다 바스코바 교수와 거머리 치료에 관해 이야기를 나눌 때 그녀는 마지막으로 막 출간된 자신의 저서를 내게 건넸다. 러시아어는 전혀 몰랐지만 나는 사진을 보고 깜짝 놀랐다. 그녀의 병원에서는 우리보다 훨씬 많은 질병을 거머리로 치료하는 것이 분명했다. 예를 들면 중이염, 간 질환, 심부전, 발가락 관절 통풍 같은 것이었는데, 그중에는 심지어 치질도 포함되어 있었다. 현재 우리의 연구 상황에서는 꿈도 꾸지 못할 일이었다. 게다가 얼마 전에는 바스코바 연구 팀이 그사이 거머리 타액에서 2백 가지가 넘는 생체 작용 성분을 확인했다는 소식을 들었다. 거머리에 대한 놀라움은 끝이 없다.

거머리는 관절에 바짝 밀착시킬수록 성공 확률이 더 높다. 인체 깊숙이 위치한 엉덩이 관절에는 효과가 좋지 않다. 이 부위는 다행히 현대의 정형외과 수술이 매우 효과적이다. 우리가 주로 거머리를 투입하는 부위는 무릎 관절, 엄지손가락 관절, 손목 관절, 어깨와 발목 관절이다. 안타깝게도 손에 자주 발생하는 다발성 관절염에는 적합하지 않다. 손가락에는 결합 조직이나 지방이 너무 적어 거머리가 제대로 물고 피를 빨 수 없기 때문이다. 다만 손가락에 두툼하게 살이 찐 사람은 예외다. 그 밖에 나는 다른 어떤 치료 방법으로도 통증이 충분히 완화되지 않는 요통과 신경통 환자에게도 거머리 치료를 권한다.

거머리 치료를 사용할 수 있는 영역이 하나 더 있다. 1980년대 초부터 거머리는 미세 수술에 투입해서 큰 성공을 거두었다. 특히 이식 수술 후에 말이다. 거머리는 이식 수술을 마친 환자의 정맥 울혈을 줄이고, 그로써 이식된 조직에 혈액 공급이 원활하게 이루어지도록 한다.

부항 ─ 새롭게 발견된 고대 치료법

이처럼 거머리 치료는 성공적인 것으로 증명되었다. 이것이 내게 새로운 호기심을 불러일으켰다. 혹시 다른 〈고대〉 치료법도 그럴 수 있지 않을까? 예를 들면 부항 말이다. 세상의 모든 전통 치료 체계에서 부항은 통증과 어지럼증, 관절염에 긍정적 효과가 있는 것으로 알려져 있다. 티베트와 중국, 인도에서부터 고대 그리스와 로마, 아라비아, 중세 유럽 의학에 이르기까지 말이다. 그러나 자연 요법에 회의적인 사람들은 어떤 치료법이 오래되었다고 해서 효과가 있는 것으로 볼 수는 없다고 말한다.

하지만 역으로 생각하면, 그렇게 오랫동안 민간에서 효과적으로 사용된 치료법을 과학적 근거가 없다는 이유로 단순히 미신으로 치부해도 될까? 게다가 부항은 비판자들이 말하는 것처럼 〈근거가 없지〉 않다. 유리로 된 부항 컵의 작용 원리는 음압(陰壓), 즉 외부보다 낮은 내부 압력을 이용하는 것이다. 음압은 내부 공기가 식거나, 아니면 고무공의 펌프질로 부항 컵 안의 공기를 빼면 생기는데, 이 현상은 살갗을 깊은 층으로부터 들어 올려 국부적으로 혈액 순환을 강화하고 림프관의 흐름을 자극한다. 심지어 이 작용은 특수 신경 통로를 거쳐 멀리 떨어진 곳까지 미친다.

그럼에도 부항의 적용 가능성을 체계적으로 실험한 연구는 여전히 드물다. 모아비트 병원에서는 말테 뷔링 연구 팀이 사혈 부항 효과를 연구했다. 사혈 부항에서는 일단 피부에 가벼운 상처를 낸다. 그런 다음 부항 컵을 올려놓고 10~15분 동안 기다리면 부항 컵 안에 피와 림프액이 찬다. 부항 컵은 등을 비롯해 목에서 엉덩이까지 여러 부위에 붙일 수 있다. 그런데 처치는 어깨에 했는데, 놀랍게도 손목 터널 증후군(손목 관절 통증)에 효과가 나타나기도 했다. 자연 요법에서는 이례적이지 않은 일이다. 이런 반사 부위들이

부항은 혈액 순환을 강화하고 림프관 흐름을 자극한다

해부학적으로 피부 조직과 근육 조직, 결합 조직으로 이어져 있다는 사실은 이미 수백 년 전에 증명되었다. 다시 말해 우리 몸은 하나로 연결되어 있어서 특정 부위를 자극하면 다른 부위에 반사 작용이 일어나는 것이다. 가령 담석통에 걸리면 어깨뼈에 통증이 생길 수 있고, 방광염이 있으면 아래쪽 등이 아플 수 있다. 따라서 목과 어깨 치료로 손목 통증이 완화되는 일은 얼마든지 가능하다.

나는 손목 터널 증후군 문제를 좀 더 자세히 연구하고 싶었다. 손목 터널(수근관)은 손목 끝뼈와 결합 조직 인대 사이의 통로인

부항을 뜰 때 알아 둘 반사 부위

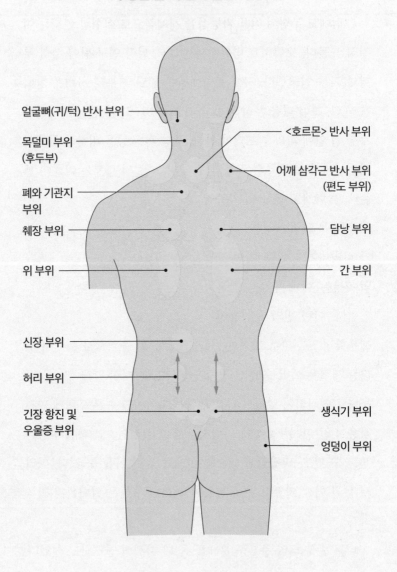

얼굴뼈(귀/턱) 반사 부위

목덜미 부위
(후두부)

폐와 기관지
부위

췌장 부위

위 부위

신장 부위

허리 부위

긴장 항진 및
우울증 부위

<호르몬> 반사 부위

어깨 삼각근 반사 부위
(편도 부위)

담낭 부위

간 부위

생식기 부위

엉덩이 부위

데, 다양한 건과 손에 중요한 신경이 이곳을 지난다. 엄지와 검지 뿐 아니라 부분적으로 중지의 감각 능력을 통제하고 몇몇 근육을 조종하는 신경이다. 손목 터널은 부상과 호르몬 장애, 류머티즘, 당뇨병으로 좁아지거나 신경이 손상될 수 있다. 그리되면 밤중의 가려움과 무감각, 무언가를 잡을 때의 통증, 근육 감소 같은 증상이 생긴다. 이 질병은 수술을 받아야 하는 경우가 적지 않다. 하지만 우리는 이 병에 대해 부항으로 보존 치료를 하고 싶었다.

이렇게 해서 실험이 진행되었다. 첫 번째 집단은 어깨에 사혈 부항을 떴고, 두 번째 집단은 온찜질을 받았다. 일주일 뒤 결과는 뚜렷했다. 부항을 뜬 사람들은 손목 통증이 확연히 줄었을 뿐 아니라 감각 이상도 감소했다. 그사이 다른 연구 팀은 목 통증과 요통, 무릎 관절염에도 부항 효과를 증명했다.

덧붙이자면 피부에 미세한 상처를 내지 않는 단순 부항은 복잡하지 않고, 필요한 부항 컵도 약국이나 온라인에서 쉽게 구할수 있다. 그것으로 가족끼리 부항을 떠줄 수 있다. 중국 전통 의학에서 유래한 부항 마사지도 긴장 해소와 통증 완화에 효과가 있다. 먼저 피부에 오일을 바른 다음 부항 컵을 음압 상태로 붙이기만 하면 된다. 다만 사혈 부항은 전문 치료사의 도움을 받아야한다.

헌혈의 일거양득 효과

부항이 믿을 만한 치료법이라는 사실이 밝혀진 이상 고대의 다른 방법도 시도해 볼 필요가 있었다. 사실 현대 의학에서 사혈은 평판이 좋지 않다. 물론 고대 그리스와 로마 시대에는 사혈이 상당히 효과적으로 실시되었다는 기록이 많지만, 18세기와 19세기에 들어 그에 대한 유익한 지식은 전반적으로 사라졌다. 그래서 당시 환자들은 한 번에 0.5리터씩 여러 차례 피를 뽑아 그야말로 몸속의 피를 상당히 비웠는데, 그것을 보고 당시엔 〈흡혈귀 치료〉라 부르기도 했다. 이 좋지 않은 실습의 유명한 희생자는 미국 초대 대통령 조지 워싱턴이었다. 그는 1799년 급성 후두염으로 1.5리터 이상의 피를 뽑았는데, 그게 같은 해 그의 죽음을 부른 한 원인으로 보인다. 당시 그를 치료했던 의사들은 그 방법으로 염증을 일으킨 〈나쁜 체액〉을 없앨 수 있을 거라고 믿었다.

그렇다면 이렇게 악명이 높은 치료법을 다시 과학적으로 연구할 필요가 있을까? 수년 전 나는 농도가 짙거나 옅은 피, 그러니까 〈걸쭉한〉 피와 〈묽은〉 피가 과연 건강에 어떤 영향을 끼치는지 연구한 적이 있다. 그때 여러모로 혈액 희석이 좋다는 사실이 눈에 띄었다. 적혈구 수치가 낮으면 심근 경색과 뇌졸중의 발생 위험이 줄어들기 때문이다. 심지어 미국 연구자들은 폐경기 이전의 여자들이 남자보다 심근 경색이나 뇌졸중에 적게 걸리는 것을 생리와 연관 짓기도 했다. 그러나 이런 추정에 대한 명백한 증거는 아직 없다.

그럼에도 적혈구가 너무 많은 사람에게 사혈이 좋다는 단서는 여기저기서 발견되었다. 미국 혈액학자 제롬 설리번Jerome L.

Sullivan은 1991년 〈헌혈은 헌혈한 사람에게 좋다〉는 제목의 논문을 발표했다. 나는 배운 대로 이번에도 출처를 뒤졌고, 고대 그리스 의사 갈레노스의 저술에서 사혈에 대한 명확한 실마리를 발견했다. 이 치료법은 특히 붉은 얼굴과 과체중으로 뇌졸중 경향이 있는 환자들에게 도움이 된다는 것이다. 그 밖에 나는 현재 샤리테 병원의 고혈압 및 신장학과 교수로 있는 발터 치데크Walter Zidek가 지도한 박사 논문 한 편도 발견했다. 이 논문에서는 신장 이식을 받은 뒤 약으로 혈압 조절이 안 되는 환자에게 사혈이 혈압 강하에 도움을 주었다는 사실이 증명되어 있었다. 나는 즉시 치데크 교수

> ●
> 사혈은 약으로 혈압 조절이 안 되는 환자의 혈압 강하에 도움이 된다

에게 연락했다. 그는 당시의 조사 결과가 맞는다고 하면서도 사혈로 고혈압을 치료하려면 비용이 너무 많이 들 거라고 실용성에 의구심을 표했다.

아마 이래저래 비용이 들 것이다. 하지만 약을 먹지 않으면서 혈압을 낮출 수 있는 다른 방법이 없느냐며 정말 간절하게 묻는 환자들이 많다. 그래서 우리는 사혈에 대한 연구를 시작했다. 고혈압과 비만이 있는 환자 예순네 명을 두 집단으로 나누었다. 한 집단은 4주 간격으로 한 번에 4백 밀리리터씩 총 두 번 피를 뽑았고(사람 몸에 있는 혈액은 총 5~6리터이다), 다른 집단에게는 이 치료를 실시하지 않았다. 결과는 인상적이었다. 연구를 시작

하고 6주 뒤 사혈 처치를 받은 집단은 마치 고혈압 약을 복용한 것처럼 혈압이 어느 정도 낮아졌다. 어떻게 그게 가능할까?

나는 그 점을 밝히려고 미국 혈액학자 리오 자카스키Leo Zacharski에게 연락했다. 그는 수년 전 다리에 심한 혈액 순환 장애를 앓는 사람들, 그러니까 말초 동맥 폐색증 환자들에게 사혈을 실시한 연구 결과를 발표한 바 있다. 1천2백 명이 넘는 위험군 환자들이 실험에 참가해서 여러 번 사혈을 받았고, 다른 치료는 전혀 받지 않았다. 자카르스키는 사혈이 혈액 순환을 개선할 뿐 아니라 위험군 환자들의 수명도 연장한다는 사실을 증명하고자 했다. 그런데 그것은 65세 이하 환자들에게서만 확인되었다. 내가 볼 때 이 결과도 실망스럽지 않았다. 젊은 사람에게 사혈 치료를 하는 것에 대해선 고민해 보아야 한다고 이미 고대 의사들도 지적했기 때문이다.

레오 자카르스키는 사혈의 혈압 저하 효과가 혈관 속 액체의 부피 감소뿐 아니라 혈액 속의 철 저장 단백질인 페리틴 수치를 낮추는 것과 관련이 있을 거라고 추측했다. 페리틴과 철의 수치가 높으면 혈관 건강에 좋지 않을 거라는 인식은 사실 오랫동안 퍼져 있었다. 스칸디나비아 국가에서 나온 연구들에 따르면 페리틴 수치가 높으면 심근 경색과 뇌졸중 발생 위험도 함께 증가하는 것으로 드러났다. 우리도 사혈의 혈압 저하 효과가 페리틴 수치 저하와 관련이 있음을 확인했다.

핏속에 철분이 너무 많으면 해롭다

많은 사람이 극단적인 육식 섭취로 페리틴 수치가 너무 높다. 페리틴 수치가 상당히 높은 사람의 경우 혈색소증 유전자, 즉 철 저장 유전자가 중요한 역할을 할 때가 많다. 유럽인 중에는 이 유전자를 갖고 있는 사람이 드물지 않다. 이 유전자는 완전히 발현되고 나면 그로 인해 야기된 철분 축적으로 심각한 장기 손상을 낳는다. 그런데 이 유전자로 체내에 철분이 많이 축적된 사람은 오히려 구강 면역 세포에는 철분이 별로 없다는 사실이 밝혀졌다. 그래서 이 유전자를 가진 사람은 페스트 대유행 시기에 살아남을 가능성이 높았을 것으로 추정된다. 페스트 병원균이 체내에서 성공적으로 퍼지려면 철분이 필요했는데, 구강의 면역 세포에 철분이 거의 없는 사람의 경우는 페스트가 침투할 기회가 적었기 때문이다. 어쨌든 이 철 저장 유전자는 특히 중세 때 사람들 사이에서 빠르게 확산되었다. 그러나 페스트에서 살아남기 위한 이 전략은 훗날 철분 과다 축적이라는 독으로 돌아왔다.

그사이 철분 수치가 높으면 혈관과 혈관 내피의 압력이 증가하고, 혈중 지방의 산화가 진행된다는 사실이 밝혀졌다. 또한 철 과다 축적은 유전적 혈색소증에서 장기 손상으로 이어질 수 있다. 미국 웨이크 포레스트 의과 대학의 내분비학자 도널드 매클레인Donald A. McClain 연구 팀은 철 과다 축적이 당뇨병 예방 호르몬인 아디포넥틴을 감소시킨다는 사실을 실험으로 증명했다. 동시에 철 과다 축적은 세포의 인슐린 저항성을 높여 췌장에 부담을 준다. 반면에 사혈은 아디포넥틴 수치를 높이고 인슐린 수치를 낮추어 당 조절을 개선한다. 당뇨병과 혈관 질환 사이의 연관성은 폐경기 이전 여성들이 당뇨병과 혈관 질환(가령 심근 경색)에 적게 걸린다는 사실과도 맞아떨어진다. 폐경기 이후에는 그 위험도가 남성들과 비슷해진다. 마지막으로 오늘날 삶의 조건에서는 장시간 피를 흘리는 일이 거의 없다. 이런 점에서도 우리는 체내의 철을 거의 잃지 않는다.

몸 안에 너무 많이 축적된 철을 제거하면 암도 예방할 수 있다. 레오 자카르스키는 5년 뒤의 장기 평가에서 규칙적으로 사혈한 집단에서는 암 발병률이 뚜렷이 낮은 사실을 지적했다. 미국『국립 암 연구소 저널*Journal of the National Cancer Institute*』에 발표된 이 주목할 만한 결과에는 다음과 같은 평가가 실려 있다. 〈이 결과들은 진실이라 믿기 어려울 정도로 너무나 아름다웠다.〉

이제 다시 우리 연구로 돌아가 보자. 나는 우리의 연구 결과를 발표하고 나서 환자들로부터 무척 많은 편지를 받았다. 그들은 정기적으로 헌혈할 때는 혈압이 항상 정상이었지만, 나이 때문에 더 이상 헌혈을 하지 못하게 되면서부터 혈압이 높아졌다고 썼다. 내게 끊임없이 사혈을 해달라고 하던 환자가 또렷이 기억난다. 그 역시 2년 전부터 헌혈을 할 수 없게 되면서 혈압이 올랐다고 했다. 그는 고대 의사들의 분류에 따르면 〈풍만한〉 체질이었다. 그러니까 뺨이 붉고, 땀을 잘 흘리고, 서늘한 날씨에도 티셔츠만 입는 유형이었다. 우리는 도움이 되는지 확인하려고 사혈을 시도했는데, 실제로 혈압이 눈에 띄게 낮아졌다.

이런 많은 체험에 나는 용기를 얻었다. 우선 〈사혈〉을 헌혈에 이용하면 어떨까 하는 궁금증이 들었다. 이는 1998년에 이미 살로넨J. T. Salonen 박사의 핀란드 연구 팀이 요구한 것이기도 했다. 남에게 이로운 일을 하면서 본인에게도 이롭다면 금상첨화가 아닐까? 그야말로 전형적인 원윈 전략으로 보였다.

나는 샤리테 병원 수혈 의학과 압둘가바르 살라마Abdulgabar Salama교수에게 연락을 취했다. 아랍 의학사를 연구한 살라마 교수는 11세기의 전설적인 페르시아 의사 이븐시나(〈아비센나〉라고도 불린다)를 통해 사혈을 알고 있었다. 우리는 샤리테 병원의 수혈 센터 환자 3백여 명과 함께 본격적인 실험에 돌입했다. 환자들에게 법적 권고에 따라 여자는 최대 3개월에 한 번, 남자는 2개월에 한 번 헌혈을 권했다. 우리는 1년 동안 환

● 혈압이 높을수록 사혈의 혈압 저하 효과가 크다

자들의 혈압을 비롯해 심장 질환 및 혈관 질환의 다른 위험 요소들을 꼼꼼히 체크했다. 실험 초기에 환자의 절반가량은 혈압이 너무 높은 상태였다. 우리가 특히 눈여겨본 것도 바로 이 부분이었다. 규칙적인 헌혈은 과연 혈압에 어떤 영향을 끼칠까? 결과는 놀라웠다. 혈압이 높을수록 혈압 저하의 효과는 두드러졌다.

이로써 고혈압에서 사혈의 효과는 증명되었다. 두 연구는 카를 & 베로니카 카르스텐스 재단의 후원으로 진행되었는데, 결과

발표 이후 재단은 이 치료법에 더 많은 관심을 기울여 달라고 당부했다. 세계적으로 혈액 비축량은 늘 부족한 상태이기에 헌혈자들과 잠재적 헌혈자들에게 헌혈의 이중 효과를 환기시키는 것은 바람직한 일이었다. 그건 나이 든 환자에게도 마찬가지였다.

고혈압에서 헌혈과 사혈의 효과는 또 다른 측면에서도 설명이 가능해 보인다. 인체에서 피가 어느 정도 배출되면 곧바로 새로운 적혈구 생성을 담당하는 골수가 자극을 받는다. 정상 적혈구는 120일에서 160일까지 생존한다. 젊은 적혈구가 늙은 적혈구보다 유연하고 활기차다는 것은 누구나 쉽게 상상할 수 있다. 사혈을 하면 젊은 적혈구의 비율이 높아지고, 아주 미세한 모세 혈관에서도 혈액 흐름이 원활해진다. 이런 요소들은 혈압도 낮춘다. 그렇다면 사혈은 일종의 〈자가 세포 생성 요법〉이라고 할 수 있다.

혈액 순환 과정에서는 여전히 알아내야 할 것이 많다. 가령 한 동물 연구에서는 늙은 쥐에게 젊은 쥐의 피를 넣는 실험을 했다. 그러자 늙은 쥐의 뇌 능력 감퇴 속도는 느려졌고, 신경 세포의 위축은 억제되었다. 연구진은 늙은 피 속에 있는 〈노화〉 요소인 베타2-마이크로불린이 젊은 피에 희석되면서 줄어든 것으로 추측했다. 이 노화 요소는 사혈에도 영향을 받는 것으로 보이지만, 아직까지 증명되지는 않았다.

혈중 페리틴 감소는 심장병 환자에게, 그것도 무엇보다 심부전을 앓는 환자에게는 적합하지 않다. 이 환자들은 질병으로 인

뇌졸중 위험군

혈액 배출의 장점

뇌의 동맥이 막힌 한 60대 초반의 치과 의사는 자기 뇌 속의 이 상태를 어떻게 묘사할까 고민하다가 마침내 머릿속에 〈작은 솜 뭉치〉가 들어 있는 것 같다는 말로 표현했다. 그녀의 수축기 혈압 은 정상인 120을 훌쩍 넘어 230에 이르렀다. 그녀는 여러모로 스 트레스가 많았다. 병원은 경제적 압박에 시달렸고, 남편의 무관 심으로 집안일은 오직 그녀의 몫이었으며, 기록 운동을 하는 작 은딸을 위해 시합이 있는 날이면 그녀가 직접 따라가야 했다. 한 마디로 하는 일이 너무 많았다.

뇌졸중 경고 이후 환자는 며칠 동안 병원에 입원했고, 그 뒤 심 장학과 담당의가 환자의 혈압을 통제하려고 애썼지만 소용이 없 었다. 담당의는 6개월 넘게 가능한 모든 약을 동원해 혈압을 낮 추려고 시도했다. 그러다 마침내 샤리테 병원의 한 실험실 의사 가 전체적인 관점에서 문제를 바라볼 것을 권하면서 환자는 우리 심신 의학과의 문을 두드렸다.

우리는 일단 환자의 높은 혈압을 떨어뜨리기 위해 사혈을 시도 했다. 사혈은 젊은 혈액 세포의 생성을 촉진하는데, 이 세포들은 아 직 부드럽고 날렵해서 작은 혈관 속을 훨씬 수월하게 지나다닌다. 사혈의 또 다른 효과는 혈관 벽을 단단하게 해서 유연성을 잃게 하는 철 저장 단백질의 감소였다. 우리는 6주 간격으로 두 번 총 5백 밀리리터의 피를 뽑았다. 그러자 혈압은 눈에 띄게 낮아졌다.

환자는 심신 의학 팀의 권유로 평소의 행동 방식을 바꾸는 법을 배웠다. 스트레스를 아예 없앨 수는 없다. 하지만 스트레스의 존재를 인지해서 그것과 관계하는 새로운 방법을 찾을 수는 있다. 말은 쉬워 보이지만, 사실 그리 쉽지는 않다. 일단 환자는 〈안 돼!〉 또는 〈싫어!〉라고 말할 줄 아는 습관을 들여야 했다. 결국 그녀는 근무 시간을 반으로 줄여 힘을 비축했다. 게다가 기공도 배웠다. 심신 이완과 스트레스 통제에 좋은 수양법이다.

환자는 여기서 조금 더 용기를 내어 가족과 자기 생활 사이의 경계를 확실하게 구분 짓는 단계로 나아갔다. 처음에 남편은 여전히 이런 식이었다. 〈외투를 세탁소에 맡겨 놓은 게 언젠데 왜 아직도 안 찾아오는 거야!〉 그러나 그사이 가족도 그녀가 건강을 지키려면 모두가 도와야 하고 그녀의 개인적 삶을 지켜 주어야 한다는 점을 이해했다. 환자는 이제 자신만을 위한 시간을 내어 옛날 친구들을 만나고, 규칙적으로 사혈을 하면서 음악 치료를 받고 있다.

지금은 스트레스를 받으면 환자는 명상 호흡으로 신속하게 대처한다. 숨을 깊이 들이마신 다음 열부터 거꾸로 숫자를 세다가 하나에 이르면 다시 숨을 내뱉는 방법이다. 특별히 스트레스가 많은 날엔 저녁에 라벤더 오일을 넣고 목욕을 한다. 그러면 혈압 수치는 곧 10정도 떨어졌다. 현재 그녀의 혈압은 평균 140/80이다. 거의 완벽하다.

해 산소 공급이 원활하지 않기 때문에 오히려 철분 주사를 맞는 것이 좋다. 반면에 점점 많은 사람에게 나타나고 위험성도 없지 않은 지방간에는 규칙적인 사혈이 도움이 된다. 그것만으로도 지방간 수치가 낮아진다. 하지만 사혈보다는 채식과 철분 함량이 적은 음식으로 식생활을 바꾸는 것이 훨씬 더 좋아 보인다. 그건 고혈압 환자도 마찬가지다. 그들에게는 좀 더 건강한 식사와 체중 감량, 더 많은 운동, 스트레스 완화가 가장 효과적이다. 사혈이 생활 습관을 바꾸지 않는 것의 핑계가 되어선 안 된다.

옛날 사람들이 옳았다

보통 우리의 언어 사용에서 〈피가 부족하다〉는 말은 부정적으로 들리고, 실제로 특히 젊은 여성의 경우 월경 출혈이 심하거나 헌혈 횟수가 잦으면 철분 결핍에 이를 수 있다. 체내 철분은 전형적인 양날의 검이다. 철분이 너무 적어 빈혈에 걸리면 좋지 않지만, 철분이 너무 많아도 그에 못지않게 심각한 문제가 생긴다. 일반적으로 서구 복지 사회에서는 철분 결핍이 매우 드물지만, 영양 공급이 충분치 않은 나라들에서는 큰 문제다.

전통 요법의 〈빅 스리big three〉에 해당하는 거머리, 부항, 사혈에 관한 연구를 들여다보면 수백 년 전에도 당시의 기술적 조건 하에서 의사들이 무척 효과적인 방법을 사용했음을 알 수 있다. 그렇다면 그런 전통적 방법에 대한 검증은 그 자체로 충분히 가치가 있다. 하지만 학계에서는 그에 대한 관심이 부족하다. 연구를 지원할 후원자가 없기 때문이다. 옛것은 구식이거나 시대에 뒤떨어진 것으로 거부된다. 그래서 레오 자카르스키도 자신의 연구 결과를 발표하면서 의도적으로 페리틴 감소를 전면에 내세웠다고 하면서 내게 이렇게 경고했다. 〈당신이 사혈에 관한 논문을 쓴다면 계속 아웃사이더로 남을 겁니다. 이 바닥에서는 들으려고 하는 사람이 없을 테니까요.〉 나는 이 말을 과장이라고 생각했지만 아니었다. 착각한 건 나였다. 학술지에 보낸 내 원고는 차례로 거부당했다. 그들은 솔직하게 말했다. 내 논문의 과학적 데이터는 인상적이지만 그런 〈케케묵은〉 치료법이 우리의 현대 의학에 들어설 자리는 없을 거라고.

하지만 대중의 반응은 완전히 달랐다. 예를 들어 일간지 『베스트도이체 알게마이네 차이퉁』에 우리가 첫 사혈 연구에 참여할 피험자를 찾는다는 보도가 나가자 그야말로 업무를 보지 못할 정도로 문의 전화가 쏟아졌다. 사혈에 대한 대중의 관심은 무척 높았고, 실제로 받겠다는 사람도 엄청나게 많았다. 사혈은 이미 의료 영역에서 유망하고 의미 있는 또 다른 가능성으로 자리 잡았다. 하지만 내가 항상 권하는 것이지만, 사혈은 전문 의료진의 도움을 받아야 하고 수치 변화를 계속 확인해야 한다.

4

치료 수단이 되는 물

물 치료법

현대 물 치료법의 하나인 크나이프식 물 치료는 아주 어렸을 때부터 내 일상이었다. 할아버지와 아버지가 크나이프식 의술을 널리 펼치셨기 때문이다. 그래서 냉수마찰과 냉수욕은 내 삶의 지극히 정상적인 한 부분이었다. 물론 아버지가 왜 11월에도 아침이면 우리 집 정원의 작은 수영장에 찬물을 받아 놓고 목욕을 하시는지는 잘 이해가 안 됐지만 말이다. 나라면 겨울이 코앞인 시점에 그렇게 얼음처럼 찬 물에는 절대 들어가지 않았을 것이다.

당시는 독일에서 〈요양지 의학〉이 한창 꽃피던 시기였다. 우리가 살던 작은 휴양지 바트 발트제는 물론이고 에센 같은 도시에도 많은 사람들이 이용할 수 있는 물 치료용 수조가 공원에 마련되어 있었다. 각 지역의 크나이프 협회에서는 물 치료법이 세대를 넘어 전수되고 장려되었다. 그런데 내가 의대를 마칠 무렵에는 이미 의학계의 방향이 바뀌어 있었다. 1980년대와 1990년대에는 병원마다 물리 치료와 물 치료를 담당하는 과가 따로 있었지만, 이후 이 분과들은 힘을 잃었다. 욕조는 치워지고, 크나이프 식 물 치료실은 먼지만 켜켜이 쌓이다가 결국 내시경이나 폐 검사 같은 다른 기능 검사를 위한 공간으로 바뀌었다.

물 — 어쩌면 세상에서 가장 오래된 치료 수단

물은 세상에서 가장 오래된 치료 수단 중 하나다. 로마의 공중목욕탕 테르메는 열탕실(칼다리움)부터 시작하는 고전적인 구조로 이루어져 있었다. 이 공간은 온돌 바닥이 50도에 달해 나무 슬리퍼를 신고 들어가야 했는데, 여기엔 뜨거운 물이 담긴 욕조가 비치되어 있었다. 열탕욕 뒤 통로를 지나면 몸을 식히는 냉탕(프리기다리움)이 있었다. 로마 카라칼라 공중목욕탕에는 냉탕 시설에 사람들이 앉아 몸에 찬물을 붓는 대리석 의자가 1천6백 개나 있었다. 게다가 고대의 이 대형 목욕 시설에는 지금의 사우나실과 비슷하게 물 없이 땀을 빼는 한증막도 있었고, 안마사와 의사들이 대기하는 치료실도 있었다.

중세 이후에는 북유럽에도 한증막과 욕탕이 있었다. 이 풍습은 십자군 전쟁 과정에서 기사와 군인들에 의해 유럽 대륙으로 유입되었다. 그러나 페스트나 매독 같은 병의 전염 위험과 목욕탕의 유흥 문화를 불온시하던 가톨릭교회의 태도 때문에 목욕탕은 하나둘 문을 닫기 시작했다. 물의 치유력은 바로크 시대에 이르러서야 슐레지엔 지방의 부자(父子) 의사에 의해 재발견되었다. 아들 요한 지크문트 한Siegmund Hahn은 1783년 『맑은 물의 음용과 외용이 인간의 몸, 특히 병든 사람의 몸에 미치는 힘과 영향에 관한 가르침』을 썼고, 이 책은 약 1백 년 뒤 신학도였던 제바스티안 크나이프에게 영감을 불어넣었다.

물은 온기와 냉기를 전달하기에 가장 좋은 매개체이다. 따뜻한 물은 근육 긴장을 풀고, 혈액 순환을 자극하고, 체온을 상승시킨다. 그 과정에서 몸에 갖가지 긍정적인 효과가 생겨난다. 예를 들어 면역 세포가 활성화하고, 호르몬과 다른 신호 화학 물질이 분비된다. 물을 통한 냉자극은 통증을 완화하고 염증을 억제하는 효과가 있다. 또한 혈관 수축과 몸의 대응 전략을 통해 전체 물질 대사에 영향을 끼치는 뚜렷한 자극-반응이 생겨난다. 따라서 냉수와 온수를 번갈아 사용하는 것이 가장 효과적이다.

크나이프식 물 치료법의 재발견

크나이프 의술은 1980년대와 1990년대에 완전히 밀려났다. 이 치료법에는 예를 들어 점점 확산되던 침술처럼 이국적인 신비함이 없었다. 그래서 이미지를 바꾸려고 많은 시도가 이루어졌다. 크나이프 신부의 초상화가 앤디 워홀의 팝 아트 스타일로 만들어지고, 〈크나이프식 요법〉 같은 새로운 마케팅 개념이 도입되었지만 근본적인 성과는 없었다. 크나이프는 〈아웃〉이었다. 적어도 젊은 세대에게는 그랬다. 내가 강의 시간에 물을 이용한 사진을 보여 주며 혹시 이 치료법을 아는 사람이 있느냐고 물으면 그렇다고 대답하는 학생은 극히 드물었다.

무엇보다 크나이프 의학은 자신의 이익을 대변해 줄 이익 단체가 없다. 안타까운 일이다. 그러다 보니 개인 병원이나 종합 병원에서 크나이프식 치료법을 적용했을 때 받는 의료 수가는 터무니없이 낮다. 인건비와 수도료는 계속 상승하는데 말이다. 결국 크나이프식 치료를 시행하는 병원과 의사들은 적자를 볼 수밖에 없고, 그 때문에 그마나 얼마 남아 있지 않던 물 치료 시설은 차츰 자취를 감추었다. 재활 의학과와 자연 요법 병원을 제외하고 말이다. 내가 모아비트 병원에서 말테 뷔링의 어시스트로 일할 때 모든 환자는 최소한 매일 한 번 물 치료를 받았다. 물론 두 번 받는 것이 가장 좋다. 베를린 이마누엘 병원에서는 지금도 그렇게 하고 있다. 방법은 아주 다양하다. 족욕과 전신욕 외에 가슴과 몸을 축축한 패드로 감싸거나, 팔과 허벅지와 무릎을 물로 마사지하거나, 아니면 약초 성분을 곁들인 젖은 수건 같은 것을 몸에 올리는 식이다.

임상 실험에서 크나이프 치료법은 보충 치료로서 탁월한 효과를 보였다. 나의 첫 임상 연구도 물 치료였다. 나는 심부전증 환자들에게 매일 두 번 집에서 크나이프식 물 치료를 하게 했다. 방법은 간단했다. 정확한 지침에 따라 무릎과 허벅지에 물을 붓고, 축축한 수건으로 감싸는 방식이었다. 기간은 총 6주로 잡았다. 무작위 원칙에 따라 선택된 절반의 환자에게는 곧바로 물 치료를 시작하라고 지시했고, 나머지 절반은 기다렸다가 7주부터 12주까지 진행하기로 했다. 이로써 우리는 집단마다 각 두 번의 비교 기간을 확보할 수 있었다. 우리는 삶의 질 외에 자전거 에르고미터 측정 방법을 통해 환자의 혈압과 맥박도 조사했다. 실험 기간 동안 물 치료를 실행한 집단은 삶의 질 개선과 통증 완화가 확인되었을 뿐 아니라 심부전에서 치료 성공의 중요 지표로 알려진 심박 수(맥박)도 떨어졌다. 매우 적은 규모의 연구였지만 크나이프식 치료법의 효과를 명백하게 보여 준 첫 경험이었다.

물, 증기, 온기의 긍정적 효과는 일본 가고시마 의대의 정충화 연구 팀에 의해서도 상세히 밝혀졌다. 일본은 공중목욕탕, 즉 센토의 전통이 아주 깊은 곳인데, 심부전에도 특수 사우나를 이용한 화온요법(和溫療法)이 시행되고 있었다. 대개 60도에서 매일 15분 이상 원적외선 건식 사우나를 이용한 뒤 밖으로 나와 담요를 두른 채 침대에 30분 정도 누워 있는 방법이었다. 정충화 연구 팀은 이 사우나가 심부전에도 효과가 있는지 확인하려고 오른쪽 심장 카테터를 삽입한 상태로 환자들

족욕, 전신욕, 물마사지, 젖은 수건 등 물 치료법은 아주 다양하다

을 사우나실로 보냈다. 결과는 세간의 이목을 끌기에 충분했다. 매일의 사우나 치료만으로 심장 기능이 뚜렷이 개선된 것이다. 열기로 혈관이 넓어지면서 혈압이 떨어졌고, 게다가 심장 부담이 줄어들면서 호흡 곤란까지 호전되었다.

이런 희망적인 결과에도 물 치료와 수열(水熱) 치료는 여전히 서구의 심장학과에서 자리를 잡지 못하고 있다. 이는 단순히 열

악한 의료 수가의 문제만이 아니라 앵글로아메리카권에는 물 치료의 전통이 없다는 사실과도 연관이 있다. 나는 1996년 〈보완 의학 국제 세미나〉에서 물 치료법에 관한 연구 결과를 발표했다. 강연이 끝나자 한 영국 의사가 일어나더니 조금은 도발적으로, 영국 사람들은 매일 아침 샤워를 하지만 누구도 그것을 치료라고 말하지 않는다고 했다. 나는 짧은 시간 동안 자극과 반응, 온기와 냉기의 교차 효과에 대해 설명했지만, 내 설명이 통했다고 생각하지는 않는다. 이처럼 크나이프식 물 치료법은 지금까지도 독일이나 독일어권의 방법으로만 남아 있다.

발이 따뜻하면 왜 잠이 잘 올까?

혹시 잠이 잘 들지 못하는 것이 발이 차서가 아닐까 생각해 본 적이 없는가? 그건 1990년 바젤 대학 병원의 쿠르트 크로이히Kurt Kräuchi 연구 팀이 증명하였는데, 이 연구는 『네이처』에 발표될 정도로 공신력을 인정받았다. 연구에 따르면 발이 따뜻할 때 잠드는 시간은 평균 10분인데, 발이 찰 때는 25분이 걸린다고 한다.

이처럼 큰 시간 차이는 우리 조직을 먹여 살리는 작은 혈관들의 상이한 혈액 공급 때문이다. 또한 우리를 잠들게 하는 신호 화학 물질의 분비에 영향을 주는 말초 혈관 때문이기도 하다. 그렇다면 보온 물주머니는 잘못되지 않았다. 잠자리에 들기 전에 따뜻한 물로 족욕을 하면 훨씬 효과가 크다. 이때 겨잣가루(양 조절에 조심해야 한다!)나 생강처럼 효과를 강화하는 약용 식물을 첨가할 수도 있다.

그런데 전반적인 예방과 면역계 단련을 위해선 온수만 사용하는 것보다 온수와 냉수를 번갈아 마사지나 목욕에 사용하는 것이 더 좋다. 물 치료법의 위상이 높았던 구동독 시절의 1970년대에 나온 연구들에 따르면 규칙적으로 사우나를 한 학생들은 병균에 전염되는 일이 한결 적었고, 몸이 아파 결석하는 일도 드물었다고 한다. 또한 물속 걷기도 면역계에 긍정적인 작용을 하는 것으로 드러났다. 그 유명한 찬물에서의 〈황새걸음 걷기〉는 발을 식히는 것이 목적이 아니라 오히려 발을 따뜻하게 하는 데 그 목적이 있다.

찬물 속을 걷고 나면 그에 대한 생리학적인 반작용으로 다리와 발의 혈관이 넓어지기 때문이다. 면역계에 이 신호가 떨어지면 우리 몸은 감기에 대한 전

마사지나 목욕을 할 때 온수와 냉수를 번갈아 사용하는 것이 더 좋다

반적인 보호망을 구축한다. 발이 차면 왜 감기에 잘 걸리는지는 아직 세세하게 밝혀지지 않았지만, 그 현상 자체는 우리 모두 경험으로 안다. 게다가 발이 찬 여성들은 방광염에 걸릴 때가 많다. 그래서 방광염에 좋은 치료의 시작도 온수 족욕이나 냉수 걷기다.

크나이프 치료에서도 중요한 것은 올바른 양이다. 추위에 민감하고 항상 손발이 찬 사람은 첫 주에는 온수만 사용하다가 둘째 주부터 온수와 냉수를 교대로 붓거나 아침 이슬이 맺힌 풀밭 걷기로 넘어가면 더 쉽게 적응할 수 있다. 이때 정확한 자기 관찰

이 중요하다. 그건 여러분도 사우나에서 이미 경험한 적이 있을지 모른다. 사우나에 너무 오래 있거나, 사우나를 너무 자주 하면 오히려 역효과가 생기는 일이 드물지 않다. 다음 날 감기 기운이 있거나 몸이 축 처지는 느낌이 그것이다. 크나이프 요법의 매력은 자신에게 맞는 방법을 선택하고, 그 양을 적절하게 조절할 수 있다는 데 있다. 그 말은 곧 본인의 건강에 스스로 책임을 지고 자기 몸을 돌본다는 뜻이기도 하다.

크나이프식 샤워 방법

나는 매일 아침 뜨거운 물로 샤워한 뒤 밑에서부터 천천히 올라가면서 찬물로 샤워한다. 먼저 오른발 바깥쪽에서 시작해 허리까지 올라갔다가 다시 안쪽으로 내려온다. 다음 차례는 왼발과 왼다리다. 팔도 동일한 원칙에 따라 샤워한 뒤 마지막으로 가슴과 얼굴에 원을 그리듯 찬물을 붓는다. 피곤하거나 기력이 없는 날은 무릎에만 간단하게 물을 끼얹는다(이건 두통에도 도움이 될 때가 많다).

이런 손쉬운 크나이프 방법은 훌륭한 예방법이다. 그건 어린 아이들에게도 마찬가지다. 크나이프 협회에서 설립한 크나이프 어린이집에서는 별로 힘들이지 않고 건강을 유지하는 법을 가르친다. 샤리테 병원의 베노 브링크하우스Benno Brinkhaus 자연 요법 교수는 복합 질환자, 그러니까 여러 가지 병이 서로 증폭 작용을 하는 노년층 환자의 치료에 크나이프 요법을 시도하고 있다.

연구 결과와 임상 실험이 보여 주듯 크나이프식 치료는 전혀 시대에 뒤떨어지지 않을 뿐 아니라 오히려 우리 시대에 꼭 필요한 요법으로 보인다. 여기서 핵심은 자극-반응 원칙 외에 스스로에게 건강을 지키고 돌볼 능력이 있다고 믿는 〈자기 효능감〉의 원칙이다. 게다가 사람들은 대부분 물을 좋아한다. 그렇다면 목욕과 온천 시설에 관한 치료 지식을 더 많이 아는 것이 중요해 보인다. 예를 들어 따뜻한 온천에서 1시간가량 수영하거나, 고단한 하루를 마친 뒤 무턱대고 사우나를 네 번씩이나 하는 것은 결코 건강에 좋지 않다. 크나이프식 물 치료사 자격증을 위한 전문 교육 과정이 따로 마련되어 있는 것도 그 때문이다.

약보다 물이 좋다

우리 베를린 이마누엘 병원에서는 크나이프식 치료를 통증과 수면 장애, 과로, 스트레스, 우울증, 만성 심장 질환, 순환 장애의 보완책으로 사용한다. 특히 고혈압에 대한 물 치료의 효과는 엄청나다. 급성으로 혈압이 위험할 정도로 높아진 상황에서 물을 사용하면 아주 효과적으로 혈압을 낮출 수 있다. 방법은 이렇다. 세면기에 체온과 비슷한 온도의 물을 받아 아래팔을 담근 뒤 허용 한계 온도인 42도에 이를 때까지 조금씩 더 따뜻한 물을 추가하는 것이다. 이것은 집에서도 충분히 할 수 있는 방법이다.

고혈압의 장기 치료에는 냉온 교대 사용이 한층 효과적이다. 이와 관련해서는 20여 년 전에 벌써 하노버 의과 대학의 재활 의학자 크리스토프 구텐브루너Christoph Gutenbrunner가 흥미로운

전신 찬물 마사지

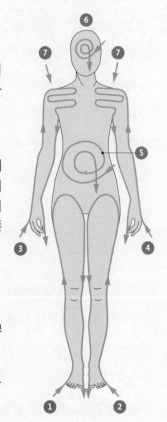

① 오른 다리 바깥쪽에서 시작해 엉덩이
  와 허리까지 물을 뿌리며 올라가다가
  다리 안쪽으로 다시 내려온다.

② 왼 다리도 동일한 과정을 반복한다.

③ 다음 차례는 오른팔이다. 손 바깥쪽에
  서부터 팔을 따라 어깨까지 물을 뿌리
  고 올라간 다음 오른쪽 몸통 절반 앞뒤
  로 흘러내리게 한다. 이어 오른팔 안쪽
  에서부터 다시 아래쪽으로 내려온다.

④ 왼팔도 동일한 과정을 반복한다.

⑤ 시계 방향으로 배에 물을 뿌린다.

⑥ 머리와 얼굴도 시계 방향으로 물을 뿌
  린다.

⑦ 마지막으로 등 쪽으로 물을 흘려보낸다.

찬물 마사지 규칙

- 물 온도는 10도까지.

- 오른쪽에서 왼쪽으로, 바깥쪽에서
  안쪽으로, 아래쪽에서 위쪽으로.

- 직수형 물줄기(분무형이 아니다).

- 따뜻한 피부 부위에만 냉수 사용.

- 짧게 하기(간지럽거나 홍조가 생
  기면 그만두어야 한다).

- 온수로 시작해서 냉수로 끝내는
  냉온 교대 사용.

- 물기를 수건으로 닦지 않기.

연구 결과를 제시했다. 그는 크나이프식 치료를 받은 환자 6백 명 이상의 혈압을 세밀하게 관찰했다. 수치가 높았던 사람은 혈압이 뚜렷하게 떨어진 반면에 수치가 너무 낮아 순환 장애를 겪던 사람은 혈압이 올라갔다. 자극-반응 원칙이 몸의 자기 조절 기능을 자극해서 정상화를 일구어 낸 것이다. 그것도 출발 조건이 서로 완전히 다른 상황에서 말이다. 이처럼 양쪽 방향에서의 냉온 교대 효과는 약으로는 결코 이룰 수 없다. 약은 항상 하나의 목표, 하나의 방향에 초점이 맞추어져 있기 때문이다.

어쨌든 건강에 도움이 되는 물 치료를 일상으로 끌어들이는 것이 중요하다. 필요한 것도 많지 않다. 직수형과 분무형 조절이 가능한 샤워기 헤드와 찬물만 있으면 된다. 그런 헤드는 아무 대형 마트에서나 쉽게 구할 수 있다. 족욕을 위해서는 양동이만 있으면 된다. 더 필요한 건 없다. 아침에 온수나 열수로 샤워한 뒤 이어지는 냉수마찰의 효과는 정말 놀랍다. 체질에 따라 무릎까지만 하는 것도 괜찮다. 그렇게 매일 하면 몸이 단련되는 것을 느낄 수 있다. 물론 처음엔 골반과 생식기 부분, 또는 등에 찬물이 닿는 것이 어려울 수 있다. 하지만 어느 정도 시간이 지나면 오히려 몸에 활기가 생기거나 기분이 상쾌해지는 것을 느낄 수 있다. 물 온도는 18도 이하가 가장 좋다. 얼굴에 냉수를 뿌리면 특히 상쾌해진다.

시간이 많을 때는 가슴이나 몸을 축축한 천으로 감싸는 방법도 원기를 돋우고 긴장을 완화하는 효과가 있다. 우리 환자들에 따르면 이 방법이 가장 인상적이었다고 한다. 방법은 이렇다. 찬

물에 적신 아마천으로 상체를 두른 뒤 그 위를 면 수건과 담요로 감싼다. 몇 분이 지나면 기분 좋은 온기가 발생하고, 감싼 천에서 김이 피어오른다. 그러고 나면 긴장이 풀어져 편히 잠들 수 있다. 이때 주의할 점은 시작하기 전에 발이 따뜻해야 한다는 것이다. 그렇지 않으면 원하는 효과를 얻지 못한다. 발이 차면 먼저 따뜻한 물로 족욕을 하거나 준비 운동으로 발을 따뜻하게 해야 한다.

수면 장애에도 첫 조치는 항상 온수 족욕이어야 한다. 약보다 부작용은 훨씬 적고 효과는 훨씬 좋다. 정원이 있다면 봄가을에 촉촉한 풀밭을 걷거나 겨울에 눈밭을 걷는 것도 추천할 만하다. 크나이프는 말한다. 그렇게 걸으면서 밤새 별빛이 이 풀밭에 가득 내려앉을 거라고 상상해 보라고……

〈단련〉이라는 말은 나치의 군사 훈련과 이데올로기를 연상시켜 독일인들에게는 그다지 달갑지 않은 개념이지만, 건강상의 예방에서는 딱 들어맞는다. 자극과 도전은 우리를 강하게 한다. 제네바 출신의 계몽주의자 장자크 루소도 이에 공감하며 교육 소설 『에밀, 또는 교육론』에서 단련을 찬양하고 맨발로 걷기, 딱딱한 침대에서 자기, 배고픔, 갈증, 피로, 추위의 가치를 치켜세웠다. 물론 풍요로운 복지 사회에서는 그런 식의 험한 자극을 받을 일이 별로 없다는 것이 반가운 일일 수 있다. 하지만 그럴수록 적당량의 도전에 우리의 몸을 의도적으로 내맡기는 것은 더욱 중요하다.

아무튼 내가 보기에 제바스티안 크나이프의 물 치료는 누구나 집에서 직접 할 수 있는 굉장히 간단하고 효과적인 치료법이다.

5

가치 있는 포기

자기 치유의 자극제가 되는 단식

〈먹는 것에 대한 사랑을 뛰어넘는 것은 없다.〉 극작가이자 채식주의자 조지 버나드 쇼의 말이다. 고개가 끄덕거려지는 말이지만, 그럼에도 우리 인간에게 배고픔은 아주 멋진 친구가 될 수 있다. 무슨 뜻일까? 그것을 설명하려면 먼저 영양 섭취의 중요성에 관해 몇 가지 사실을 언급할 필요가 있을 듯하다.

많은 서양인이 앓고 있고, 아시아와 아프리카에서도 계속 증가하는 주요 만성 질환이 건강한 영양 섭취로 얼마나 막을 수 있을지는 연구마다 수치가 다르게 나타나지만 한 가지는 분명하다. 비중이 높다는 것이다. 여기서 만성 질환은 골관절염, 류머티즘염증, 고혈압, 당뇨, 치매, 심근 경색, 뇌졸중 그리고 다양한 암을 가리키는데, 이런 질병으로 병원을 찾는 사람의 수는 해마다 점점 늘고 있다.

영양 섭취와 예방은 정말 비할 바 없이 중요하지만 사실 별 보람이 없는 영역이다. 생각해 보라. 그 결과가 당장 드러나는 것이 아니라 긴 시간이 지난 뒤에야 확인할 수 있다면 누가 큰 관심을 보이겠는가? 학계에서 〈뒤늦은 보상〉이라 부르는 까닭도 여기에 있다. 하지만 그것을 등한시하는 바람에 몇십 년 뒤 병에 걸린다면 그땐 대응하기에 너무 늦다. 그렇다면 다른 어떤 영역보다 그에 대한 관심을 일찌감치 일깨우는 것이 중요해 보인다. 장담컨대 당신이 노년을 건강하게 보낼지, 병상에서 누워서 보낼지, 아니면 어쩌면 일찍 죽을지는 어떻게 먹느냐에 달려 있다.

올바른 영양 섭취가 질병을 막는다

영양 섭취와 관련해서 올바른 논의를 어렵게 만드는 또 다른 요인은 〈관련 학계〉에서 저마다 내놓는 서로 모순된 주장이다. 식품 관련 영역에서는 수많은 로비스트와 사이비 학술 단체들이 활동하고 있다. 게다가 식품업계는 연막전술도 즐겨 쓴다. 그러다 보니 정말 건강한 영양 섭취가 무엇인지 정확히 아는 사람은 없는 것 같은 느낌이 든다. 하지만 그렇지 않다. 건강한 영양 섭취는 분명히 존재한다.

실험실 연구와 동물 실험, 역학 검사, 임상 실험, 경험 같은 전체 연구를 종합하면 어떻게 먹어야 건강할지는 명백하다. 그런데 이 다섯 가지 연구 분야는 각각 약점이 있다. 따라서 연구 결과는 뒤집히고 바뀌기 일쑤다. 일례로 단 한 차례의 설문 조사로 동물성 지방이 〈그렇게까지〉 건강에 나쁜 건 아니라는 주장이 힘을 얻기도 한다.

이 연구는 미심쩍기 짝이 없다. 한 차례의 설문 조사로 건강한 영양 섭취에 대한 결론을 끄집어낼 수는 없기 때문이다. 이렇게 상상해 보자. 어느 해 어느 날 한 환자가 자신의 영양 섭취와 관련해서 질문지를 채워 달라는 부탁을 받는다. 환자는 그날 기분이 안 좋을 수도 있고, 혹은 근자에 별로 건강

노년을 건강하게 보낼지, 병상에서 누워서 보낼지는 어떻게 먹느냐에 달려 있다

에 좋지 않은 음식만 먹은 것이 마음에 걸려 약간의 거짓말을 할 수도 있다. 또는 어차피 자기가 먹는 것에 관심이 없을 수도 있고, 아니면 주로 음식점이나 구내식당, 혹은 집에서 아내가 해주는 것만 먹기 때문에 그런 음식에 무엇이 들었는지 전혀 모를 수도 있다.

그로부터 20년 뒤 이 사람은 심근 경색에 걸린다. 그때 이 질문지를 다시 꺼내 들고, 그 사람이 먹은 것과 이 질병 사이에 관련성이 있는지 없는지 추론하는 것이 온당할까? 이 방법이 오류에 빠질 위험이 몹시 크다는 것은 누구나 쉽게 짐작할 수 있다. 물론 실험실 연구와 동물 실험도 명확하지는 않다. 처음엔 긍정적으로 확인된 물질 가운데 마지막까지 허용되는 것은 10~20퍼센트에 그친다는 사실을 우리는 약품 연구를 통해 안다. 영양 성취라고 특별히 다르겠는가?

그렇다면 우리는 의사의 경험과 건강한 상식을 포함해서 온갖

자료를 종합할 필요가 있다. 건강에 가장 좋은 건 콩, 쌀, 시금치, 당근 같은 재료가 들어간 채식이나 비건 음식이다. 하지만 신문이나 텔레비전에서 브로콜리 광고를 본 적이 있는가? 돈이 되는 것은 근사한 포장으로 소비자를 유혹하는 기름지고 짜고 달콤한 인스턴트식품이다. 연구비는 이런 데로 흘러들어 가고, 연구자들은 그 대가로 이런 식품들의 무해성이나 기능성 첨가물의 장점을 증명하는 결과를 발표한다. 그러다 보니 콜라도 수분 함량이 많아서 우리 몸에 좋다는 주장이 거침없이 제기된다. 이쯤에서 다시 처음으로 돌아가 보자. 어떻게 먹는 것이 정말 건강할까?

영양 과잉은 특히 몸에 해롭다

베를린에서 말테 뷔링 자연 요법 교수의 어시스트로 일하던 시절 나는 그 질문에 대한 첫 번째 답을 얻었다. 1999년 3월이었다. 나는 자연 요법과에 출근한 지 첫날부터 깜짝 놀랄 일을 보았다. 그 전까지 내가 일한 곳은 심장학과였다. 그러니까 심장 카테터와 최신 의약품, 수술, 집중 처치처럼 첨단 의학의 모든 방법을 동원해 생명 구조에 집중하는 곳이었다. 그런데 자연 요법 병실의 풍경은 그전에 내가 익숙하게 보던 것과는 완전히 달랐다. 남자 환자 둘이 막 점심 식사를 하고 있었다. 한 사람은 멀건 야채 스프를 먹고 있었고, 또 한 사람은 딱딱한 빵을 천천히 씹으며 우유를 조금씩 떠먹었다. 첫 번째 환자는 치료 단식의 창시자 중 한 명인 의사 오토 부힝거Otto Buchinger의 지침에 따라 금식 중이었고, 두 번째 환자는 오스트리아 요양 의사 프란츠 크사버 마이어Franz Xaver Mayr의 방법을 따르고 있었다. 보잘것없는 식사에도 두 사람은 굉장히 만족스러워했고, 단식을 시작한 지 며칠 만에 통증이 상당히 개선되었다며 감격해했다.

이 방법의 반대론자들은 단식이 자연에 맞지 않는 행위라고 주장한다. 맞는 말이다. 진화의 역사에서는 식량을 찾는 것은 가장 중요한 충동이자 삶의 동력이다. 하지만 단식에도 나름의 역할이 있다. 많은 동물이 아프면 본능적으로 음식을 먹지 않고, 그로써 몸의 회복에 도움을 준다. 또한 겨울잠을 자거나 비슷한 방식의 휴지기에 들어가면서 물질대사를 거기에 맞추는 동물도 많다. 심지어 인간도 수백만 명이 매년 단식을 하고, 먹지 않고 사는 법을 연습한다.

종교적 수행으로서의 단식은 인류 역사만큼이나 오래되었다. 그런 제식은 기독교와 이슬람교, 힌두교, 유대교는 물론이고 바하이교와 자이나교, 그 밖의 많은 종교에 존재한다. 부처와 모세, 예수는 각각 40일 동안 단식한 것으로 전해진다.

의학은 가끔 과학적 데이터와 세부 사항에만 지나치게 집착해 숲을 못 본다. 상식적으로 단 며칠 굶었다고 건강에 심각한 문제가 생겼다면 인류는 이미 오래전에 멸종했을 것이다. 우리의 인체 속에는 그런 위기가 닥치면 변화된 상황에 맞게 체온과 혈액 속의 pH 수치 그리고 뇌 신경 세포의 당 공급을 조절하는 정교한 프로그램이 구축되어 있다.

불과 수십 년 전만 해도 하루 종일 먹을거리가 충분하지는 않았던 것이 인간 삶의 일반적인 모습이었다. 풍년일 때가 있으면 흉년일 때가 있었고, 혹독한 겨울을 나기 위해 먹을거리를 먼저 차지하려는 싸움도 잦았다. 이런 정기적인 결핍에 훌륭하게 적응한 것이 우리 몸의 유전자다.

이처럼 오랜 적응을 통해 우리 몸은 배고픔과 단식에 아주 탁월한 대처 능력을 갖고 있지만, 영양 과잉에는 대처 능력이 몹시 부족해 보인다. 유전자가 그에 적응할 시간이 없었던 것이다. 비만 인구, 특히 남성 비만은 해마다 늘고 있고, 당뇨와 고혈압 같은 만성 질환을 비롯해 암과 골관절염도 꾸준히 증가 추세다. 그것은 단순히 우리가 늙기 때문에 생기는 것만이 아니다. 심장학 및 고혈압 치료의 온갖 개별적 성취에도 불구하고 이 분야의 예방 정책은 실패했다. 우리가 올바로 영양을 섭취하고, 많이 움직이고, 분주한 생활 방식을 피한다면 심혈관 질환의 위험 요인을 무려 90퍼센트나 줄일 수 있다.

단식은 면역력을 강화한다

아이들은 몸이 아프면, 예를 들어 독감에 걸리면 본능적으로 음식을 거부한다. 부모는 좋은 뜻에서 어떻게든 아이를 설득하려 한다. 〈밥을 먹어야 기운을 차리지!〉 그러나 몇몇 기초 과학 연구에 따르면 병에 걸렸을 때 단식은 면역력을 약화하는 것이 아니라 오히려 강화한다는 사실이 밝혀졌다. 예일대의 루슬란 메지토프Ruslan M. Medzhitov 교수 중심의 면역학자들은 2016년 단식으로 박테리아가 훨씬 효과적으로 퇴치된다는 사실을 증명했다. 그런 강력한 면역 작용은 단식으로 생겨난 케톤체4의 결과, 그러니까 배고픔 같은 에너지 결핍 상태에서 생겨난 복

●
감기에 걸리면 먹고, 열이 나면 굶어라

잡한 물질대사의 결과로 보인다. 그런데 바이러스의 경우는 다르다. 면역 세포가 바이러스와 맞서 싸우려면 에너지원으로서 포도당이 필요하다. 그래서 앵글로아메리카 지역에서는 이런 말이 있다. 〈감기에 걸리면 먹고, 열이 나면 굶어라.〉 결국 단식이 도움이 되는 것은 열이나 화농성 감염이다.

정도가 심하지 않는 한 음식을 단념하면 건강이 증진된다는 사실은 히포크라테스건 크나이프건 모든 시대의 의사들이 관찰한 바 있다. 크나이프는 이렇게 말한다. 〈먹은 느낌이 들면 이미 너무 많이 먹은 것이다.〉 나는 전 세계 자연 요법 전통을 연구하면서 단식이 모든 문화권에서 실시되고 있음을 확인했다. 단식과 관련한 많은 치료 방법이 몹시 비슷한 형식으로 세계 곳곳에서 발견된다는 것은 놀랍기 그지없다. 서로 직접적인 접촉이나 교류

---

4 우리 몸은 혈액 속에 포도당이 부족하면 간과 근육에 저장된 글리코겐을 분해해서 포도당으로 사용한다. 글리코겐마저 다 사용하면 몸은 에너지원(포도당)을 얻기 위해 지방과 단백질을 분해해서 포도당을 만드는데, 지방이 포도당으로 바뀌면서 만들어지는 부산물, 즉 유기 화합물이 케톤이고, 그것을 가진 물질을 케톤체라고 한다. 보통 아세토아세트산, β-히드록시부티르산, 아세톤을 이른다.

가 없었는데도 말이다. 그건 통증 완화 수단으로 사용되는 부항도 마찬가지다.

일본의 오키나와는 〈블루 존〉, 즉 장수촌으로 유명하다. 이곳 사람들은 보통 배가 80퍼센트 찰 때까지만 먹는데, 이런 식습관을 〈하라하치부(腹八分)〉라고 부른다. 배가 8할만 차면 수저를 내려놓으라는 뜻이다. 중국 전통 의학에도 건강하게 살고 싶으면 〈7할까지만 먹고, 3분의 1 정도 춥게 입어라〉는 말이 있고, 아유르베다에도 배 속의 3분의 1은 액체로, 3분의 1은 음식으로 채우고, 나머지 3분의 1은 비워 두라는 비슷한 원칙이 있다.

규칙적인 단식은 건강과 장수의 비결

모아비트 병원의 자연 요법 병동에서는 만성 질환으로 입원한 거의 모든 환자가 단식을 한다. 당뇨, 고혈압, 류머티즘, 장 질환, 통증 증후군, 편두통, 골관절염, 요통으로 고생하는 환자들이다. 치료 단식이 단순히 영양 섭취의 중단을 넘어 그 이상의 의미가 있다는 것은 나도 금세 깨달았다. 이 병원에서 단식은 특수 음식, 냉온 천으로 상체 감싸기, 크나이프식 목욕, 물 마사지, 운동, 호흡법 같은 다른 치료법과 연계해서 정교하게 시행된다. 또한 단식에 돌입하는 시작 단계와 일반식으로 넘어가는 보식 단계에도 세심한 주의를 기울인다. 처음엔 몸과 장에 무리가 가지 않도록 과일이나 밥처럼 가벼운 음식으로 시작해서 서서히 음식을 끊어나간다. 이보다 더 중요한 것은 단식을 끝내는 과정이다. 이때는 정상적인 칼로리의 식사에 이를 때까지 조심스럽고 체계적인 과정이 반드시 필요하다. 단식이 끝나면 환자들은 마치 조촐한 제식을 치르듯 다 함께 모여 앉아 신선한 사과 한 조각을 경건한 음식처럼 조심스럽게 베어 먹는다.

처음 단식을 시도한 사람에게 이 시간은 놀라운 자각의 순간이다. 사과 한 조각이 이렇게 맛있고 감사하고 온몸의 감각을 생생하게 자극하는지는 단식을 해본 사람만이 안다. 이를 깨달은 사람은 나중에도 좀 더 건강하고 적절한 식생활로 넘어갈 가능성이 높다. 그러기에는 단식 직후가 정말 최적의 순간이다.

단식은 몸에 가벼운 스트레스를 가하고, 독소를 제거해 몸을 재정비한다

이때는 미각을 비롯해 모든 감각이 깨어 있고 민감하다. 그래서 짠 소시지나 기름진 피자처럼 전에는 맛있게 먹었을 음식이 이제는 양념이 너무 강하게 느껴지고, 소화도 안 된다. 단식 이후의 보식 과정이 중요한 이유다. 대개 보식 과정은 사흘 동안 천천히 진행하는 것이 좋다.

대학에 다닐 때는 그러한 방법을 몰라 나는 첫 단식에 실패하고 말았다. 당시 나는 여자 친구와 함께 크로이츠베르크의 우리 집에서 짧은 단식을 시도했다. 일단 우리는 주스와 수프를 충분히 준비했다. 그런데 6일 간의 단식이 끝나자 그간의 노고에 따라 스스로에게 보상을 주려고 피자를 먹으며 단식 종료를 축하했다. 피자

다음에는 케이크와 커피까지 마셨다. 그 결과 우리는 하루 종일 메스꺼움과 복통으로 고생했다.

단식하는 사람의 혀를 매일 관찰하고, 얼굴과 안색을 의료적 관점에서 살펴보면 단식의 놀라운 효과는 금방 알 수 있다. 얼굴 근육은 이완되고, 결합 조직에서는 물이 빠지고, 피부는 진정된다. 요통 환자는 결합 조직과 등 근육에서 조직이 이완되는 것을 확인할 수 있다. 심지어 수개월이나 수년 동안 앓았던 요통이 며칠 새에 완전히 사라지는 경우도 많다.

나는 말테 뷔링을 통해 독일의 가장 중요한 단식 전문 의사 오토 부힝거(1878~1966)의 후손들도 만났다. 부힝거는 1920년대에 스스로 단식을 하면서 류머티즘 관절염을 치료한 인물이다. 그의 손자들이 운영하는 위벌링겐, 마르벨라, 바트 피르몬트에 있는 병원들은 지금도 단식 요법의 아성이다. 말이 나왔으니 하는 말인데, 치료 단식을 다이어트 단식과 혼동해서는 안 된다. 살이 빠지는 건 기분 좋은 부수 효과일 뿐이다. 단식에서는 칼로리를 줄이는 게 중요하지 않다. 단순히 적게 먹는다고 동일한 효과가 생기지도 않는다. 단식의 핵심은 앞서 말한 자극-반응의 원칙 하에 음식을 거의 완전히 중단함으로써 몸에 가벼운 스트레스를 가하고, 몸의 독소를 제거하고 몸을 재정비하는 데 있다.

위벌링겐의 쿠어파크 병원이나 바트 브뤼케나우의 베크베커 병원 같은 다른 단식 병원들도 1990년대에 벌써 자신들의 데이터와 경험을 토대로 단식이 단순히 건강이나 몸매를 지키는 차원

류머티즘

단식이 삶을 바꾸다

짧고 짙은 머리의 50세 여성 환자는 눈 밑에 짙은 그늘이 있고 안색이 창백했다. 환자 본인도 의사였는데, 뜻하지 않게 류머티즘 관절염에 걸렸다. 손가락이 붓고 아팠다. 수술은 할 수 없는 상태였다. 환자와의 장시간 상담이 이어졌다. 환자는 걱정이 많았다. 몇 년 전부터 남편과 이혼 전쟁을 치르고 있는데, 돈 때문이었다. 다른 의사와 동업하는 병원도 빚이 무척 많았다. 환자는 스트레스와 외로움, 삶에 대한 불안을 호소했다.

류머티즘 전문의는 메토트렉사트MTX와 코르티손을 처방했다. 두 약은 류머티즘 관절염에 매우 효과가 좋지만, 기본적으로 생체 세포를 파괴하는 성분이 있었다. 그런데 이 환자는 약의 복용 뒤에도 통증이 개선되지 않았다. 오히려 강한 약물에 의한 심한 부작용에 시달렸다. 이 때문에 환자는 우리 자연 요법 내과를 찾아왔다.

나는 환자에게 단식할 용의가 있느냐고 물었다. 환자는 잠시 망설이더니 그게 자신의 병에 무슨 도움이 되겠느냐고 되물었다. 유익하지도 않고 검증도 안 된 방법이라는 뜻이었다. 게다가 자신이 해낼 수 있을지에 대해서도 불안해했다. 하지만 결국 시도해 보겠다고 했다. 단식 며칠 뒤 벌써 손의 붓기가 가라앉았다.

전형적인 효과였다. 그러자 환자의 기분도 곧 좋아졌고, 이는 그녀의 몸과 건강에 긍정적으로 작용했다.

단식 이후 환자는 식생활을 바꾸었다. 지금은 고기와 생선을 2주에 한 번 정도만 먹는다. 그 밖에 삶의 많은 갈등에 대해 심리 상담을 받았다. 돈과 출세가 과연 그녀에게 그만한 노력을 들일 가치가 있는지에 대한 대화도 오갔다. 물론 이런 대화가 문제를 해결해 주지는 못한다. 하지만 환자들은 이런 대화를 통해 삶의 우선순위를 다시 한 번 되돌아보고, 스스로 압박감을 줄이는 법을 배울 수 있다.

치료 단식을 하기 전에 그녀를 담당했던 류머티즘 전문의는 이렇게 말했다. 병이 만성 상태로 접어들면서 더 악화될 것이니 미리 의사 생활을 접을 마음의 준비를 해야 한다는 것이다. 그러나 상황은 류머티즘 전문의의 진단과는 다르게 흘러갔다. 당시 부작용 때문에 어쩔 수 없이 MTX 복용을 중단하고 몇 개월 뒤에는 코르티손까지 끊었는데도 단식 뒤 통증은 완전히 사라졌다. 다만 스트레스를 너무 많이 받으면 일시적으로 손가락이 다시 부었다. 그래서 환자는 운영상의 갈등이 많은 공동 병원을 청산하고 혼자서 좀 더 작은 병원을 개업하기로 마음먹었다. 병은 여전히 환자의 몸에 잠복해 있지만 환자는 그것을 통제하는 자기만의 방법을 찾았다. 치료 후 3년이 지난 지금 관절 엑스레이 영상으로는 어떤 손상도 보이지 않는다.

에 국한된 것이 아님을 분명히 했다. 물론 그런 치료적 차원의 단식이 과학적으로 인정받기까지는 많은 시간이 걸렸다. 2015년 크리스마스 직전 나는 미국의 월터 롱고Walter Longo 박사에게 샤리테 병원에 와서 강연해 줄 것을 부탁했다. 롱고 박사는 이탈리아 출신의 미국 생물 노인학자로 서던 캘리포니아 대학교에 재직 중인 노화 연구의 대표적 권위자였다. 베를린 막스 델브뤼크 센터 홀은 청중들로 꽉 찼다. 많은 학자들이 넋이 빠진 듯 롱고 박사의 자료들을 바라보았다. 롱고는 무수한 세균 실험, 빵 효모 실험, 벌레와 설치류 실험을 통해 소식과 단식이 우리 인간에게 얼마나 도움이 되는지 다년간 체계적으로 연구해 왔다. 많은 공을 들인 이 세분화된 연구로 마지막에 놀랄 정도로 견고한 인식 체계가 확립되었다. 결과는 이랬다. 지구상의 모든 살아 있는 유기체는 최대한 건강하게 수명을 연장할 수 있는 한 가지 방법이 있다. 그것은 규칙적으로 단식하거나, 아니면 그 대안으로 매일 배부르게 먹지 않고 칼로리를 20~40퍼센트 줄이는 것이다.

실험으로 밝혀진 뜻밖의 결과

월터 롱고의 멘토는 의사이자 병리학자인 로이 월포드Roy Walford다. 그는 1991년 다른 일곱 명의 과학자와 함께 외부로부터 완벽하게 차단된 애리조나 사막의 한 돔 건물에서 2년 동안 살았다. 국제적으로 유명세를 탄 이 〈바이오스피어 2 biosphere 2〉, 즉 인공 생태계 프로젝트는 한 후원자의 재정 지원으로 진행되었는데, 그 목적은 인공으로 만들어 낸 생태계가 자체적으로 유지될 수 있는지 확인하는 것이었다. 나사NASA도 프로젝트를 지원했다. 이 실험을 통해 인간이 화성처럼 척박한 땅에서도 살 수 있을지에 대한 정보가 나올 것으로 기대했기 때문이다.

실험은 대실패로 끝났다. 서식지의 콘크리트 구조물이 산소를 빨아들이는 바람에 곧 공기가 부족해졌고, 그로 인해 외부로터 산소 공급이 이루어져야 했다. 게다가 기하급수적으로 늘어난 바퀴벌레와 거미도 문제였다. 하지만 그보다 더 큰 문제는 채소와 과일, 곡물 수확이 기대에 못 미친 것이다. 인공 생태계 안에 살던 사람들에게 2년 동안은 배고픔의 시간이었다.

월터 롱고의 눈에 그곳을 떠나는 과학자들은 모두 〈굶주리고 성난 사람들〉 같았다. 그런데 신기한 것은 로이 월포드를 비롯해 다른 과학자들은 모두 깡말랐지만 의학적으로 영양 결핍 상태는 아니었다. 혈압에서 콜레스테롤에 이르는 거의 모든 수치가 놀랄 정도로 건강했다. 이 결과에 깊은 인상을 받은 롱고는 노화 연구에 몰두하기로 결심했다.

바이오스피어 체험 뒤 월포드는 오래 사는 확실한 방법으로 칼로리 제한, 그러니까 지속적으로 가벼운 배고픔을 주창했다(그 자신은 유전 질환인 루게릭병으로 일흔아홉 살에 죽었지만, 이 불치병에 걸린 사람치고는 상당히 오래 살았다). 나중에는 그의 칼로리 제한 요법을 지지하는 〈크로니스CRONies, Calorie Restriction with Optimal Nutrition〉 공동체까지 만들어졌다. 그중 몇 명은 지금까지도 매일 칼로리를 제한하는 원칙을 실천하고 있는데, 월포드의 딸 리사도 그중 한 명이다. 나는 2008년 뭄바이에서 인도의 요가 구루 아이옌가의 90세 생일을 축하하는 자리에서 리사를 만났다. 미국의 유명한 요가 강사였던 리사는 몸에 군살이라고는 전혀 없었다. 크로니스 사람들은 하루에 2천~2천5백 칼로리가 아닌 평균 1천8백 칼로리를 섭취했다.

간헐적 단식의 치료 효과

그런데 이러한 칼로리 제한에는 뚜렷한 문제가 있다. 장기적으로 영양실조인 사람은 감정 기복이 심하고, 추위를 많이 타고, 생식력까지 떨어진다. 그렇다면 크로니스 사람들은 그런 원칙을 계속 고수하다가는 언젠가 멸종될 가능성이 높다. 상시적인 칼로리 제한은 대부분의 사람에게 별로 매력적이지 않다. 영양 결핍으로 생길 수 있는 후유증에 조심해야 할 뿐 아니라 엄격한 실천자들은 어쩌면 배후에 거식증을 안고 있을 수도 있다. 지속적인 칼로리 제한이 결코 합리적인 방법이 아니라는 것은 월터 롱고도 분명히 깨달았다. 그래서 동료들과 함께 다른 해결책을 모색했다. 그들은 동물 실험을 통해 지속적으로 굶을 필요가 없다는 사실을 보여 주었다. 대신 규칙적인 단식만으로 충분하고, 전체적으론 오히려 그게 낫다는 사실을 밝혀냈다. 연구자들은 다양한 방식의 단식을 실험했다. 격일 단식 같은 교대 다이어트도 그중 하나다. 실험용 쥐들에게 하루는 원하는 만큼 먹게 하고, 다음 날은 음식을 주지 않았다. 그러자 몸무게는 줄지 않고 영양 결핍도 없었지만 대부분의 문명병은 예방할 수 있었다. 좀 더 구체적으로 말하자면, 이런 간헐적 단식을 한 쥐들은 당뇨와 고혈압에 걸리지 않았고, 심근 경색이나 뇌졸중도 무척 드물었으며, 다발성 경화증이나 치매, 파킨슨병 같은 신경 질환도 훨씬 적게 나타났다. 암에 걸릴 위험이 뚜렷이 줄어든 것은 물론이다.

의도적 단식은 암 치료에 도움이 된다

막스 델브뤼크 센터에서의 강연으로 다시 돌아가 보자. 특히 인상적이었던 것은 월터 롱고가 암에 걸린 동물들에게서 종양의 진전이 억제되고 수명이 좀 더 길어진 것을 확인한 데이터였다. 물론 롱고는 이런 실험 결과를 사람에게 그대로 적용할 수 없음을 반복적으로 강조했다. 하지만 간헐적 단식을 하면 화학 치료와 방사선 치료를 훨씬 잘 견디고 부작용도 적을 거라는 점을 분명히 했다. 그는 이것을 〈차별적 스트레스 저항〉이라 불렀다.

무슨 뜻일까? 우리 체세포는 최소한 한동안은 영양을 공급받지 않아도 잘 버틴다. 체세포 속엔 수천 년 동안 축적되어 온 독자적인 프로그램이 있기 때문이다. 먹을 것이 항상 존재하지는 않았던 환경에서 살아남기 위한 프로그램이다. 다년간 샤리테 병원장을 지낸 데틀레프 간텐Detlev Ganten의 책 제목처럼 〈석기 시대는 우리의 뼛속에 숨어 있다〉. 우리의 오랜 진화 기간에 비추어 볼 때 인간이 규칙적으로 하루 세끼를 먹고 중간에 간식까지 먹는 것은 아주 짧은 시기에 지나지 않는다. 그것은 새로운 유행의 문화적 성취로서 건강에 좋지 않다.

인류 발전사를 들여다보면 인간은 먹을 것이 충분하면 부패하거나 누군가에게 빼앗기기 전에 빨리 먹어 치워야 했다. 나머지 시기는 굶는 게 다반사였다. 이처럼 배고픔은 오랜 기간 우리의 일상이었다. 특히 겨울철에 궁핍이 심해서 많이 자고 적게 먹는 것으로 버텨 냈다. 이처럼 우리 유전자, 다시 말해 단백질 합성과 호르몬은 이런 교대 프로그램에 잘 적응했다. 따라서 음식에 의한 에너지 공급이 제한되고 이 상태가 12~14시간을 넘으면 건강한 세포들은 방어 모드로 전환하고, 세포 성장과 물질대사 활동은 억제된다. 이를테면 가벼운 겨울잠 같은 휴식 모드로 들어가고, 이 상태는 일종의 방패처럼 체세포를 독과 같은 외부 공격으로부터 보호해 준다.

단식 과정에서 건강한 세포들이 보이는 이런 특성을 관찰하면서 월터 롱고는 지금까지 금기시되던 생각을 하게 되었다. 암 환자들에게 단식 요법을 제안한 것이다. 그때까지 종양학자들은 환자의 체중이 줄지 않도록 최대한 조심해야 한다는 데 이견이 없었다. 체중이 줄면 대개 예후가 좋지 않았기 때문이다. 그러나 롱고 박사의 생각은 반대였다. 짧은 시간의 단식에서는 건강한 세포가 화학

● **하루에 세 끼를 다 챙겨 먹는 것은 건강에 좋지 않다**

치료에 더 끈질기게 맞서 싸울 거라고 추측했다. 다시 말해 메스꺼움이 줄고, 설사가 줄고, 신경 손상도 줄면서 삶의 질은 더 높아질 거라는 것이다.

반면에 암세포는 종양 유전자를 통해 성장과 생식력에서 통제와 억제가 불가능하도록 프로그램되어 있다. 종양 유전자는 성장 신호가 없는데도 암세포를 더 빨리 자라게 하는 돌연변이 유전자다. 그래서 건강한 체세포와는 달리 멈춤 신호도 따르지 않는다. 단식을 하면 정상 체세포는 자체 프로그램에 따라 보호 모드를 작동하는 반면에 암세포는 몸의 영양 결핍 상태를 〈무시하고〉 거침없이 계속 성장해 나간다. 이런 상황에서 암세포는 화학 치료에 특히 취약할 수밖에 없고, 건강한 체세포는 덜 손상된다. 이것이 미래의 암 치료에 의미하는 바는 분명하다. 단식은 화학 치료와 혹시 어쩌면 방사선 치료 과정에서도 더 많은 선택을 받을 것이고, 그로써 부작용도 현저히 줄일 수 있으리라는 것이다.

여기까지는 이론이다. 암세포가 단식으로 정말 저항력이 약해지는지는 수년간의 연구 뒤에야 답할 수 있다. 다만 건강한 세포가 종양 치료에 더 끈질기게 맞서 싸운다는 사실은 샤리테 병원과 베를린 이마누엘 병원의 우리 연구 팀에서 확인했다. 연구는 2014년에 시작되었다. 우리는 유방암이나 난소암 진단을 받은 환자 마흔세 명을 계획된 화학 치료에 포함시켜 대부분 여섯 차례 치료를 받게 했다. 무작위 원칙에 따라 분류된 환자의 절반은 총 60시간에서 최대 72시간까지 단식을 했다. 약물 주입 전 최소

36시간에서 주입 이후 24시간까지 음식을 끊은 것이다. 반면에 다른 절반은 정상적으로 식사를 했다. 그런 다음 삶의 질과 부작용을 묻는 상세 질문지를 통해 환자들이 집단별로 화학 치료를 얼마나 잘 견디는지 알아보고자 했다.

그 결과 롱고 박사의 동물 실험 데이터 소견이 사람에게서도 확인되었다. 단식 환자들은 화학 치료를 한층 잘 견뎌 냈고, 삶의 질만 약간 떨어졌다. 반면에 정상적으로 식사한 집단은 상태가 좋지 못했고, 삶의 질은 눈에 띄게 떨어졌다. 결국 많은 환자가 앞으로 화학 치료를 계속 받게 된다면 다시 단식을 하겠다고 마음먹을 정도로 단식의 긍정적 효과는 뚜렷했다.

그럼에도 암의 경우는 여전히 주의할 필요가 있다. 앞으로 우리는 140명이 참가하는 좀 더 큰 규모의 연구와 데이터를 통해 단식이 정말 암 환자에게 도움이 되는지 밝힐 생각이다. 어쩌면 화학 치료나

화학 치료 중 단식을 하면 건강한 체세포의 DNA가 덜 손상된다

방사선 치료 동안 칼로리를 약간 줄이거나 동물성 단백질과 당분을 회피하는 것만으로도 충분할지 모른다. 이에 대해 명확한 답이 미래의 연구를 통해 나오길 기대한다.

어쨌든 지금까지 두 차례 이루어진 인간 대상의 소규모 예비 연구는 월터 롱고의 손을 들어 주었다. 이 연구에서 롱고 연구 팀과 레이던 연구 팀은 화학 치료 중에 단식을 하면 건강한 체세포

의 DNA가 덜 손상되고, 골수의 조혈(造血)도 영향을 덜 받는다는 사실을 증명했다. 따라서 화학 치료 동안 단식의 이러한 〈차별적 스트레스 저항〉은 사람에게도 적용할 수 있을 듯하다. 다만 단식이 사람의 암세포를 퇴치하는 과정에 실제로 도움을 주는지는 장기 연구로만 밝힐 수 있다.

단식과 화학 치료를 병행할 때 나타나는 이러한 건강한 체세포와 암세포의 근본적 차이 외에 개별 호르몬과 식품도 암 예방에 일정 정도 역할을 하는 것으로 보인다. 많은 역학 연구를 통해 동물성 단백질이 암을 촉진한다는 사실이 증명되었다. 그 때문에 2015년 세계 보건 기구는 육류, 특히 그중에서도 햄을 암 촉진 식품으로 분류했다. 수많은 동물 실험 연구에 따르면 암을 촉진하는 단백질은 메티오닌과 시스테인처럼 황을 함유한 동물성 단백질이다. 규칙적으로 단식하면 이런 단백질은 감소하고, 완전 채식에서는 말끔히 사라진다.

당도 암세포의 물질대사에서 중요한 역할을 하는 것으로 보인다. 당과 빨리 흡수되는 탄수화물(밀가루, 알코올)의 포기는 암 성장에 중요한 요인인 인슐린과 인슐린 유사 성장 인자IGF-1의 혈중 농도를 떨어뜨린다. 롱고의 데이터에 따르면 암 성장을 촉진하는 것은 무엇보다 인슐린 유사 성장 인자다. 이 수치는 반복적으로 단식하면 뚜렷하게 떨어진다. 게다가 단식이나 탄수화물의 포기는 염증과 성장을 억제하면서 물질대사에 관여하는 케톤체의 생성을 야기한다.

몸은 어떻게 스스로 정화하고 독소를 제거하는가?

〈찌꺼기 제거라고? 대체 무슨《찌꺼기》가 있다는 겁니까?〉결합 조직에 무언가 없애야 할 것이 있다고 하면 자연 요법에 대해 잘 모르는 의사들이 비웃으며 자주 하는 말이다. 하지만 그사이 우리는 단식의 좋은 효과를 일으키는 두 가지 작용 메커니즘에 대해 안다. 하나는 케톤 물질대사이고, 다른 하나는 오토파지 Autophagy, 즉 세포 내에 필요 없어진 단백질이나 세포 소기관을 분해해서 재활용하는 〈자가 소화 작용〉이다.

굶거나 단식하면 우리 몸속의 물질대사는 며칠 내에 느려지면서 에너지를 적게 소비하는 쪽으로 모드를 바꾼다. 유기체는 중요한 신체 기능을 유지하려고 몸에 비축된 것에 손을 댄다. 처음에는 간에 있는 글리코겐에, 다음에는 피하 지방에, 그러다 나중에는 경미한 양이지만 근육과 결합 조직의 단백질을 사용한다. 이 전환 과정에서 글리세린과 글리코겐 생성 아미노산이 분비되면서 이제 에너지를 공급한다. 주 공급 대상은 상대적으로 많은 에너지가 필요한 뇌이다. 이 과정에서 특히 중요한 것은 지방산의 산화로 생기는 케톤체. 케톤체의 생성 여부는 단식 며칠 뒤 입안에서 나는 가벼운 아세톤 냄새로 알 수 있다.

케톤체는 지방을 태우는 운동을 할 때도 생성된다. 이런 면에서 단식과 운동은 놀라울 정도로 비슷하다. 그렇다면 파킨슨병이나 치매 같은 퇴행성 뇌 질환을 예방하는 최선의 방법은 좀 더 긴 야간 단식에 이어 아침 식사 전에 공원에서 조깅을 하거나 걷는

147

것이다. 게다가 단식과 운동은 우리의 사고력, 즉 인식 능력도 개선한다. 슐레스비히홀슈타인 대학 병원의 연구 팀에 따르면 케톤체는 뇌에 영양을 공급할 뿐 아니라 퇴행성 뇌 질환을 유발하는 염증 세포로부터 뇌를 보호한다.

그러나 장시간의 케톤 식이법(일명 〈저탄수화물 고지방 식이법〉)은 별로 달갑지 않다. 그사이 베를린에는 케톤 식이법 카페가 유행처럼 번지고 있지만, 대부분의 사람에게 빵과 국수, 쌀, 감자, 달콤한 간식이 없는 삶은 상상할 수 없다. 탄수화물 공급이 없을 경우 에너지 수요는 단백질과 지방을 통해서라도 보충되어야 하고, 그건 동물성 제품 없이는 불가능하다. 그러나 동물성 단백질은 대부분의 문명병과 암에 좋지 않기에 장기적으로 역효과가 난다.

현재 코코넛오일과 팜유 섭취로 케톤 수치를 높이는 가능성에 대한 논의가 진행 중이다. 코코넛오일과 팜유는 간에서 직접 물질대사를 하고 케톤체까지 생성하는 중간 사슬 지방산을 10퍼센트 정도 갖고 있다. 사실 이 두 음식은 버터와 고기보다 포화 지방산이 많아서 오랫동안 평판이 좋지 않았다. 하지만 어쩌면 거기에 함유된 포화 지방산은 건강과 관련해서 다른 평가를 받을 수 있고, 다른 동물성 포화 지방만큼 건강에 나쁘지 않을 수도 있다. 다만 그것만으로 여러 단점이 상쇄될 수 있을지는 의문이다. 어쨌든 지금까지 발표된 대부분의 연구에 따르면 코코넛오일과 팜유의 다량 섭취는 LDL-콜레스테롤 수치를 증가시켜 심장 건강에 좋지 않다. 중간 사슬 지방산 추출물을 병원에서 치료용으로 사용하는 연구는 이제 막 시작 단계다. 그렇다면 향후 연구 결과를 지켜봐야 한다. 그때까지는 코코넛오일과 팜유를 많이 섭취하지 않는 것이 좋다.

무엇을 먹느냐도 중요하지만 언제 먹느냐도 중요하다

2016년 노벨 의학상은 어떤 이에겐 의외였고, 어떤 이에겐 진작 받아야 할 사람이 이제야 뒤늦게 받는 것으로 여겨졌다. 주인공은 일본의 〈자가 소화 작용〉 연구자 오스미 요시노리(大隅良典)였다. 그는 우리의 체세포에 오래되거나 손상되거나 잘못 접힌 단백질과 세포 소기관을 분해해서 새로운 복합 물질로 만들어 내는 일종의 재활용 시스템이 구축되어 있음을 보여 주었다. 다년간의 실험으로 증명된 것은 다음과 같다. 세포는 자신의 구성 성분이 제대로 작동하지 않는 것을 인식하면 그것들을 외피(리소좀)로 감싼 뒤 효모를 이용해 잘게 쪼갠다. 이 과정은 세포가 단식 같은 것으로 스트레스를 받으면 작동하는데, 그러면 세포는 에너지 생성에 필요한 성분을 분해하지 않고, 대신 긴급하게 필요한 분자를 생산하는 데 이 성분들을 이용한다. 이런 자가 소화 과정에 관여하는 것은 약 서른다섯 가지 유전자다.

그라츠 대학교의 프랑크 마데오Frank Madeo도 자가 소화 작용의 전문가다. 이탈리아계 독일 노화 연구자인 그는 오래전부터 체내에서 자가 소화 작용을 일으키는 신호 사슬을 연구했고, 그 결과 우리 몸이 인슐린을 분비하지 않을 때 이런 재활용 과정이 일어난다는 사실을 밝혀냈다. 식사 때마다 소화를 위해 분비되는 이 췌장 호르몬은 분자의 이런 자가 소화 시스템을 억제한다.

캘리포니아 소크 연구소의 생물학자 사치다난다 판다 Satchidananda Panda는 이와 관련해서 실험을 했다. 우선 쥐에게 하루 종일 기름진 음식만 주었다. 쥐들은 지방간이 생겼고, 췌장이 지쳐 허덕일 때까지 인슐린을 분비했다. 그 결과 당뇨병이 찾아왔다. 게다가 혈관 죽상 동맥 경화증으로 이어질 수 있는 염증이 생겼다. 두 번째 집단에게도 똑같은 양의 칼로리를 제공했다. 다만 하루에 8시간으로 섭취 시간을 제한했다. 그러자 놀라운 일이 벌어졌다. 이 쥐들은 날씬했고, 훨씬 오랫동안 건강을 유지했다.

> 하루에 14~16시간 동안 칼로리를 섭취하지 않으면 긍정적인 효과가 바로 나타난다

이런 결과가 보여 주는 것은 명백하다. 무엇을 먹느냐도 중요하지만 언제 먹느냐도 중요하다는 것이다. 마데오는 이 연구에서 우리의 식사 횟수를 최소한으로 줄여야 한다는 결론을 끄집어냈다. 세포에겐 스스로 청소할 시간이 필요하기 때문이다. 만약 몸이 음식에 대한 반응으로 끊임없이 인슐린을 분비하면 그럴 시간이 없다.

지속적인 칼로리 제한은 달갑지 않고, 장시간의 케톤 식이법

은 역효과를 낸다. 그렇다면 자가 소화 작용 연구와 인슐린 물질 대사 연구에 주목할 필요가 있다. 일정한 간격을 두고 규칙적으로 굶는 간헐적 단식이 해결책이 될 수 있다는 것이다. 일주일에 여러 번 14~16시간 동안 칼로리를 섭취하지 않으면(액체 형태의 칼로리 섭취도 마찬가지다) 그것만으로 벌써 긍정적인 효과가 나타난다.

자가 소화 작용은 심지어 노년의 퇴행성 질환을 억제하는 데도 도움이 되는 듯하다. 마데오 연구 팀은 실험 과정 중에 우연히 한 물질을 발견했다. 세포 청소 과정에 중요할 뿐 아니라 혈중에 인슐린이 있을 때도 그 과정을 촉진하는 스페르미딘spermidin이 그것이다. 이 물질은 모든 체세포에 존재하지만, 이름에서 알 수 있듯이 주로 정액 세포sperm에 있는 액체다. 스페르미딘은 나이가 들수록 줄어든다. 마데오 연구 팀은 처음엔 효모 세포에, 나중엔 벌레와 초파리, 쥐에게 스페르미딘을 먹였다. 그랬더니 이것들은 비교 집단보다 오래 살았다.

마데오 팀은 스페르미딘이 자가 소화 프로그램을 작동해서 세포 노화를 늦춘다는 사실을 밝혀냈다. 심지어 초파리의 경우는 뇌 능력까지 개선되었다. 알츠하이머는 단백질이 엉키고, 그로써 뇌세포가 마비되는 병이다. 따라서 이 병의 연구에서는 세포의 정화 작용을 재활성화하는 메커니즘을 찾는 것이 중요하다. 그러나 이 프로그램이 인간의 뇌에서도 작동하는지, 또 복잡한 인간 유기체 내에서도 그만큼 효과적인지에 대해서는 아직 많은 연구와 임상 실험이 필요해 보인다.

식사 시간의 리듬이 열쇠다

식사 시간의 리듬이 결정적이라는 인식이 인정받기까지는 극복
해야 할 장애물이 몇 가지 더 있다. 가령 독일 영양 협회는 생명
에 필수적인 영양소의 균형에만 초점을 맞출 뿐 식사 리듬에 대
해서는 전혀 언급을 하지 않는다. 우리의 테이크아웃 사회는 규
칙적인 식사 시간에 더 이상 관심이 없다. 하지만 하루 내내 아무
때나 틈틈이 먹는 것이 아니라 가능하면 두 번의 괜찮은 식사로
제한하는 것이 중요하다.

게다가 우리의 장은 정비 시간이 필요하다. 소화 기관은 위에
서 소장과 대장까지 단계마다 상이한 강도로 근육이 연이어 수축
하면서 움직인다. 식사 후 위장관은 양분이 녹을 수 있도록 일단
휴식을 취한다. 그러다 불규칙한 간격으로 수축이 시작되고, 마
지막에는 격렬하게 움직인다. 근육 수축은 마치 〈비질을 하는
것〉처럼 전 소화 기관을 구석구석 쓸어내려 음식물 찌꺼기를 청
소한다. 이 과정을 〈청소부 효과*Housekeeper-Effect*〉라고 부른다.
배 속에서 나는 꾸르륵 소리가 그런 〈청소 파도〉의 소리인데, 공
기가 유문[5] 쪽으로 몰리면서 소용돌이가 생겨 만들어지는 소리
다. 이러한 소화 과정은 전체적으로 1시간 30분 정도 걸리는데,
그때 근육 수축은 반복적으로 이루어진다. 그사이 아무것도 먹지

5 십이지장과 연결된 위(胃)의 아래쪽 부분이다.

않는다면 말이다. 중간에 간식을 먹으면 이 과정은 방해를 받는다. 아무리 건강한 간식이라도 이런 진행을 뒤죽박죽으로 만들 수 있다.

이런 깨달음으로 우리가 일상에서 할 수 있는 것은 무엇일까? 나는 개인적으로 매일 14시간 공복을 유지한다. 별로 어렵지 않은 일이다. 어차피 이 시간의 상당 부분은 잠으로 보내기 때문이다. 게다가 잠은 장의 정비 과정에서 중요한 시간이다. 어떤 사람은 저녁을 거르지만, 내 삶에서 가족과의 오붓한 저녁 식사 시간은 무척 중요하다. 그래서 나는 아침을 먹지 않고 낮에 첫 식사를 한다. 그때까지는 간식을 피하고 진한 에스프레소 한 잔만 마신다. 공복에 에스프레소를 마시는 게 괜찮은지 고개를 갸웃거릴 사람들을 위해 덧붙이자면 프랑크 마데오는 에스프레소가 체내에 스페르미딘의 양을 증가시킨다는 사실을 밝혀냈다. 커피를 즐기는 사람에게는 반가운 소식이다.

단식을 통한 치료

단식은 14~16시간만 음식을 먹지 않아도 벌써 작용이 시작되고 몸에 긍정적인 효과가 나타난다. 상시적으로 기나긴 밤 시간에만 단식하건, 일주일에 하루만 단식하건, 아니면 의사의 안내로 7일에서 14일 동안 단식하건 상관없다. 아무리 많은 새로운 지식이 쏟아지는 시대에도 고전적인 치료 단식은 의학에서 여전히 높은 위상과 큰 치료 효과를 갖고 있다.

이런 사실을 나는 처음엔 말테 뷔링의 자연 요법 내과에서, 나중에는 바트 엘스터 전문 병원과 에센 미테 병원에서 일하는 동안에도 계속 관찰할 수 있었다. 특히 류머티즘 질환에서의 직접적인 효과는 내 눈으로 직접 보기도 했다. 류머티즘 치료법으로서의 단식은 1990년에 이미 학술적으로 증명되었지만, 지금까지도 그것을 모르는 류머티즘 전문의들이 많다. 그래서 자연 요법으로 염증을 억제하는 길을 선택하는 대신 편하게 코르티손이나 이부프로펜, 디클로페낙 같은 류머티즘 약만 처방하곤 한다. 이약들은 환자의 고통을 일시적으로 덜어 주기는 하지만 시간이 갈수록 심각한 부작용을 드러낸다.

노르웨이 출신의 의사 엔스 셸센크라그Jens Kjeldsen-Kragh가 이끄는 스칸디나비아 연구 팀은 류머티즘 관절염을 앓는 환자들을 무작위 원칙에 따라 두 집단으로 나누었다. 하나는 기존 방법으로 치료하는 집단이었고, 다른 하나는 채식을 하다가 나중에 10일 동안 단식한 집단이었다. 1년 뒤 두 번째 집단에서는 통증이 현저히 줄었고, 관절의 부기와 뻣뻣함도 눈에 띄게 가라앉았다. 이후 세 번 더 이어진 연구에서도 이 효과는 증명되었고, 2002년에는 이 문제에 대한 종합적인 메타 연구까지 발표되었다. 과학적 근거 확립의 중요한 이정표가 마련된 것이다.

내가 바트 엘스터 레아 병원에 근무할 시절에 단식이 우리 병동의 핵심 치료 계획에 포함된 것도 이런 연구 덕분이었다. 여긴 통증 질환과 류머티즘으로 고생하는 환자들이 많았다. 우리는 환자의 명시적인 반대가 없는 한 거의 모든 이에게 단식을 권했다. 그러다 보니 밖에서는 우리 병원을 가리켜 〈굶주림의 성〉이라고 부르는 사람이 많았다. 당연히 별로 달갑지 않은 별명이었다. 나는 퇴근하고 집으로 갈 때마다 소위 단식을 한다는 우리 환자 몇 명을 인근의 국경 너머 보헤미안 레스토랑으로 데려가려고 대기하는 택시들

고전적인 치료 단식은 여전히 큰 치료 효과를 나타낸다

을 보았다. 그렇게 멀리 가서 먹으면 들키지 않을 거라고 생각한 것이다. 이를 통해 깨달은 것이 있다. 치료 단식은 누가 시켜서 하는 것이 아니라 정말 자기 속에서 우러나와야 한다는 것이다.

당시 우리는 치료 단식을 체계적으로 연구하는 작업도 병행했다. 그러기 위해 구스타프 도보스와 나는 일단 괴팅겐 대학교의 뇌 연구자 게랄트 휘터Gerald Hüther와 협력 체계를 구축했다. 단식 기간 동안 스트레스 호르몬의 역할을 알아내기 위해서였다. 휘터는 그전의 동물 실험에서 먹이 공급 제한이 일정 시간 뇌에 이른바 〈행복 호르몬〉 세로토닌을 증가시킨다는 사실을 확인했다. 나도 환자들에게서 그것을 경험했다. 환자들은 단식 시작 이틀 동안은 조금 힘들어 했다. 개중에는 순환 장애에 문제가 생기거나 두통을 호소하는 이들도 있었다. 그러나 사나흘 만에 모두 최고 상태에 이르렀다. 맥박이 느려지고 혈압이 떨어진 것이다. 긴장 완화의 명백한 신호였다.

단식은 당과 지방 물질대사를 조절하고 성장을 담당하는 많은 호르몬에 영향을 준다. 그런데 소변 검사를 통해 단식 중에는 스트레스 호르몬도 증가한다는 사실이 밝혀졌다. 나는 당혹스러웠다. 하지만 결과는 명백했다. 우리는 이 사실을 『영양 신경 과학 *Nutritional Neuroscience*』 잡지에 발표했다. 나중에야 이 현상은 과학적으로 앞서 언급한 〈호르메시스〉의 개념으로 설명되었다. 지금은 롱고, 폰타나, 마데오의 연구가 상세히 보여 주었듯이 그것이 통제된 스트레스, 즉 몸에 건강한 반응을 일으키는 긍정적 유스트레스라는 사실을 우리 모두 알고 있다.

단식 치료는 다이어트가 아니다

단식이 생물학적으로는 〈배고픔의 물질대사〉로 불리지만, 실제 단식에서는 배고픈 느낌이 드물 뿐 아니라 있다고 해도 처음 2, 3일로 제한된다. 따라서 단식, 특히 의사들의 안내에 따라 이루어지는 단식은 많은 환자들이 생각하는 것만큼 어렵지 않다. 물론 매년 사순절6만 되면 터져 나오는 단식에 대한 비판적인 목소리에 불안해하는 사람이 많다. 그런 목소리는 그사이 전설과 오해로 밝혀졌지만, 전설이라는 것이 그렇듯 완전히 사라지지는 않는다. 사실 이보다 더 심각한 경고는 주로 〈전문가〉 집단에서 나온다. 본인이 직접 단식을 해본 적이 없고, 단식 환자를 돌보거나

---

6 부활 주일 전 40일 동안 기독교인들은 광야에서 금식하고 시험받은 그리스도의 수난을 되새기기 위해 단식과 속죄를 한다.

경험한 적도 없는 의사들이 말이다.

단식이 심장 근육에 해롭고 심장 근육을 줄인다는 주장은 잊을 만하면 거듭 제기된다. 하지만 이 주장은 얼마든지 반박할 수 있다. 이 주장의 근거를 이루는 것은 1970년대 미국의 사례들인데, 그 출처를 확인해 보면 그게 자연 요법에서 실시하는 단식 요법과는 아무

● **제대로된 치료 단식은 건강한 스트레스를 불러온다**

상관이 없다는 것을 알 수 있다. 거기서는 심각한 비만 환자들을 상대로 몇 개월 동안 과격한 체중 감량 다이어트인 〈제로 다이어트〉나 〈단백질 셰이크 다이어트〉를 실시했는데, 그건 둘 다 건강에 좋지 않다.

단식 반대의 두 번째 근거는 악명 높은 요요 효과다. 단식이 끝나면 그만큼 빠르게 다시 몸이 불기 때문에 효과가 없다는 것이다. 이러한 요요 효과는 오직 체중 감량에만 집중하는 비체계적인 일반 다이어트나 단기 집중 다이어트 같은 금식에서 주로 발견된다. 여러 연구에 따르면 어떤 논리에서건 체중을 줄이려는 다이어트는 웬만큼 시간이 지나면 다시 체중이 증가하기 마련이다. 하지만 치료 단식은 다르다. 지금까지 관찰한 바에 따르면 요요 효과는 전혀 나타나지 않았다.

물론 단식하는 사람도 보식 후에는 감량한 몸무게가 조금씩 늘어난다. 일단 음식물 속의 염분을 통해 조직에 물이 차기 때문

이다. 단식 과정에서는 대부분 1~2킬로그램의 물이 몸에서 빠져 나가지만, 정확히 이야기하자면 〈씻겨 내려가지만〉 단식이 끝나면 어느 정도 되돌아온다. 지방이 다시 쌓이는 사람도 더러 있다. 칼로리를 줄이면 우리 몸은 일단 에너지 수요가 적어진다. 〈생산 과정〉이 둔화되고 〈가동 온도〉도 낮아지기 때문이다. 그러다 배가 몹시 고픈 상태에서 너무 많이 먹으면 줄어든 몸무게는 빠르게 복구된다. 그러나 제대로 된 방식으로 치료 단식을 하면 우리 몸은 영양에 대한 인식 자체가 바뀐다. 이 때문에 어떤 학술 조사에서도 요요 효과에 대한 지적은 없다. 매년 단식하는 사람들 중 일부는 12개월 뒤에 다시 원래의 몸무게로 돌아가지만, 이 역시 성공으로 평가된다. 유럽과 미국에서는 40세부터 해마다 몸무게가 증가하는 것이 일반적인 현상이기 때문이다.

자신과의 싸움에서 이기는 사람이 성공한다

단식은 결국 자기와의 싸움이다. 충분히 이해할 수 있는 일이다. 내 고향 슈바벤에는 〈마울타셰Maultasche〉라는 향토 음식이 있다. 밀가루 피에 허브와 향신료로 간한 다진 고기와 채소를 넣은 일종의 만두다. 이것은 기독교적 금식 기간 중에 고기를 먹을 목적으로 만들어졌다. 겉에서는 고기가 보이지 않기 때문이다. 그래서 〈눈속임 음식〉이라는 별칭도 얻었다. 그 밖에 수도원에서 맥아 추출물을 섞은 맥주를 만들기 시작한 것도 금식 계율을 교묘하게 피해 가려는 시도와 관련이 있다. 이처럼 단식에는 인간적

약점이 그대로 배어 있다. 하지만 다른 한편으로 그사이 진행된 수많은 학술 연구가 보여 주듯 단식은 치료 방법으로서 엄청난 잠재력이 있다. 10년 전만 해도 동료 의사들에게 치료법으로 단식을 제안하면 다들 피식 웃으며 넘겼지만, 지금은 진지하게 받아들이는 경우가 많다.

몇 년 전 프랑스 영화감독 실비 질망과 티에리 드 르스트라드는 〈단식과 치료〉라는 제목의 한 방송 다큐멘터리에서 단식의 성공사에 대해 이야기했다. 우리 베를린 이마누엘 병원의 단식 전문 의사와 환자들도 인터뷰에 응했다. 우리 병원에서는 매년 1천 명가량이 단식을 한다. 물론 내가 그전에 근무했던 베를린 모아비트 병원, 바트 엘스터 병원, 에센 병원에서도 단식 치료는 중요한 역할을 차지한다. 그래서 나는 지금껏 2만 명에 가까운 단식 환자와 그들의 예후를 옆에서 지켜보았다. 그들은 주로 만성 통증에 시달리는 류머티즘, 당뇨, 고혈압 환자들이었는데, 나중에는 다발성 경화증, 파킨슨병, 과민성 대장 증후군, 각종 소화 장애를 앓는 환자들도 점점 많이 가담했다.

우리 몸은 해독이 가능할까?

처음 단식할 때는 의사의 전문적 도움을 받아야 한다. 물론 이때도 주의가 필요하다. 일부 개인 병원에서는 해독 요법 마케팅으로 많은 돈을 번다. 나는 그런 방법에 무척 회의적이다. 〈독〉에 대해 기본적으로 잘못된 생각을 갖고 있는 사람이 많다. 어떤 물질이 몸에 어떻게 작용할지는 항상 양에 달려 있다. 앞서 언급한 호르메시스 효과에서도 알 수 있듯이 원칙적으로 독성 물질도 소량이면 우리 몸은 얼마든지 스스로에게 도움이 되는 방향으로 처리할 수 있다.

사실 우리 주변에는 독성 물질이 널려 있다. 독성 물질 간의 상호 작용을 포함해서 말이다. 우리 몸에 대한 부정적 결과는 이런 물질이 주변 환경에 오랫동안 퍼져 있을 때 나타난다. 예를 들어 요즘은 대기 중의 미세 먼지가 심혈관 질환에 무척 위험하다는 사실을 누구나 안다. 반면에 그동안의 수많은 연구에도 불구하고 치과용 충

담석이 있는 사람이 단식을 할 때는 가볍게 하는 것이 좋다

전재로 자주 사용되는 아말감이 인체에 어떤 영향을 끼치는지는 여전히 밝혀지지 않고 있다. 다른 한편으로 주로 유기농 식품만 먹어서 살충제로 인한 위험이 적어지면 몸에 좋은 것은 분명하다. 게다가 그사이 다행히 납 수도관을 통한 수질 오염이 사라졌듯이 가능한 한 플라스틱 물병을 사용하지 않는 것도 중요하다. 그러나 기본적으로 모든 환경 독으로부터 우리를 완전히 지키는 것은 불가능하다. 공기와 물, 흙을 통해 환경 독은 이미 곳곳에 퍼져 있기 때문이다.

그런데 자신의 몸이 오염됐거나 중독됐다고 느끼는 사람은 어쩌면 몸과 세포를 괴롭히는 독성 물질 자체 때문이라기보다 스트

레스나 건강하지 못한 식습관, 운동 부족 때문일 가능성이 높다. 우리는 호르메시스 연구를 통해 독성 물질도 소량일 경우 몸에 꼭 나쁜 것은 아니라는 사실을 안다. 물론 그 양의 경계가 어디이고, 환경 독으로 병이 발발하는 시점이 언제인지는 모른다. 그건 개인마다 다르고, 밝혀내기도 쉽지 않다. 하지만 그보다 더 어려운 것은 해독 요법이 과연 존재하느냐 하는 문제이다.

우리 몸을 단식으로 그런 독으로부터 정화할 수 있을까? 유기질의 환경 독은 실제로 우리의 지방 조직에 차곡차곡 쌓인다. 2011년의 한 연구에 따르면 과체중인 사람이 체중을 줄이면 잘 분해되지 않는 화학 물질, 즉 잔류성 유기 오염 물질의 혈중 농도가 처음엔 증가했다. 이게 건강상 어떤 의미가 있는지는 지금으로선 불투명하다. 다만 확실한 건 일반적으로 과체중인 사람이 체중을 줄이면 건강에 이롭다는 것이다.

단식을 하면 담즙량이 증가하기 때문에 담석이 있는 사람은 무리가 가지 않도록 좀 가볍게 단식에 들어가는 것이 좋다. 가능하다면 글라우버염(황산나트륨)이 아닌 엡솜염(사리염, 황산마그네슘염)과 같은 소금으로 시작하거나, 대장 내시경을 받을 때처럼 준비하면 된다. 통풍을 앓는 사람은 반드시 의료 전문가의 도움을 받아 단식을 시작해야 한다.

몸의 자가 수리

단식을 하면 우리 몸에서는 몇 가지 프로그램이 작동한다. 세포 정비 프로그램이 그중 하나다. 미국의 노화 연구자 마크 맷슨Mark Mattson 연구 팀은 일주일간의 외래 단식 요양 이후 몸의 수리 기능이 향상되었음을 확인했다. 자외선이나 몇몇 독으로 손상된 DNA가 효과적으로 수리된 것이다. 샤리테 병원의 치매 전문가 아그네스 플뢰엘Agnes Flöel 연구 팀도 미음처럼 묽은 음식만 먹는 유동식 단식 이후 인지 기능과 기억 능력이 상승한 것을 밝혀냈다. 이건 아마 신경 세포를 강화하는 뉴로트로핀이 많이 분비되었기 때문이기도 하고, 또 단식 중에 활동이 강해진 효소 덕분에 알츠하이머병에서 신경 세포에 딱딱하게 들러붙는 단백질이 좀 더 쉽게 분해되었기 때문이기도 하다.

하이델베르크 대학 병원의 앙겔리카 비어하우스Angelika Bierhaus 연구 팀은 몇 년 전 〈캐러멜처럼 끈적거리는〉 단백질에 관한 아주 중요한 깨달음을 발표했다. 전문 용어로는 최종 당 산화물AGE이라 불리는 단백질이다. AGE는 동맥 경화와 심장 및 신장 질환을 비롯해 만성 염증으로 촉발되는 다른 나쁜 과정을 가속화한다. 우리는 AGE를 음식으로 섭취하는데, 대개 단백질과 당, 지방을 고온에서 가열하는 인스턴트식품 생산 과정에서 생긴다. 그중에서 가장 널리 알려진 것이 식품을 튀길 때 발생하는, 감자칩에서 최초로 발견된 아크릴아마이드이다. 이것은 120도 이상에서 가열한 커피, 크래커, 비스킷에도 들어 있다.

산업적으로 생산된 이런 AGE 단백질은 우리 몸의 통상적 정화 메커니즘으로는 폐기할 수 없을 정도로 복잡하고 방대하다.

어쩌면 단식으로는 그것의 해체가 가능해 보이지만, 아직 그에 대한 명확한 증거는 없다. 어쨌든 한 일본 연구 팀은 중간에 단식을 틈틈이 섞은 식이법을 몇 주 계속하면 AGE 단백질이 소변으로 많이 배출되는 것을 확인했다.

그렇다면 지방 조직에 쌓인 다이옥신이나 중금속 납, 수은, 카드뮴 같은 독성 물질은 단식 중에 어떻게 〈녹는〉 것일까? 이 질문에 대한 답은 지금까지도 명쾌하지 않고, 그런 독소가 단식 중에 흡착되어 배출되는지도 정확히 알지 못한다. 물론 그럴 가능성은 있다. 어쩌면 그런 흡착 과정을 통해 지방 조직에서 담낭을 거쳐 장으로 배출될지도 모른다. 전통적인 단식 요법의 의미도 거기에 있을 듯하다. 예를 들어 아유르베다 의술의 판차카르마 해독 치료에서는 치료용 기(ghee, 인도의 정제 버터)와 기름이 사용된다. 앞서 언급한 독성 물질의 기름 용해 성질을 이용해서 그것을 흡착해 장을 통해 배출하는 것이다. 수도원 단식에서 자주 사용되는, 마찬가지로 독성 물질을 흡착하는 의료용 진흙7도 비슷한 메커니즘을 가지는 것으로 보인다.

최근 미국 심장학 학회에서 소개된 과학적 연구 결과가 보여

> 올바로 단식을 하면 심장 건강의 여러 주요 수치들이 개선된다

7 빙하기의 황토 침전물에서 추출한 것으로 광물질이 많이 함유되어 있어서 치료용으로 사용하는 점토 분말이다. 물에 섞어 사용하기도 하고, 직접 복용하기도 한다.

주듯 몸무게가 지속적으로 15킬로그램 내외로 늘었다 줄었다 하는 사람에게 심장 리듬 장애, 즉 부정맥으로 인한 돌연사가 일반인보다 더 잦은 것도 여전히 밝혀지지 않은 이런 독소들의 움직임에 그 원인이 있는 것으로 보인다.

올바로 단식을 하면 그런 걱정을 할 필요가 없다. 극단적인 몸무게 변화가 일어나지 않는 것은 물론이고 맥박과 혈압, 심박 변이도처럼 심장 건강의 여러 중요 수치들이 개선되기 때문이다.

단식은 물질대사를 조절하고 혈압을 떨어뜨린다

단식의 또 다른 매우 중요한 작용은 호르몬 조절이다. 체온이 떨어지면 인슐린이나 갑상선 호르몬 T3 같은 물질대사 담당 호르몬은 감소하고, IGF-1의 수치도 낮아진다. 반면에 소변 배출을 촉진하는 호르몬은 즉시 상승한다. 이것은 단식하는 사람이라면 누구나 첫날에 바로 알게 되는 효과다.

우리는 연구를 통해 지방 호르몬 렙틴의 뚜렷한 감소를 계속 확인했다. 렙틴은 포만 및 물질대사 호르몬으로서 주로 지방 조직에서 만들어진다. 우리가 너무 기름지고 달콤한 음식을 많이 섭취하면 세포는 이러한 에너지 과잉 상태를 렙틴 저항을 통해 우리 몸을 보호한다(그건 인슐린도 비슷하다). 세포가 이 호르몬들을 받아들이지 않는 것이다. 그러면 몸은 그에 대항해서 더 많은 렙틴을 분비한다. 그러나 안타깝게도 렙틴 수치와 인슐린 수치가 너무 높으면 몸 전체에 좋지 않은 영향을 미친다. 심혈관 질환과 암 질환이 여기서 비롯될 수 있다.

우리 몸의 전 체계는 단식을 통해 이를테면 〈0〉에 맞추어진다. 추정컨대 단식의 현저한 혈압 강화 효과는 이러한 렙틴 및 인슐린 감소와 수분 배출 작용으로 설명될 수 있다. 우리는 몇몇 연구에서 이 효과를 반복해서 증명할 수 있었다. 그 밖에 미국 자연요법 학자 앨런 골드해머Alan Goldhamer도 두 논문에서 수축기 혈압이 30수은주밀리미터까지 떨어지는 것을 확인했다. 두세 가지 약을 먹었을 때의 효과와 비슷한 수치다. 따라서 치료 단식 전에는 혈압 약을 줄이는 것이 필요하고, 때로는 완전히 끊는 것도 고려해야 한다. 물론 단식이 끝나면 혈압은 다시 오르지만, 대개 이전 수치의 절반까지로 제한된다.

당뇨병에서의 치료 효과

강력한 칼로리 제한은 특히 당뇨 환자에게 굉장히 긍정적으로 작용한다. 옥스퍼드 대학교 세라 스티븐Sarah Steven의 최신 연구가 그것을 증명한다. 당뇨 환자 29명이 8주 넘게 매일 6백 칼로리만 섭취했는데, 대부분 약 없이 정상 혈당을 유지했다. 당뇨 여파로 자주 발생하는 지방간도 뚜렷이 개선되었다.

이 결과에 대한 이유는 뮌헨 헬름홀츠 센터와 포츠담 독일 영양 연구소 연구자들이 밝혀냈다. 〈단식 스트레스〉로 간에서 특수 단백질이 만들어졌는데, 이 단백질이 간을 병들게 하는 지방 성분을 분해했다는 것이다. 우리는 당뇨나 지방간 환자에게 단식과 사혈을 함께 쓸 때가 많다. 이 방법도 두 질환에 좋은 영향을 끼쳤고 치료 효과를 강화했다.

게다가 단식은 염증 억제에도 효과가 무척 좋은데, 그건 우리 몸의 분자 영역에서도 증명된다. 풍성한 식사를 하고 나면 백혈구가 일시적으로 증가하는데, 이를 일명 〈식후 백혈구 증가증〉이라 부른다. 이는 음식물을 소화할 때 분자의 연쇄적 과정을 통해 세포 속에 생기는 가벼운 염증에 대한 반응이다. 그렇다면 당연히 역추론도 가능해 보인다. 즉 영양을 공급할 때마다 몸에 가벼운 염증이 생긴다면 단식을 하면 염증이 줄어들지 않을까? 먹는다는 것은 결국 우리 몸 자체에는 없는 단백질 및 낯선 물질과의 싸움이다. 장은 배출해야 할 낯선 독성 물질과 우리에게 필요한 중요 물질들 사이에서 타협점을 찾으려 애쓸 수밖에 없다. 전체적으로 보면 우리 몸은 음식 섭취로 인한 가벼운 염증과 그에 대한 보호 반응의 도움을 통해서만 음식물을 가공할 수 있다. 단식을 하면 그런 일은 없어진다.

단식은 세포의 에너지 관리에 도움을 준다

산소는 금속을 녹슬게 한다. 또한 우리 몸속에서 분자를 공격해 찢어 놓기도 한다. 이는 세포 노화의 주요한 원인 중 하나다. 그런데 소식하거나 단식하면 우리 세포의 산화 스트레스는 현저히 준다. 세포의 에너지 공장인 미토콘드리아에서는 가공할 음식이 적을수록 산화 스트레스는 감소하고 활성 산소도 적게 만들어진다. 활성 산소는 화학적 반응성이 매우 높은 분자나 원자다. 자유 전자를 갖고 있어서 짝지을 전자를 찾는 과정에서 단백질이나 DNA같은 다른 화합물에 해를 끼칠 수 있다. 체내 활성 산소는 주로 미토콘드리아에서 나온다. 음식의 최종 소화 과정을 거쳐 당이나 지방이 에너지로 전환되는 곳이다. 이 과정은 산소의 지원으로 이루어지지만, 그때 산소가 완전히 통제되지는 않는다. 가령 흡연이나 과도한 햇빛 노출은 산화 스트레스를 증가시킬 수 있다.

산화 스트레스를 우리 몸 스스로 자연스런 방식으로 줄이는 것은 매우 중요하다. 흔히 많은 사람들이 항산화제라고 광고하는 비타민제나 다른 미량 영양소를 복용하는 것만으로 충분하다고 생각한다. 항산화제에 대한 일반적인 평가는 좋다. 그러나 문제는 그리 간단치 않다. 미토콘드리아와 세포는 스스로 산화 스트레스를 줄이는 훈련이 필요하기 때문이다. 우리 몸이 예를 들어 운동으로 신체적 스트레스를 받는 와중에 항산화제로 알려진 비타민제까지 동시에 먹게 되면 그건 장기적으로 해가 될 수 있다. 운동이 물질대사에 끼치는 좋은 훈련 효과가 없어지기 때문이다. 내과 의사이자 취리히 연방 공과 대학교의 에너지물질대사학과 교수 미하엘 리스토Michael Ristow의 임상 실험이 그런 결과를 인상적으로 보여 주었다.

몸이 스트레스를 받으면 미토콘드리아는 에너지를 공급하라는 자극을 받는다. 소화를 위해서건 아니면 힘든 스포츠 활동을 지원하기 위해서건. 이 과정에서 활성 산소가 다량 생성된다. 그러나 우리 몸은 똑똑하다. 활성 산소의 생성을 스스로 알아서 보호 메커니즘을 가동하라는 신호로 받아들인다. 굉장히 효과적인 몸 자체의 항산화제 기능이다. 다만 유기체는 그럴 필요를 인지해야 한다. 비타민 C와 E, 또는 베타카로틴으로 이루어진 항산화제가 유기체에 별도로 공급되면 그러한 자가 통제 기능은 방해를 받기 마련이다.

이것이 리스토 연구의 출발점이었다. 실험 참가자들은 각자 4주간의 운동 프로그램을 받았다. 익히 알려져 있듯이 운동은 지방과 당의 물질대사에 유익한 작용을 하고, 그래서 당뇨 예방에도 좋다. 이 연구에서는 비타민제를 복용하지 않고 플라세보 효과의 가짜 약을 먹은 참가자들의 물질대사가 확연히 좋았다. 그렇다면 근육질

단식에는 우리 몸을
〈젊어지게 하는〉 재생
효과가 있다

몸을 만들려고 비타민제를 먹는 많은 일반인과 기록 경기 선수들의 습성에는 강한 의문이 제기될 수밖에 없다. 실제로 힘든 운동을 하면 몸에서는 아주 많은 활성 산소가 발생한다. 하지만 우리 몸은 즉각 그에 대응한다. 몸 자체에서 활성 산소를 포획할 수 있는 성분이 다량으로 생산되고, 근육과 혈관 세포의 수리 과정이 힘차게 가동되는 것이다. 이 과정은 반복적인 운동에서는 훨씬 더 효율적이고 긍정적으로 이루어진다. 하지만 운동을 하는 동안

비타민이 충분히 공급되면 몸의 이러한 자가 치료 메커니즘은 무력화된다.

그렇다고 비타민제가 항상 해롭다는 뜻은 아니다. 중요한 건 적절한 양과 개인적인 몸 상태다. 영양 공급이 제대로 이루어지지 않거나, 충분한 자기 치유력이 없는 병자와 고령층에게는 비타민제 복용이 유익할 수 있다. 노인성 질환이나 복합 질환을 앓는 사람, 또는 만성 심부전 환자에게는 비타민제 복용이 꽤 유망하다는 희망적인 연구 결과도 있다. 그러나 건강한 사람에게 비타민 섭취는 자연 상태, 그러니까 과일과 채소 형태로 이루어질 때만 의미가 있다. 그럼에도 꼭 약을 먹고 싶다면 소량으로 일주일에 최대 두 번만 권한다. 그래야 항산화제의 자체 생산이 크게 억제되지 않는다.

몸 자체의 항산화 능력은 운동뿐 아니라 단식으로도 향상된다. 단식을 하면 산화 스트레스가 줄어드는 것은 물론이고, 거기다 단식 이후에도 깨끗이 수리된 에너지 공장, 즉 미토콘드리아가 더 많이 생겨난다.

최근의 이런 과학적 인식 덕분에 게랄트 휘터와 내가 공동으로 진행한 첫 단식 연구 결과는 좀 더 쉽게 이해할 수 있게 되었다. 놀랍게도 단식을 시작하자마자 체내에 스트레스 호르몬, 즉 아드레날린, 노르아드레날린, 코르티솔이 뚜렷이 증가하는 현상이 나타났다. 이에 대한 설명은 간단했다. 단식은 일단 몸을 가벼운 스트레스 상태로 만든다. 당과 영양분이 부족하기 때문이다.

하지만 그와 함께 스트레스 호르몬으로 인해 몸 자체의 건강한 반작용이 시작된다. 간의 글리코겐 창고가 비워지고, 지방 분해가 시작된다. 체세포는 신속하게 방어 모드로 전환하면서 물을 배출하고, 혈압을 낮추고, 장의 부담을 덜고, 행복 호르몬을 뿜어낸다. 그래서 우리의 단식 환자들은 스트레스 호르몬에도 불구하고 긴장이 완화되고, 맥박이 느려지고, 혈압이 낮아졌다.

게다가 좀 더 길게 단식하거나 규칙적으로 단식할수록 건강한 반작용 효과는 더 뚜렷해졌다. 그건 1990년대에 샤리테 병원의 라르스 괼러Lars Göhler 연구 팀에 의해 증명되었다. 스트레스 호르몬 수치가 2~3주 뒤에 다시 떨어졌을 뿐 아니라 심지어 단식 시작 때보다 낮게 나타난 것이다. 우리 병원의 환자들도 단식을 자주 할수록 몸이 점점 더 빠르게 긴장 완화와 자기 치유 모드 상태로 들어가는 것 같다고 말한다.

단식 스트레스라고 해서 일상의 스트레스나 정신적 스트레스와 다르지 않아 보인다. 스트레스는 모두 비슷하다. 다만 스트레스의 양이 얼마나 되는지, 그것을 얼마나 통제할 수 있는지, 또 그게 본인 스스로 선택한 것인지가 중요하다. 이런 스트레스는 우리를 오히려 건강하게 한다. 단식 스트레스건 운동 스트레스건, 크나이프식 물 치료 스트레스건 적당량의 〈좋은〉 정신적 스트레스건 간에 말이다.

더구나 단식을 하면 줄기세포가 증가한다. 월터 롱고 연구 팀은 몇몇 최신 연구를 통해 단식에 우리 몸을 〈젊어지게 하는〉 재생 효과가 있음을 증명했다.

장내 세균의 적응

우리 몸속의 세균, 즉 미생물 군총을 특정 질환의 발병 및 진행과 연결시키는 연구가 몇 년 전부터 증가하고 있다. 체내 세균, 특히 장내 세균이 좋은 쪽으로건 나쁜 쪽으로건 우리 건강에 중요한 요소라는 사실은 점차 분명해지고 있다. 장내 박테리아와 신경계 및 면역계의 관련성은 자기 조절 작용, 즉 인체 항상성의 바탕을 이룬다.

장에는 놀라울 정도로 다양한 생명체가 산다. 대략 40조 마리의 세균이 사는데, 군체로 보면 몇 개의 주요 집단과 몇백 개 종으로 나눌 수 있다. 그중 어떤 종이 살지는 우리 환경에 좌우된다. 세균은 태아가 모체 밖으로 나오는 산도(産道) 곳곳에 이미 포진되어 있고, 배고픈 갓난아기는 엄마의 젖을 빠는 중에도 젖꼭지와 피부에 묻어 있는 세균을 몸속으로 받아들인다. 이 세균들은 섭취한 음식물의 소화를 돕는데, 우리가 식습관을 바꾸면 체내 세균의 구성도 비교적 빨리 바뀐다.

예를 들어 식사 습관을 채식으로 바꾸면 체내 미생물 군총의 구성은 며칠 내로 확연히 달라진다. 이런 변화를 의학적으로 명확히 평가하는 것은 아직 어렵다. 무엇이 좋고 무엇이 나쁠까? 장내 세균 군집의 다양성이 긍정적이라는 건 분명하다. 선진국 사람들은 다른 지역 사람들보다 이 작은 조력자들의 종류가 다양하지 못하다. 그러나 일주일 동안 단식하고 나면 세균의 다양성이 증가하는 게 보인다. 추측하건대 에너지 공급 억제로 그전에는 기를 못 펴고 살던 세균 종들이 새로운 기회를 얻었기 때문으로 보인다. 그런데 단식으로 어떤 변화가 생기고, 그것이 장기적으로 어떤 영향을 끼칠지는 몇 년 뒤에나 확인이 가능하다.

단식을 하면 뇌에 필요한 연료가 생긴다

케톤체는 이미 여러 차례 언급한 바 있다. 단식의 건강 증진 효과와 관련해서 핵심적인 역할을 하는 것도 이 케톤체인 듯하다. 기억을 상기시켜 보자. 단식을 하면 우리 몸은 대략 12~14시간까지 에너지와 당을 얻기 위해 처음엔 간에 저장된 글리코겐에 손을 대고, 이것은 신속하게 당으로 전환된다. 특히 뇌에는 이 영양소가 한 순간도 끊기면 안 된다. 뇌의 신경 세포들은 다른 에너지원을 사용할 수 없기 때문이다.

글리코겐 비축물이 바닥나면 체내 지방 분해가 시작된다. 이때 분해된 지방산은 에너지 획득에 이용된다. 그런데 우리 몸은 뇌를 위해 특수 연료, 즉 케톤체를 생산한다. 단백질도 일정 정도 에너지를 공급할 수 있지만, 단식을 오래할수록 케톤체는 많아진다.

요즘 당과 탄수화물을 섭취하지 않는 케톤 식이법이 유행이지만, 결국 건강에는 좋지 않다. 지방과 단백질 에너지원은 식물성 에너지원으로 충당되기 무척 어렵고, 그래서 죽상 경화증 위험이 높아지기 때문이다. 그런데 케톤체는 간헐적 단식만으로도 비교적 원활하게 생성된다. 굶은 지 12~14시간부터 벌써 생기기 시작하기 때문이다. 케톤체가 뇌 질환에 좋다는 것은 이미 오래전부터 알려져 있다. 수십 년 전부터는 간질 치료에도 케톤체가 사용되고 있다. 고대 로마에서는 경련이 심한 사람들을 감금한 뒤 며칠 동안 아무것도 주지 않았다. 그런 방법으로 몸속에 깃든 악마를 퇴치할 수 있을 거라 믿었지만, 실은 강제적 단식을 통해 생겨난 케톤체가 경련을 완화했을 걸로 보인다.

단식은 행복감을 준다

이러한 생리적 징후 외에 나를 특히 매료시킨 것은 단식이 사람의 심리에 미치는 효과였다. 단식을 시작하고 3일에서 5일째부터 사람들은 대부분 상당히 긍정적이고 만족스러운 심리 상태로 변한다. 심지어 희열에 빠지는 사람도 있다. 그것도 단식이 끝날 때까지 말이다. 이런 경험은 퍽 특이하다. 인간은 맛있는 음식을 먹거나, 멋진 식사에 초대받거나, 아니면 좋아하는 사람을 위해 요리할 때 행복감을 느끼는 것이 일반적이다. 그런데 고행의 금욕 과정에서 행복감을 느끼는 이유는 무엇일까? 그에 대한 답은 진화의 비밀에 있다.

만일 원시 인류가 배가 고플 때마다 낙담한 채 우울하게 동굴에만 처박혀 지냈다면 오늘날 지구상에 이렇게 많은 사람이 살고 있지는 못할 것이다. 배가 고프면 그들의 뇌는 오히려 매우 적극

173

단식은 우리 몸에 이렇게 작용한다

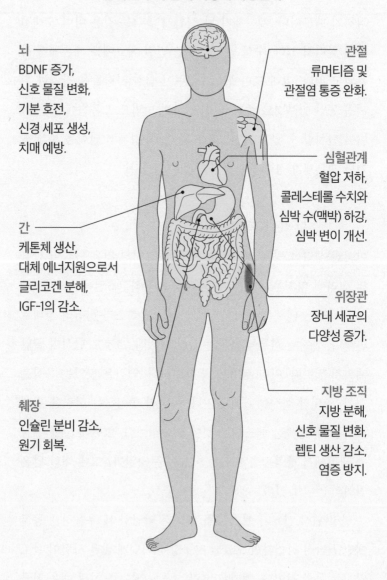

뇌
BDNF 증가,
신호 물질 변화,
기분 호전,
신경 세포 생성,
치매 예방.

관절
류머티즘 및
관절염 통증 완화.

심혈관계
혈압 저하,
콜레스테롤 수치와
심박 수(맥박) 하강,
심박 변이 개선.

간
케톤체 생산,
대체 에너지원으로서
글리코겐 분해,
IGF-1의 감소.

위장관
장내 세균의
다양성 증가.

췌장
인슐린 분비 감소,
원기 회복.

지방 조직
지방 분해,
신호 물질 변화,
렙틴 생산 감소,
염증 방지.

적으로 활기를 띠었을 것이고, 그런 활기는 분명 먹이 사냥의 성공에 아주 중요한 요인이 되었을 것이다. 우리는 2005년에 발표한 한 논문에서 일주일 동안 치료 단식을 한 집단과 단식 없이 건강한 지중해식 식사만 한 집단의 6개월 뒤 식습관을 비교했다. 좀 더 건강한 식습관, 그러니까 고기와 햄을 포기하고 채소와 과일을 주로 챙겨 먹는 면에서는 단식 집단의 식습관이 한결 좋았다. 우리는 단식이 감정에 미치는 이런 영향을 프랑스 국립 보건의학 연구소의 정신과 의사 기욤 퐁Guillaume Fond과 공동으로 2010년과 2013년 학술지에 발표했다.

단식에서 느끼는 정서적 만족감의 원인은 한편으론 뇌에서 세로토닌이 증가하기 때문이다. 게랄트 휘터는 1997년에 이미 칼로리 제한의 식사나 단식 상태에서 이 호르몬이 뇌에서 강하게 분비된다는 사실을 증명했다. 그런데 우리 몸 자체의 마약성 물질에 해당하는 엔도르핀이 더 많이 만들어지는 것은 단식할 때였다. 그 밖에 세계적으로 유명한 뇌 연구가이자 신경 생물학자인 마크 맷슨은 무수한 실험을 통해 신경 성장 인자가 뇌의 건강과 좋은 기분에 상당한 영향을 끼친다는 사실도 증명했는데, 그중 가장 많이 알려져 있는 것이 BDNF, 즉 뇌 유래 신경 영양 인자다. 스포츠 활동과 규칙적인 운동, 칼로리 제한 식사와 단식으로도 이 인자의 뚜렷한 상승이 확인되었다.

그뿐이 아니다. 맷슨의 동물 실험에서는 간헐적 단식을 한 동물들이 나중에 파킨슨병이나 다발성 경화증, 알츠하이머 치매에 걸릴 위험도 훨씬 낮았다. 심지어 헌팅턴 무도병처럼 완치 불가능한 유전병의 진행도 반복적 단식으로 늦추어졌다. 우리는 2016년 월터 롱고 및 샤리테 뉴로큐어 연구 팀과 공동으로 발표한 연구에서 건강한 지중해식 식단을 동반한 치료 단식과 식물성 위주의 케톤 식이법이 다발성 경화증 환자의 상태와 삶의 질을 개선한다는 사실을 증명했다. 지금은 그 상태가 장기적으로 어떤 식으로 발전하는지 눈여겨보고 있다. 이 모든 것을 종합하면 단식은 신경 질환의 새로운 치료법으로 충분히 유망해 보인다.

올바르게 단식하라

갑자기 단식이 의학적으로 무척 유행이다. 특히 미국과 유럽에서는 그 바람이 아주 거세다. 몇 년 전 만해도 단식을 위험한 것으로 낙인찍었던 전문가들도 그사이 지지자로 돌아섰다. 무슨 일이 있었던 것일까? 우선 실험실에서의 인상적인 결과가 돌파구를 열었다. 하지만 다시 강조하지만 다양한 형태의 단식이 실험실 동물들에게서 탁월한 효과가 나타났다고 해서 그 결과를 인간에게 그대로 적용할 수는 없다. 무엇보다 동물의 시간 단위와 수명은 사람과 다르다. 그렇다면 쥐의 24시간 단식을 사람의 24시간 단식과 동일하게 볼 수는 없다. 따라서 현재 우리의 지식 상태는 일종의 질풍노도와 같다. 간헐적 단식이 많은 측면에서 좋은 것은 분명하지만, 어떤 형태의 단식이 최선일지 말하는 것은 정말 어렵다.

단식을 모방한 다이어트는 어떻게 봐야 할까? 다이어트의 일부 긍정적 효과는 당(설탕뿐 아니라 탄수화물로 분해되는 당까지 포함)과 동물성 단백질을 섭취하지 않는 것과 관련이 있어 보인다. 그래서 월터 롱고는 캘리포니아의 한 기업과 함께 예방용 다이어트 식단ProLon과 화학 치료용 다이어트 식단Chemolieve을 개발했다. 4~5일의 〈단식 기간〉 동안 매일 6백~8백 칼로리의 간편식만 먹는 식단이다. 이에 대한 판단은 현재로선 어렵다. 다만 그 수익금을 단식 연구 재단에 기부하는 롱고는 그런 간편식으로 단식을 평생 규칙적으로 실천할 수 있다고 믿는다.

내 생각은 다르다. 롱고가 내놓은 식단 상품은 자연 요법 단식의 취지에 어긋난다. 자연 요법의 핵심은 봉지 수프나 아몬드 에너지바 같은 간편식을 먹어 체중을 줄이는 것이 아니라 단식하는 사람이 육체적으로나 정신적으로 새로운 복합적 경험을 해보는 것이다. 규칙적으로 중단 없이 단식을 할 수 있으려면 개인적인 기호를 고려한 단식 식단을 스스로 개발하는 것이 훨씬 낫고, 비용도 아낄 수 있다.

음식을 포기하지 않고 단식의 효과만 얻으려는 시도는 어쨌든 지금까지는 성공하지 못했다. 그나마 단식 효과와 가장 가까운 것은 롱고의 〈단식 모방 식단〉 외에 오랜 세월 검증된 당뇨병 치료제 메트포르민이다. 다만 이 약은 장내 세균들에 미치는 불투명한 작용 때문에 당뇨 치료 말고는 회의적이다. 포도 껍질에 함유된 식물 성분 레스베라트롤도 단식의 항노화 작용을 하는 것으로 알려져 있다. 그러나 필요 이상으로 함량이 많아서 포도주로 마실 때는 다른 위험이 따를 수 있다.

임상 경험에 따른 권고

자연 요법의 전통과 나 자신의 경험에 따르면 치료 단식은 의사의 지시 아래 일상의 간헐적 단식과 조합하는 것이 가장 좋아 보인다. 요령은 다음과 같다.

- 류머티즘, 건선, 섬유 근육통, 당뇨, 고혈압, 통증, 편두통, 과민성 대장 증후군 같은 만성 질환의 치료에 도움이 되려면 1년에 한두 번 1~2주 치료 단식을 한다.
- 거기다 일상적으로 간헐적 단식을 하는 것이 좋다. 건강한 사람도 예방용으로 좋다. 저녁이나 아침을 먹지 않고 적어도 14시간 동안 공복을 유지한다. 이 시간에는 술도 마시지 말아야 한다. 원칙적으로 정말 배가 고플 때만 먹는다. 중간 중간에 약간의 간식은 괜찮지 않을까 생각할 수 있지만 그조차 포기해야 한다. 그 밖에 매주, 또는 한 달에 두 번 정도 8백 칼로리가 넘지 않게 밥이나 과일만 먹는 단식일 또는 해독의 날을 정해 놓고 실천한다.

치료 단식은 최대한 평온한 상태로 집중적으로 실행해야 한다. 단식은 단순히 고정식을 포기하는 것에 그치지 않는다. 건강한 사람은 5~7일 동안 단식하는 게 좋다. 전문 병원에서는 이 기간이 2~4주로 연장될 수 있다. 비축된 체내 지방이 많을수록 단식은 수월하고, 더 오래 할 수 있다. 심지어 성경에 적힌 것처럼 40일 동안 단식하는 사람도 있다. 우리 병원의 외래 환자 중에도 그런 오랜 단식에 대해 열광적으로 이야기하는 사람들이 있지만 내가 볼 때 그건 너무 위험하다. 그래서 권하지 않는다.

치료 단식 중엔 아무것도 먹지 않는 것이 아니라 250~4백 칼로리 정도의 유동식을 섭취한다. 가장 검증된 방법은 부힝거 단식이다. 아침저녁에는 과일이나 야채 주스를 작은 컵으로 한 잔 마시고, 낮에는 소금을 넣지 않은 맑은 야채죽을 먹는다. 또 신장 세척을 촉진하기 위해 정수된 물과 허브차 등 하루 종일 2~3리터의 수분을 섭취한다. 우리 연구에 따르면 달콤한 과일 주스보다 야채 주스를 먹는 것이 인슐린과 IGF-1 감소에 효과적이었다. 그런데 이런 조처는 일률적으로 적용하는 것이 아니라 개인의 상황이나 몸 상태에 맞추어야 한다. 모든 방법이 누구나 똑같이 먹히고 통하는 것은 아니다. 몸이 받쳐 주지 못하는 경우도 있다. 가령 위가 예민해서 주스를 마시면 문제가 생기는 사람은 적은 양의 쌀죽이나 효모 죽 같은 〈죽 단식〉을 해도 된다.

딱딱한 빵과 우유를 마시는 고전적 마이어F. X. Mayr 식이법은 추천하지 않는다. 최근 연구에 따르면 동물성 단백질을 먹지 않는 것이 모든 칼로리 제한 식이법의 효과를 높이는 것으로 드러났다. 그렇다면 단식하면서 우유를 마시는 것은 모순이다. 그런 점을 고려해서 요즘은 마이어 식이법도 우유를 제외한다.

마찬가지로 전혀 먹지 않는 식이법도 추천하지 않는다. 그로 인해 불필요한 근육 감소가 오히려 더 큰 문제를 일으킬 수 있기 때문이다.

많은 환자들이 내게 다른 단식 방법에 대해서도 이야기한다. 그중 하나가 산화 방지에 좋다는 알칼리성 식품만 집중적으로 먹는 알칼리 단식이다. 이 단식에서는 며칠 동안 탄수화물을 먹지 않고 채식만 한다. 그것도 주로 뿌리채소만 잔뜩 먹는다. 물론 그렇게 먹으면 건강에는 좋겠지만, 하루에 영양 섭취를 5백 칼로리 이하로 줄이는 핵심적인 요소가 빠져 있기에 치료 단식이라고 할 수 없다.

> 단식 중에는 충분히 움직여 체내에 증가한 산을 호흡으로 배출해야 한다

칼로리 제한은 체내 지방을 분해하고, 가벼운 〈단식 스트레스〉로 세포에 좋은 작용을 일어나게 하는 핵심 요소다. 다른 전통적인 단식 방법이나 새로 등장한 단식 방법들도 가끔 무의미해 보일 뿐 아니라 심지어 의심스럽기까지 하다. 가령 전통적인 슈로트 단식에서는 사흘 동안 수분을 0.5리터 이하로 제한하고, 이틀은 또 수분을 많이 마시게 하는데, 수분을 마시는 날에는 보통 백포도주 두 잔이 제공된다. 기분은 좋아지겠지만, 당연히 몸에는 좋지 않다.

단식 중에는 충분히 움직이는 것도 중요하다. 이를 통해 체내

에 증가한 산이 호흡으로 쉽게 배출된다. 게다가 운동과 단식은 세포의 자기 정비 시스템을 촉진하는 기막힌 동반자다. 물론 휴식과 운동 사이에 바람직한 균형을 찾아야 한다. 어떤 사람은 단식 중에 에너지가 넘쳐 일주일 내내 일하는데도 힘든 줄 모른다. 반면에 그렇지 않은 사람도 있다. 그런 사람은 단식 중엔 수도원이나 호텔, 또는 병원에서 쉬면서 일상의 모든 의무와 스트레스(특히 스마트폰)로부터 해방되는 것이 좋다. 어쨌든 스트레스를 줄이는 것은 단식의 중요한 요소다. 나는 단식을 하는 동안엔 매일 적어도 1시간은 요가나 명상, 태극권, 기공을 수련하라고 권한다.

장 청소를 해야 할까?

유럽의 전통적 단식에서는 하나같이 〈장 청소〉로 시작한다. 그래서 맨 처음엔 글라우버염이나 엡솜염처럼 변이 잘 나오게 하는 소금을 섭취한다. 단식 기간 중에는 대개 이틀에 한 번꼴로 관장을 하는 게 좋다. 음식물이 공급되고 나면 장에서는 물결 운동, 즉 연동 움직임이 강하게 일어난다. 아침이나 점심에 뭔가를 먹고 나면 배변 욕구가 생기는 것은 누구나 안다. 그것을 〈위·대장반사 작용〉이라고 한다. 단식을 하면 이러한 장 운동은 급격하게 억제된다. 그래서 소금이나 관장으로 이전에 먹은 음식물 찌꺼기를 확실하게 몸 밖으로 내보내는 과정이 필요하다.

이런 방법이 의학적으로 단식 성공 확률을 높이는지에 대한 자료는 없다. 장 청소와 관련된 연구에도 문화적 색채가 배어 있다. 고지식한 미국 사회에서는 어떤 형태의 장 청소든 거부감이 존재하고, 그런 문제를 꺼내는 것조차 별로 내켜 하지 않는다. 장 청소에는 명확한 단점이 있다. 장에 있는 미네랄과 미량 원소의 상실이 그것이다. 나 역시 단기적인 부정맥과 장딴지 경련을 관찰한 바 있다. 이 때문에 장 청소를 하더라도 일반적으로 큰 무리가 없는 양의 청소를 권한다. 변비 없이 매일 대변을 보는 사람이나 장이 예민한 사람은 단식을 시작할 때 이런 강력한 방법을 꼭 선택할 필요는 없다. 물론 이는 일종의 제식으로서 단식에 쉽게 들어가게 하는 마중물 역할을 한다. 장이 청소되면 배고픔의 자극이 줄 뿐 아니라 배 속이 비워진 느낌이 좋기 때문이다. 단식하는 사람은 대부분 단식 중의 관장도 좋았다고 이야기하지만, 내 생각에 그것은 단식 성공과는 별로 관계가 없어 보인다.

일부 단식 전문 병원에서는 기계로 대장을 씻어 내는 이른바 〈대장 세척 요법〉이 시행되지만, 의미 있는 처치 같지는 않다. 이를 통해 단식 효과가 높아진다는 증거는 어디에도 없다. 기껏해야 병원에 부수입만 올려 줄 뿐이다. 게다가 단식의 긍정적 작용은 〈세척〉이나 〈배출〉로 일어나는 것이 아니라 세포와 분자 영역에서 보이지 않게 일어난다.

고전적인 치료 단식을 할 때 도움이 되는 것은 천으로 간 부위를 감싸는 것이다. 간이 있는 배 부위에 따뜻하고 축축한 천을 두른 채 30분 정도 쉬면 간과 쓸개의 혈액 순환이 개선되고 물질대사까지 강화된다. 그 상태로 사우나나 증기욕에서 땀을 빼면 효

과는 더 커진다. 그 밖에 아침마다 부드러운 솔로 온몸을 문지르
거나 두드리면 피부의 혈액 순환이 촉진된다. 혀도 칫솔이나 혀
닦이 전용 솔로 자극할 수 있
다. 나는 회진을 돌 때마다 단
식 환자의 혀 속 백태가 어떻
게 달라지는지 유심히 관찰
한다. 혀는 장 상태를 보여 주

●
단식할 때 보충제나 비타민 복용은 필요 없다

는 일종의 〈거울〉로서 물질대사의 활동 과정을 그대로 드러낸다.
따라서 아침마다 혀를 닦는 것은 유익하다.

반면에 어떤 형태의 보충제나 비타민 복용은 필요 없다. 단식
은 그 자체로 총체적이고 완벽해서 다른 약제의 보충은 불필요하
다. 그건 알칼리성 식품을 갈아 만든 약제도 마찬가지다. 물론 알
칼리성 약제는 만성 신장 질환이나 당뇨, 골다공증에는 적당한
보충제가 될 수 있다. 알칼리성 식품이 고기나 밀가루 섭취로 생
긴 산의 부담을 줄여 주기 때문이다. 하지만 단식에서는 산의 형
성이 오히려 바람직하고, 몸이 새로운 방향으로 바뀌는 과정의
시작이기도 하다. 나는 바트 엘스터 병원에서 정상적으로 단식한
환자 1백 명의 상태를 매일 하루에 세 번 알칼리성 약제를 추가
로 복용한 집단과 비교했다. 그랬더니 두 번째 집단의 소변은 실
제로 더 이상 강한 산성을 띠지 않았지만, 통증과 건강 상태에는
아무런 영향이 없는 것으로 드러났다. 다만 요통이나 두통이 심
할 경우는 알칼리성 보충제 섭취를 충분히 고려해 볼 만하다. 하

지만 단식 첫 사흘 동안에 자주 발생하는 두통은 대개 카페인 금단 현상이다. 평소에 커피를 규칙적으로 즐긴 사람은 단식 시작 과정에서 발생하는 이 불쾌한 두통 현상을 거의 피할 수 없다.

어쨌든 단식을 하고자 한다면 최소한 하루는 몸의 부담을 덜어 주기 위해 소금을 넣지 않은 미음 같은 음식으로 가볍게 시작해야 하고, 단식이 끝난 뒤에도 이틀 동안은 보식 기간을 정해 적은 양의 가벼운 음식만 먹어야 한다. 그렇지 않으면 대학생 시절에 내가 멋모르고 했던 첫 단식처럼 단식의 좋은 효과는 나타나지 않는다.

수면 중의 단식

나는 밤에 자는 시간을 자연스럽게 단식에 이용하라고 권한다. 밤 11시부터 오전 7시까지 잔다고 하면 이미 8시간은 아무것도 먹지 않은 셈이다. 물론 14시간의 공복까지는 아직 6시간이 모자란다. 그렇다면 저녁에 너무 늦지 않게, 그러니까 늦어도 7시까지 식사를 마치는 게 좋다. 그러면 4시간이 늘어난다. 아침에는 커피 한 잔이나 과일 한 조각이면 충분하다. 제대로 된 식사는 점심부터 시작하면 된다. 이때는 망설일 게 없다. 배부를 때까지 먹어도 된다. 이렇게만 해도 과체중인 사람은 대부분 살이 빠진다. 물론 보통 사람은 체중에 변화가 없을 수도 있다. 어쨌든 미국에서는 이런 식의 〈시간 제한 섭식〉이 이미 자리를 잡았다.

그런데 얼마큼의 음식 제한 시간이 최선일지를 두고는 연구자들마다 의견이 다르다. 12시간이 좋을까, 아니면 14시간이나 16시간이 좋을까? 마크 맷슨은 공복 시간이 길수록 글리코겐 저장소가 더 많이 비워지고, 케톤체도 더 많이 생산된다고 강조한다. 그래서 최소 16시간에서 가장 좋기로는 18시간을 먹지 말라고 권한다. 월터 롱고는 좀 더 조심스럽게 12/12 법칙, 즉 하루에 12시간은 먹고 12시간은 먹지 말라고 추천한다. 일반적으로 16시간 동안 음식을 먹지 않는 것은 어려운데, 그 자체가 스트레스가 되면 단식의 긍정적인 효과도 무효화될 수 있다는 것이다. 그래서 롱고의 구호는 간단하다. 〈즐겁지 않은 단식은 그만!〉

결정은 어차피 여러분 자신이 내려야 한다. 어떤 이는 이탈리아나 스페인 사람들처럼 아침을 굶는 것이 어렵지 않다. 어쩌면 불용성 단백질인 글루텐을 잘 소화하지 못하는 사람들은 이미 그런 습관이 들었을 수 있다. 또 어떤 이에게는 예전에 대부분의 사람이 그랬던 것처럼 저녁 6시에 밥을 먹는 게 전혀 문제가 되지 않는다. 중요한 것은 어떤 방법을 선택할지 결정하기 전에 여러 가지 방법을 충분히 시험해 보는 것이다.

단식도 스포츠와 마찬가지로 훈련이 필요하다. 아침을 굶은 지 이틀 동안 상태가 좋지 않다고 해서 바로 중단하지 말고 2주 정도 꾸준히 해본 뒤 결정을 내려도 늦지 않다. 그 정도 시간이 지나야 몸의 물질대사가 바뀌기 때문이다. 우리 내면의 시간은 시차증(時差症)[8]과 비슷하게 얼마든지 변할 수 있다. 간헐적 단식

8 표준시가 다른 지역을 오가면서 정상적인 하루 리듬의 균형이 깨지는 현상이다.

의 경우도 마찬가지다. 인내심을 가지면서 몸의 목소리에 귀를 기울여야 한다. 어느 정도 시간이 지난 뒤에도 몸이 편하게 느껴지지 않는다면 다른 방법을 시도해 보는 것이 좋다.

제대로 된 두 끼 식사로 충분하다

하루에 몇 번 음식을 먹어야 하는지에 관해서도 의견이 갈린다. 과거에는 한동안 가볍게 여러 번 나누어서 식사해야 한다는 것이 정설처럼 받아들여졌다. 그건 이제 잊어도 된다. 시대에 뒤떨어진 낡은 방법이다. 최근의 과학적 연구에 따르면 하루에 두 번 제대로 식사하는 것이 가장 좋다. 실천 가능성을 높이려고 월터 롱고는 중간에 〈반식(伴食)〉, 즉 가벼운 식사를 허용한다. 이는 아유르베다에서 추천하는 것과 일치한다. 이 인도 의학에서는 저녁에 따뜻한 수프만 가볍게 먹으라고 추천하니까 말이다.

하지만 분명한 건 스낵이나 간식은 금물이다. 그게 아무리 몸에 좋은 크랜베리나 치아시드라고 하더라도 말이다. 중간에 뭔가를 계속 〈먹는〉 것이 우리의 일상이 된 건 이미 오래되었다. 〈간식〉의 발명은 분명 시간 부족, 인공 조명에 의한 생체 리듬의 붕괴, 교대 근무 같은 것과 관련이 있고, 그 결과는 심각하다. 슬로푸드 대신 패스트푸드가 우리의 일상에 자리 잡게 되었으니 말이다. 물론 의사들도 책임이 없는 건 아니다. 불행은 어쩌면 당뇨병 전문의들에서 시작되었을지 모른다. 많은 당뇨 환자들에게 인슐린은 생명을 구해 주는 축복과도 같은 치료제이다. 그런데 약물 치료로는 고혈당이나 저혈당을 조절하는 것이 쉽지 않았다. 그래서 인슐린 수치를 어느 정도 일정하게 유지하고 혈당의 급격한 변화를 막기 위해 좀 더 간단한 방법이 추천되었다. 간식을 먹으라는 것이다.

오늘날 우리는 지속적인 인슐린 투여가 저항성을 높이고, 그로 인해 체중이 늘어난다는 사실을 안다. 인슐린은 우리를 살찌게 하고, 그로써 또 다른 문제를 야기한다. 과체중은 다른 질병을 부를 가능성이 크기 때문이다. 건강한 간식의 신화는 몇 년 전까지만 해도 각광받던 당뇨 환자용 식품만큼이나

● 단식 중 스낵이나 간식은 금물이다

허무맹랑하다. 그런 식품은 설탕 함량이 적기는 하지만 지방 함량 때문에 마찬가지로 건강에 좋지 않고 포만감도 주지 못한다. 나중에는 설탕 대체제도 부정적 작용을 하고, 췌장에 영향을 준다는 사실이 밝혀졌다.

〈테이크아웃과 배달〉 문화는 건강한 먹거리에 비해 영양소 질이 떨어지는 스낵 식품으로 돈을 버는 식품업체들이 더욱 부추긴다. 문제는 자명하다. 사치다난다 판다와 슈브로즈 길Shubhroz Gill은 최신 스마트폰 앱으로 흥미로운 실험을 했다. 이들은 샌디에이고 시민 150명에게 3주에 걸쳐 그들이 매일 먹는 음식을 스마트폰으로 찍어 보내라고 했다. 이 데이터들은 곧장 연구 센터로 전송되었고, 가끔 데이터의 진위 여부가 검증되기도 했다. 참

가자들은 대부분 자신이 비교적 규칙적인 식습관을 갖고 있다고 확신했지만, 데이터가 보여 주는 것은 정반대였다. 참가자의 80~90퍼센트는 하루 종일 계속해서 뭔가를 입에 넣고 있었다. 이런 무질서한 식생활은 몸에 스트레스나 다름없다.

게다가 샌디에이고 주민들은 주말이면 평일과는 다른 식생활 패턴을 보여 주었다. 토요일과 일요일에는 훨씬 늦게 식사를 시작하는 것이다. 이해할 만한 일이지만, 그로 인해 우리 몸은 부담스러운 〈물질대사 시차증〉에 시달릴 수밖에 없다. 연구 팀은 간식을 특히 자주 먹는 참가자 여덟 명에게 이제부터는 주말을 포함해 총 16주 동안 규칙적으로 식사를 하고, 적어도 열한 시간은 공복을 유지해 달라고 부탁했다. 이들은 특별히

스포츠와 마찬가지로
단식도 훈련이 필요하다

다이어트를 하지 않았는데도 몸무게가 평균 3.3킬로그램 빠졌다. 더구나 이후 아홉 달 동안에도 다시 늘지 않았다.

당뇨가 있는 사람에게도 이제 간식은 시류에 맞지 않다. 프라하 대학교의 하나 카흘레오바Hana Kahleova는 오래전부터 당뇨 환자의 식이 요법을 연구했다. 카흘레오바의 관심사는 채식 위주 식이법의 장점 외에 식사의 빈도였다. 실험은 무작위 선정 방식으로 이루어졌다. 먼저 약을 복용하는 제2형 당뇨 환자 54명을 두 집단으로 나누었다. 이들은 3개월 동안 똑같은 양의 칼로리를 섭취하되 한 집단은 두 번으로 나누어 먹게 했다. 그러니까 오전

6~10시 사이에 아침을 먹고, 12~16시 사이에 점심을 먹게 했다. 반면에 두 번째 집단은 당뇨 환자에게 자주 추천하듯이 세 번의 식사와 세 번의 간식을 먹게 했다.

결과는 기대에서 한 치도 벗어나지 않았다. 3개월 뒤 하루에 두 번만 식사한 집단이 다른 집단에 비해 체중이 더 줄었고, 당뇨병에 중요한 수치도 더 좋았다. 심지어 지방간까지 개선되었다.

점심을 왕처럼 먹어라

자동으로 이런 의문이 떠오른다. 하루 세끼 중에 어느 것을 생략하는 것이 가장 좋을까? 이제 또 하나의 신화를 비판적으로 따져볼 차례다. 우리 모두가 아는 격언이 하나 있다. 〈아침은 왕처럼, 점심은 농부처럼, 저녁은 거지처럼 먹어라!〉 그러나 아침 식사의 특별한 명성에 대한 과학적 증거는 드물다. 오히려 그로 인해 야간 단식이 단축된다는 점에서 풍성한 아침 식사는 좋지 않다. 그렇다면 우리가 건강에 좋지 않다고 여기는 풍성한 저녁을 즐기는 지중해권 사람들은 왜 중부 유럽과 북부 유럽 사람들에 비해 수명이 길까? 여기엔 물질대사에 영향을 끼치는 다른 요인들, 예를 들어 기후와 기온, 일조량이 중요한 역할을 하는 게 분명하다. 외부가 따뜻하면 내부 칼로리로 몸을 데울 욕구는 줄어들기 마련이다.

아침을 먹지 말고 점심을 왕처럼 먹는 것이 여러모로 좋아 보인다. 최근의 한 연구는 풍성한 점심을 먹는 사람과 풍성한 저녁을 먹는 사람을 비교하는 시험을 했다. 그 결과 점심에 주로 칼로리를 섭취한 사람이 저녁을 풍성하게 먹은 사람보다 몸무게가 약간 줄었다. 우리 몸이 체온 유지를 위해 에너지가 가장 많이 필요한 시점도 점심때다. 칼로리가 지방으로 쌓일 가능성도 가장 낮다. 다만 풍성한 점심 식사에는 작은 문화적 문제가 있다. 뇌 연구가 맷슨은 건강한 몸을 위해서는 스포츠나 풍성한 식사 같은 자극 뒤엔 회복을 위한 휴식 시간이 필요하다는 연구 결과를 내놓았다. 그렇다면 라틴아메리카와 지중해 연안 국가들에게 시행하는 전통적인 낮잠, 즉 시에스타에는 건강 증진 효과가 있다. 그러나 중부 유럽에서는 이 제도를 실시하기 어렵다. 근무지와 주거지가 너무 멀기 때문이다. 베를린 순환 도로의 차량 정체 속에서 낮잠을 잘 수는 없는 노릇이다. 그러나 재택근무나 다른 우호적인 환경으로 낮잠을 잘 수 있는 사람에게는 추천한다.

단식은 총체적 경험이며 어떤 사람에게는 영적인 경험이 된다

향후 몇 년 안에 최상의 식사 지속 시간과 단식 기간에 대해 더 정확한 사실들이 밝혀질 듯하다. 그와 관련한 연구들은 현재 열심히 진행 중이다. 파도바 대학교의 연구자들은 16시간 단식에 대한 연구 결과를 발표했다. 실험 대상은 34명의 젊고 건강한 운동선수였다. 이중 절반은 8주 동안 하루에 세 번 평소 시간대로 식사를 했고, 나머지 절반은 가능한 한 오후 1시에서 8시 사이로 식사 시간을 제한했다. 그러자 음식을 먹지 않은 시간이 길었던 집단의 물질대사에서 많은 유익한 변화가 나타났다. 예를 들어 인슐린, IGF-1 같은 노화를 촉진하는 인자 및 감염 인자들의 혈중 수치가 감소했다. 스포츠 의학자 안토니오 파올리Antonio Paoli 연구 팀은 전통적인 식사 시간을 지킨 참가자들에게서는 이런 변화가 나타나지 않았다고 보고했다.

장시간의 야간 단식은 암 재발 예방에도 효과가 있어 보인다. 미국의 한 역학 연구가 내놓은 첫 결과가 그 점을 암시한다. 이 연구에는 초기 단계의 유방암 환자 2천 4백 명이 각자 자신의 식사 시간 리듬에 대해 진술한 데이터가 동원되었다. 참가자 중 4백 명이 채 안 되는 환자가 7년의 연구 기간 중에 종양이 재발했다. 그런데 저녁 식사 이후 최소한 열세 시간 넘게 음식을 먹지 않은 환자들은 재발률이 현저히 낮았다. 이는 악성 조직이 건강한 조직보다 글리코겐 결핍을 훨씬 더 견디지 못한다는 사실을 보여 준 월터 롱고의 동물 실험 결과와도 일치한다. 정상 세포는 배가 고프면 다른 에너지원, 즉 케톤체를 이용할 능력이 있다. 반면에 암세포는 그런 하이브리드 엔진이 없어서 당이 부족하면 쉽게 무너지고 만다.

단식의 방어 및 치료 작용을 일으키는 이 많은 메커니즘을 종합하면 한 가지 사실이 분명히 드러난다. 어떤 질병에 대응하기 위해 오직 특정 약만 복용하는 것보다는 거기다 규칙적인 단식을 추가하는 것이 한결 효과적이라는 것이다. 스타틴이 전 세계적으로 가장 자주 처방되는 고지혈증 치료제이고, 위산 억제에는 양성자 펌프 억제제가 좋고, 우울증에는 항우울제가 특효약이라는 건 분명하다. 그러나 개별 분자를 차단하는 약품은 필연적으로 우리 몸의 전체 조절 시스템에 장애를 일으킬 수밖에 없다. 게다가 어떤 약의 출시를 허용할 때 이런 복잡한 장기적 영향까지 고려하고 허용하지는 않는다. 장기적 영향은 수백만 명의 사람이 그 약을 복용하고 몇 년이 지나야 확인할 수 있다.

단식 ─ 총체적 경험

단식은 칼로리 수치나 영양소 공급의 측면에서만 정의되는 경우가 많지만, 그것만으로는 너무 부족하다. 단식은 총체적 경험이다. 많은 사람에게는 영적인 경험이기도 하다. 우리는 살면서 늘 결핍을 경험한다. 돈과 성공의 결핍은 물론이고 애정 결핍 등 그 종류만 해도 무수하다. 선불교에서는 정말 배가 고프지 않는데도 우리에게 음식을 먹으라고 유혹하는 〈일곱 가지 배고픔〉을 가르친다. 눈, 코, 입, 위, 정신, 세포, 마음의 배고픔이 그것이다.

그와는 달리 단식은 의도적인 단념이자, 결핍을 스스로 통제하고 조종하는 경험이다. 그 때문에 단식의 성공은 자신감을 높이고, 우리의 생활 방식을 바꾸는 데 필요한 깨달음과 동기를 제공한다. 우리는 단식하는 동안 육체적으로나 정신적으로 우리 스스로를 강화하는 방식으로 배고픔의 현실을 극복한다. 이는 헤르만 헤세의 『싯다르타』에 다음과 같이 아름답게 묘사되어 있다.

〈세상 어떤 일도 악귀가 일으키는 것이 아니다. 악귀는 없다. 누구든 마법을 일으킬 수 있고, 누구든 목표에 이를 수 있다. 생각할 수 있다면, 기다릴 수 있다면, 단식할 수 있다면.〉

6

건강의 열쇠

음식이 약이다

회진 중에 영양 섭취에 관한 이야기가 나오면 환자들은 저마다 눈을 반짝이며 한마디씩 한다. 누구나 음식을 먹으므로 어떻게 먹느냐는 우리 모두에게 중요하다. 세계 보건 기구에 따르면 만성 질환의 약 50~70퍼센트가 영양 섭취에 좌우된다고 한다. 믿을 수 없을 만큼 높은 수치다. 그래서 예방 의학자들은 현대인의 생활 방식과 영양 태도를 바꾸려는 지금까지의 시도가 모두 실패했다고 말한다. 그러면서 국가의 더 강력한 조치를 요구한다. 예를 들면 몸에 좋지 않은 영양소의 함량 정도에 따라 식품 포장지에다 적색, 황색, 녹색을 표시하자는 〈신호등 등급〉 제도의 실시나 음료수 세금 도입이 그것이다. 의미 있는 일임엔 틀림없다. 그러나 자연 치료적 관점에서 보면 그것만으로는 부족하다. 영양 섭취를 치료의 관점에서 보아야 한다는 것은 과거 어느 때보다 근거가 뚜렷하기 때문이다. 그렇다면 영양 치료는 단순한 칼로리 계산이나 금지 식품의 언급 이상으로 다루어져야 한다.

의사가 음식을 추천할 때 토대가 되어 줄 믿을 만한 과학적 자료를 확보하는 것은 쉽지 않다. 영양 연구는 실생활과 직결되어 있기에 실험실에서 이루어지는 약물 연구보다 훨씬 어렵다. 게다가 거대한 시장 뒤에 도사리고 있는 산업은 앞서 언급한 연막작전을 통해 끊임없이 사실을 숨기려 한다. 자신들의 이익에 배치되는 연구 결과를 의도적으로 은폐하거나, 심지어 이미 오래전부터 알려져 있던 사실들, 예를 들어 설탕과 동물성 단백질, 알코올이 매우 해롭다는 사실을 확인해 주는 자료까지 억누르기 일쑤다.

류머티즘, 고혈압, 두통 같은 질환은 음식만으로도 개선된다

음식은 사랑이고, 만족감이고, 고향이다. 또한 우리가 놓치고 싶어 하지 않는 것이자, 이성적 생각보다 문화적 영향이 더 큰 어떤 것이다. 거기에는 우리가 이성적으로 행동하려 하면 방해꾼으로 등장하는 본능적 욕구도 작용한다. 하지만 우리 병원의 환자들은 다르다. 몸에 좋은 음식이 꼭 맛이 없지는 않고, 생각보다 단념해야 할 것은 적고 얻는 것은 많다는 사실을 수시로 경험한다.

우리 삶에서 음식만큼 건강에 핵심적 역할을 하는 분야는 없다. 그럼에도 의학이 이 분야에서 전문적으로 관여하는 것은 별로 없다. 생각해 보라. 현실에서 영양 섭취에 관심을 보이고, 그에 대해 이야기하는 사람이 누구인지. 대부분 영양학자 아니면 생태 영양학자다. 이들은 당연히 아는 게 많지만, 대부분 환자를 다룬 경험이 없기에 실천 가능성이 낮은 것을 〈실용적인〉 방법이라며 조언하는 경우가 많다. 그래도 의사보다는 낫다. 의사들은 영양 섭취 자체에 관심이 없다. 그래서 의과 대학에서도 가르치지 않는다. 그건 내가 대학에 다닐 때도 그랬고 지금도 그렇다. 그야말로 총체적 난국이다.

그런데 묘한 것은 영양 섭취가 대유행이라는 것이다. 요리책과 요리 방송에부터 끊임없이 등장하는 새로운 다이어트 방법과 무수한 조언자에 이르기까지 먹는 것에 대한 관심은 그사이 상상할 수 없을 만큼 높아졌다. 30년 전에는 상상하기 어려운 일이었지만, 지금도 당혹스럽기는 마찬가지다. 내가 내과에서 첫 실습을 마칠 당시 영양 의학은 거의 죽은 학문이었다. 기껏해야 막 수술한 환자들을 위해 병원식이나 마련해 놓고, 당뇨 환자들에게 의학적으로 해로운 간식이나 추천하고, 아니면 칼로리와 탄수화물 함량이나 계산하는 것이 고작이었다. 예전엔 내과 의사들이 이구동성으로 했던 말이 있다. 무엇을 먹는지는 상관없다. 중요한 건 약이 맞느냐는 것이다.

안타깝지만 의사들 중에는 그 뒤로도 별로 배운 게 없는 사람이 많다. 나는 환자들에게서 이런 말을 자주 듣는다. 그들이 영양 섭취에 관해 무슨 말을 꺼낼라 치면 담당 의사들은 즉각 거부감을 드러낼 때가 많다고. 이런 의사들은 음식만으로 류머티즘, 고혈압, 두통 같은 질환이 개선될 수 있다는 사실을 모른다. 언급한 바와 같이 만성 질환의 50~70퍼센트는 잘못된 영양 섭취에서 비롯되거나 아니면 그로 인해 악화된다.

많은 환자들이 말한다. 지난 몇 년 사이 여기저기서 서로 모순되는 이야기를 너무 많이 들어 진짜 건강에 좋은 것이 무엇인지는 전혀 모르겠다고. 언제는 지방이 나쁘다고 했다가 언제는 또 좋다고 하고, 여기서는 탄수화물을 절대 먹지 말라고 하는데 저기서는 암 예방을 위해 통곡물을 먹어야 한다고 말한다. 또한 적포도주도 조금 마시면 심장을 보호하지만 많이 마시면 해롭다고 한다. 이런 음식들은 널려 있다. 그렇다면 진실은 무엇일까?

가능한 한 인스턴트식품은 피하라

식품 산업과 산업적 농업의 로비스트들이 연구에 막대한 영향력을 행사하는 것은 틀림없다. 예를 들어 설탕이 건강에 좋지 않다는 사실이 밝혀진 지 이미 오래인 1960년대와 1970년대에 하버드 의과 대학의 주요 학자들은 상당한 보수를 받는 대가로 주요 잡지에 기고문을 쓰면서 교묘하게 사실을 누락하는 방법을 통해 설탕의 부정적 영향을 간접적으로 부인했다. 오늘날 〈대안적 사실〉[9]이라고 불리기도 하는 교묘한 사실 왜곡이다. 코카콜라 같은 대기업은 수십 년 전부터 대학을 비롯해 권장 식품 선정에 영향

---

9 2017년 1월 트럼프 대통령 취임식 참석 인파 논란과 관련해 켈리앤 콘웨이 백악관 선임 고문이 언급해서 화제가 된 말이다. 취임식 참석 인파가 오바마 때보다 훨씬 적었다는 언론의 지적에 다른 자료를 들먹이며 반박하다가 그게 사실이 아닌 게 밝혀지자 자신의 말을 〈대안적 사실alternative facts〉이라는 말로 교묘히 포장하며 넘어갔다.

력이 큰 〈독립〉 연구소들에 막대한 연구비를 지원하고 있다. 축산업계와 유제품업계의 로비도 이에 못지않다. 특히 미국에서는 말이다. 이런 지원을 받는 연구들은 〈과학〉이라는 이름의 가면을 쓴 채 이 식품들에 대해 최대한 좋은 결과가 나올 수 있도록 철저하게 기획된다. 방법도 간단하다. 터무니없는 시간에 측정하거나, 양을 비현실적으로 조정하거나, 통제 집단에 더 나쁜 음식을 제공하는 식이다.

신경 생물학이 우리에게 가르쳐 준 것이 있다. 기름진 것과 단 것을 많이 먹으면 우리 뇌에서는 마약처럼 중독성 강한 보상 물질이 분비된다는 것이다. 아이스크림처럼 기름진 것과 달콤한 것이 둘 다 들어간 식품은 더더욱 그렇다. 그렇다고 아예 못 먹게 하는 건 좋지 않다. 자발적으로 조금씩 먹는 것이 기분 좋게 느껴지려면 어느 정도 시간이 지나야 한다.

잘못된 방향은 또 있다. 몸매를 날씬하게 해주는 영양 섭취와 건강한 영양 섭취를 동일시할 때가 많다는 것이다. 과거에는 무엇보다 과체중 상태에서 몸무게를 줄이는 것이 핵심 문제였다. 독일인의 60퍼센트가 과체중이다. 그렇다면 살을 빼는 것은 당연히 많은 사람들의 절실한 소망이다. 다이어트와 일방적인 영양 섭취로 실제로 살이 빠지기는 한다. 일시적으로라도 말이다. 하지만 그건 건강에 나쁘다. 좋은 예가 빵과 파스타, 감자 같은 탄수화물을 거의 포기하고 지방과 동물성 단백질만 덮어 놓고 섭취하는 앳킨스 다이어트다. 단백질과 지방은 우리 몸에 포만감을

201

안겨 주고 탄수화물의 포기는 인슐린 수치를 낮추기에 실제로 체중은 상당히 빠른 속도로 빠진다. 그러나 동물성 단백질과 포화지방이 우리 몸속에 많으면 동맥 경화가 촉진된다. 냉소적으로 표현하자면, 날씬한 몸으로 더 빨리 죽는다.

따라서 살을 빼는 것을 건강과 동일시해서는 안 된다. 물론 통계적으로는 정상 몸무게의 사람이 병에 걸릴 위험성은 상대적으로 낮다. 하지만 그것도 많이 움직이고 건강한 영양 섭취를 할 때만 그렇다. 그래서 많이 움직이면서 약간 과체중인 사람이 별로 움직이지 않는 마른 사람보다 더 건강하다.

영양 치료의 장점은 약을 먹거나 주사를 맞거나 수술할 필요가 없다는 것이다. 먹는다는 것은 그 자체로 힘든 일이 아니다. 올바르게만 먹으면 따로 시간과 돈을 들일 필요가 없고, 고통스럽지도 않다. 다만 결정적인 것은 무엇을 어떻게 먹느냐이다. 줄곧 건강한 것만 먹어야 한다는 것도 스트레스가 될 거라는 반박에는 잠시만 그럴 뿐이라고 안심시켜 주

만성 질환의
50~70퍼센트는
잘못된 영양 섭취에서
비롯되고 악화된다

고 싶다. 우리는 입맛을 바꿀 수 있다. 그런 일은 어차피 살아가면서 계속 생긴다. 맥주나 포도주를 처음 마셨을 때 맛이 얼마나 이상했는지 기억하는가? 어릴 때 처음 먹은 곰삭은 치즈 맛은? 그럼에도 우리는 그 맛에 익숙해지지 않았던가? 나는 전에는 포

도주를 무척 즐겼지만, 지금은 알코올을 한 방울도 먹지 않고도 잘 살고 있다.

우리는 건강해지려고 음식을 먹는 것이 아니라 문화와 교육에 따라 길들여진 음식이 맛있어서 먹는다. 그렇다면 식습관을 바꾸는 건 어려우면서도 쉽다. 어쨌든 나는 환자들에게 늘 이렇게 말한다. 모든 습관은 언제든 바꿀 수 있다고.

우리는 각자 좋아하는 음식이 다르다. 게다가 여행을 다녀 보면 세계 어디서건 현지인들은 자신들이 먹는 음식이 최고라는 자부심을 갖고 있다. 그런 기호를 유전자로만 설명하기에는 부족하다. 그건 무엇보다 문화와 사회적 환경에서 비롯된 것으로 보인다. 일례로 외국에서 이주해 온 사람들은 언제부터인가 새로운 고향의 음식을 먹게 되고, 그로써 현지인들이 많이 걸리는 병에 걸린다.

혁신적인 심장학자 딘 오니시

〈너희가 먹는 것이 바로 너희의 약이 되어야 한다.〉 의학의 아버지 히포크라테스의 말이다. 1998년 내가 어시스턴트 의사 생활을 시작했을 때 이 말에 귀를 기울이는 사람은 별로 없었다. 그렇다 보니 나는 미국 심장학자 딘 오니시Dean Ornish의 연구를 접하고 더더욱 강한 인상을 받았다. 당시 그는 아직 젊은 나이였지만 이미 이름을 날리던 의사였다. 오니시는 하버드 의대 시절부터 기존 의학에 의구심을 품었다. 현대 의학이 자연 요법의 손쉬운 치료 가능성을 너무 등한시하고 있는 게 아닌가 하는 의심이었다. 그는 『심장병의 반전을 위한 딘 오니시 박사 프로그램*Dr. Dean Ornish's Program for Reversing Heart Disease*』[10]에서 이렇게 썼다. 〈의사라는 사람들은 참 이상하다. 환자의 가슴을 절개하고, 다리에서 혈관을 꺼내 수술하고, 심장을 꿰매는 건 지극히 당연한 일로 여기면서 환자에게 건강한 영양 섭취와 운동의 중요성에 대해 설명하는 건 의사의 본분이 아니라고 생각하니 말이다.〉

오니시는 청소년기에 이미 채식을 했고, 부모를 통해 요가를 만났다. 그는 유명한 실험 〈생활 방식-심장 연구〉에서 영양 치료의 가능성을 검증했다. 우선 중증 심장 질환자들을 무작위 원칙에 따라 두 집단으로 나누었다. 한 집단은 평소처럼 심장 질환 약으로 치료를 받은 반면에 다른 집단은 영양 섭취와 스트레스 완화 훈련을 집중적으로 받았다. 그때까지 고기를 자주 먹던 미국인들의 평균 식생활에 젖어 있던 참가자들에게 오니시의 영양 치료는 일대 전환이었다. 그는 이들에게 1년 동안 비건에 가까운 엄격한 저지방식을 처방했는데, 결과는 경이로웠다. 참가자들은 불필요한 살이 상당 부분 빠졌을 뿐 아니라 혈중 콜레스테롤 수치와 혈압도 정상으로 돌아왔다. 그러나 절정은 따로 있었다. 경화증이 풀리면서 관상 동맥이 본래의 모습을 되찾기 시작한 것이다. 어쨌든 심장 카테터 검사 결과가 그랬다. 반면에 통제 집단에

10 국내에서는 『약 안 쓰고 수술 않고 심장병 고치는 법』(2000, 석필)으로 출간되었다.

오니시 영양학

- 오니시에 따르면 일상적인 영양 섭취의 토대는 가공하지 않은 자연 식품을 먹는 것이다. 통곡물 식품, 생야채, 조리한 야채 그리고 과일은 혈관 경화를 완화하거나 막는다.
- 매일 필요한 단백질은 주로 꼬투리 열매나 콩 같은 식물성 제품으로 섭취한다. 유제품은 대폭 줄인다.
- 당이 함유된 식품, 밀가루 음식, 술은 최소한으로 섭취해야 한다.

서는 같은 기간 동안 경화증과 혈중지방, 고혈압이 증가했다. 오니시는 나중에 5년간의 후속 관찰과 이어진 또 다른 연구에서 이 결과를 재차 확인했다.

미국에서 오니시 영양식은 공인된 치료 방법이다. 그가 치료한 환자 중에는 유명 인사도 많다. 스텐트와 혈관 우회술을 받은 미국의 전 대통령 빌 클린턴도 그중 한 명이다. 클린턴은 재수술 직전에 오니시 식이 요법을 시작했고, 그 뒤 날씬한 몸매와 건강을 되찾았다. 〈지금 상황에서는 아무것도 하지 않으면 끝이라고 생각했습니다.〉 도넛 애호가였던 그가 텔레비전 인터뷰에서 한 말이다.

오니시의 연구는 이미 고전이 된 지 오래였지만, 내게 가야 할 길을 가리켜 주는 이정표였다. 다만 그런 식의 강제적인 식습관

변화는 일반인들이 실천하기엔 어려움이 있다. 오니시는 채소 중심의 식생활이 유행을 타고, 비건 음식이 무엇인지 의사들조차 아직 모르던 시절에 자기만의 영양식을 선전했다. 이 식이 요법은 심장 질환자들에게 엄격한 저지방식을 요구했는데, 이는 심지어 식물성 기름이나 호두, 아보카도조차 포기해야 하는 어려운 도전이었다. 그러나 포화 지방을 너무 먹지 않으면 허기를 이기지 못해 더 많은 채소를 먹어야 했다.

내가 오니시 식이 요법으로 처음 치료한 심장 환자들도 마찬가지였다. 그중 많은 사람이 상시적인 배고픔을 달래려고 늘 플라스틱 용기에 채소를 따로 준비해 두었다. 심장 건강에 좋은 영양식이 반드시 엄격한 저지방식일 필요는 없다는 사실이 밝혀진 것은 나중의 일이었다. 다시 말해 특정 지방만 해롭고, 어떤 지방은 오히려 혈관 탄력성 유지에 무척 중요하다는 것이다. 그럼에도 오니시 식이 요법은 성공했고, 그것을 철저히 따른 환자는 심장 건강을 지키고 암세포와 싸우는 데 도움을 얻었다. 오니시는 나중에 다른 연구에서 자신의 식이 요법이 전립선암 환자들의 전립선 조직 유전자 발현에 긍정적으로 작용한다는 사실을 증명했다. 이는 유전자 활동이 차단되고 작동하는 방식을 가리키는데, 이 과정에서 암을 촉진하는 유전자는 감소된 것으로 나타났다.

지중해식 식단이 건강한 이유는 무엇일까?

그렇다면 특정 지방만 포기하고 다른 지방을 많이 섭취하는 것도 건강한 영양식이다. 이는 1994년 프랑스 연구자들이 발표한 논문 「리옹식 식이법과 심장 연구」, 즉 지중해식 식단이 심장병 환자들에게 미치는 영향을 조사한 첫 대규모 연구의 놀라운 결과였다. 이 연구를 이끈 프랑스 국립 과학 연구소 소속의 미셸 드 로제릴Michel de Lorgeril은 환자들에게 채소와 과일, 통곡물을 먹으라고 지시하면서 오메가3 지방산이 풍부한 유채, 아마, 호두, 콩기름 같은 식물성 기름도 함께 충분히 섭취할 것을 주문했다. 심지어 이런 기름을 더 쉽게 섭취할 수 있도록 환자들에게 연구 기간 동안 특별히 제작한 유채 기름 마가린까지 무상으로 제공했다.

이 연구는 원래 수년간에 걸친 장기 계획이었지만, 윤리적인 이유로 27개월 만에 중단되었다. 지중해식 음식을 먹은 집단에 비해 일반식을 먹은 통제 집단에서 너무 많은 사람이 심근 경색으로 고생하거나 심지어 목숨을 잃은 것이다. 그래서 실험 도중 이들에게도 지중해식 식이 요법이 처방되었다. 왜냐하면 우리 몸에 미치는 지중해식 식단의 방어 작용이 무척 크다는 데이터는 이미 그것으로 충분했기 때문이다. 그 효과는 심지어 베타 차단제나 ACE 억제제 같은 약품보다 큰 것으로 나타났다.

지중해식 식단 하면 미식가들은 먼저 생선을 떠올린다. 생선에 건강 증진 성분이 많다고 믿기 때문이다. 그래서 건강한 식생활을 계획하는 이들 중에는 고기를 생선으로 대체하는 경우가 많다. 하지만 실제도 그럴까? 생선은 대다수 사람들이 생각하는 것만큼 건강한 식품이 아니다. 생선은 동물성 농축 단백질 함량이 높아 체내에 산을 많이 만들어 내고, 그 때문에 염증성 질환과 골다공증, 관절증을 유발할 수 있다.

그런데 내가 보기에 더 큰 문제는 환경에 있다. 적지 않은 물고기 종이 멸종 위기에 처해 있고, 대양에서는 물고기가 남획된다. 그렇다면 생선을 규칙적으로 먹으라는 권고는 지속 가능성이 불투명한 전망이다. 그렇다고 양식장이 대안이 될 순 없다. 여기선 항생제를 비롯해 많은 약품이 사용되기 때문이다. 전체적으로 보면 어류는 중금속에 상당히 오염되어 있다. 특히 오메가 지방산 때문에 많은 사람이 추천하는 연어나 고등어 같은 저수온 어류가 그렇다.

● 생선은 생각만큼 건강한 식품이 아니다

게다가 생선은 지중해식 식단에서 건강 증진의 핵심적 요소가 아니다. 리옹 연구와 프레디메드 연구PREDIMED[11]에 따르면 지중해식 식단의 건강 효과는 올리브유, 채소, 호두에 있다. 생선 이야기는 나오지도 않는다. 생선 섭취와 관련한 두 번째 오류는 체내 염증 치료에 생선의 긴 사슬형 오메가 지방산이 꼭 필요하다는 주장이다. 이건 심지어 치매에도 좋다고 주장한다. 짧은 사슬형 식물성 오메가 지방산에는 그런 효과가 없다는 것이다. 터

11 *Prevención con Dieta Mediterránea*의 약자로, 〈지중해식 식단을 통한 예방〉이라는 뜻이다. 스페인에서 심혈관계 질환자를 대상으로 실시된 대규모 연구이다.

무니없는 소리다. 아마씨 같은 식물성 알파 리놀렌산은 충분히 섭취하면 긴 사슬형 오메가 지방산으로 바뀐다는 사실이 이미 증명되었다. 해조류에도 소중한 오메가 지방산이 함유되어 있다. 세계 인구의 증가 추세를 고려하면 해조류는 미래 식량원으로서 효용 가치가 클 것으로 보인다. 일본의 장수촌 사람들이 그렇게 건강한 이유도 어쩌면 해조류 섭취에 있을 가능성이 크다.

리옹과 프레디메드 연구 덕분에 지중해식 식단은 의학계를 평정할 정도로 선풍적인 인기를 끌었다. 지중해식 식단은 심장병 예방 외에 당뇨, 류머티즘, 고혈압, 신장병, 심지어 치매에도 효과적이다.

음식은 단순히 내용물의 총합이 아니다

영양학자는 물론이고 의사들 중에도 많은 이들이 음식과 식품 그 자체가 아니라 늘 그 속에 담겨 있는 것만 말하는 이상한 습관이 있다. 그러니까 실제로 접시에 올라오는 음식이 아니라 그 속의 단백질, 탄수화물, 지방, 비타민 함량으로 건강을 규정하는 것이다. 그래서 늘 나오는 소리가 식이 섬유나 리코핀(토마토의 건강 색소), 아니면 특정 지방산에 관한 이야기다. 납작귀리나 토마토, 호두 자체에 대해서는 말하지 않는다.

이처럼 음식을 영양소의 총합으로 보게 된 데에는 독일 화학자 유스투스 폰 리비히Justus von Liebig(1803~1873) 탓이 크다. 동료 화학자 윌리엄 포트William Port가 식품의 인체에 필수적인 영양소 세 가지로 단백질과 지방, 탄수화물(요즘은 이 셋을 〈다량 영양소〉라 부른다)을 꼽은 이후 리비히는 거기다 몇 가지 미네랄을 추가한 뒤 건강한 영양의 비밀이 풀렸다고 주장했다. 그러고는 고체형 육류 농축액과 최초로 젖먹이용 분유(우유, 밀가루, 탄산수소 칼륨으로 만들었다)를 개발

> 호두와 아보카도,
> 아마씨 등에서
> 추출한 건강한 지방을
> 섭취해야 한다

했다. 리비히 시대에 영양에 대한 생각이 얼마나 순진했는지는 분유와 모유의 영양만 비교해 봐도 알 수 있다. 모유에는 단백질, 지방, 탄수화물뿐 아니라 장내 세균에 영향을 주는 수많은 미량 영양소와 면역 항체가 담겨 있다.

내가 보기에 영양을 구성 성분으로 분해하는 것은 큰 잘못이다. 미국의 저명 과학 저술가 마이클 폴런Michael Pollan은 이를 〈영양주의nutritionism〉라고 불렀다. 그는 『식품의 방어*In Defense Of Food*』[12]에서 1977년에 열린 한 획기적인 회의를 언급했는데, 그 결과를 토대로 미국 상원 영양 특별 위원회는 만성 질환자의 수가 빠르게 증가하는 것에 대한 우려에서 〈미국인의 영양 섭취〉 권고안을 발표했다. 사실 미국에서는 제2차 세계 대전 이후 심장 질환 비율이 상승한 반면에 전통적으로 채식 위주의 식생활 습관을 가진 다른 문화권에서는 이 질환의 비율이 눈에 띄게 낮았다.

12 국내에서는 『마이클 폴런의 행복한 밥상』(2009, 다른세상)으로 출간되었다.

이로써 붉은 육류와 우유 섭취를 줄이라는 요구가 정책 당국에 의해 제기되었다.

그런데 이 발표가 나자 축산업계와 낙농업계를 중심으로 거센 반발이 일었고, 그 후폭풍은 특별 위원회를 그대로 강타했다. 결국 위원회도 기존의 입장을 철회할 수밖에 없는 상황으로 내몰렸다. 그 결과 명백한 권고안 대신 노회한 타협책이 제시되었다. 〈포화 지방이 많지 않은 고기와 가금류, 어류를 먹어라!〉는 것이다. 이로써 식품 자체가 아니라 보이지 않는 익명의 내용물, 즉 정치적으로 곤란해질 일이 없는 물질이 속죄양이 되었다.

지중해식 식단으로 돌아가 보자. 이 식단이 각광을 받으면서 이제 다른 형태의 전통적 영양식도 함께 조명을 받았다. 예를 들어 일본이나 중국 전통 음식의 건강 증진 효과가 여러 연구들로 증명되었다. 미국 저널리스트 댄 뷰트너Dan Buettner는 『블루 존 Blue Zones』에서 건강하게 오래 사는 〈건강 지역〉을 나열했다. 거기엔 지중해권의 사르데냐를 비롯해 일본 오키나와, 코스타리카 니코야 반도, 캘리포니아 예수 재림교도들의 아성인 로마 린다가 포함되어 있었다. 이 지역들에서는 만성 질환 비율이 무척 낮았다.

인종과 문화가 다른 이 지역 사람들의 공통적인 건강 요소는 채소와 과일, 향료, 호두, 씨앗, 통곡물을 아주 많이 먹는다는 것이다. 또한 지방은 대개 올리브나 호두 같은 건강한 식물성 기름만 섭취했다. 대신 고기와 햄은 전혀 입에 대지 않거나, 전통에 따라 특별한 축제일이나 일요일에만 먹었다.

그렇다면 지중해식 식단이 가르쳐 주는 것은 분명하다. 영양을 오직 다량 영양소에 따라 구분하는 것은 합리적이지 않다는 사실이다. 지방이라고 해서 똑같은 지방이 아니기 때문이다. 그건 단백질과 탄수화물도 마찬가지다. 지중해 음식은 그 자체로 보면 결코 저지방 식품이 아니다. 지중해 음식의 초기 연구자인 미국 생리학자 앤셀 키스Ancel Keys는 크레타섬의 식생활을 오랫동안 관찰하면서 그곳 주민들이 올리브유를 거의 음료수 수준으로 먹는다는 사실을 밝혀냈다. 이후의 수많은 연구도 호두와 콩, 유채, 아보카도 지방은 좋은 작용을 하는 반면에 동물성 지방, 그중에서도 햄과 육류에 포함된 지방은 콜레스테롤 수치를 높이고 심장병과 당뇨, 암 발병 가능성을 높인다는 사실을 반복해서 증명했다.

영양과 관련해서 세계적으로 최상위 규모에 속하는 프레디메드 연구가 그 점을 매우 뚜렷이 보여 주었다. 이 연구에서 7천 5백 명이 넘는 환자들은 무작위 원칙에 따라 세 집단으로 나뉘었다. 한 집단은 지중해식 식단을 기본으로 매주 올리브유를 1리터 섭취해야 했다. 두 번째 집단도 지중해 음식을 먹으면서 매일 호두 30그램을 섭취했다. 반면에 세 번째 집단만 일반적인 저지방 식단을 받았다. 2년의 관찰 기간이 끝나자 호두와 올리브유를 충분히 섭취한 두 집단은 혈압이 떨어지고 당뇨가 줄었다. 게다가 심장 순환 장애와 우울증, 암 질병 발생률도 낮아졌고, 심근 경색과 심장 마비로 죽는 일도 드물었다.

이런 식의 방대한 연구들을 종합하면 인간에게 어떤 것이 건강한 영양 섭취인지에 대한 답은 간단명료하다. 즉, 우리는 채소(안타깝지만 독일은 채소 섭취 면에서 유럽에서 꼴찌다)와 과일(채소만큼 중요하지는 않다)을 충분히 먹어야 하고, 올리브유, 유채 기름 그리고 호두와 아보카도, 아마씨 같은 것에서 추출한 건강한 지방을 많이 섭취해야 한다는 것이다. 생선은 일반적인 예상만큼 그렇게 중요하지 않았다. 생선에 특별한 건강 증진 효과가 있다는 것은 과학적 데이터로 증명된 바가 없다. 여러 건강한 영양식의 또 다른 공통점은 육류와 햄이 거의 또는 전혀 포함되어 있지 않다는 것과 유제품과 달걀 섭취가 아주 적다는 사실이다.

건강하지 않은 탄수화물이 과체중을 부르는 과정

1998년 내가 새로 설립된 바트 엘스터 자연 요법 전문 병원의 부교수로 취임했을 때 우리는 첫 강연자로 기센 대학교의 영양학 교수 클라우스 라이츠만Claus Leitzmann을 초청했다. 당시에 벌써 질병 예방과 치료를 위해 〈기센식(式) 홀푸드[13] 식단〉을 구상한 인물이었다. 그는 두 가지 형태의 식단을 제시했다. 하나는 엄격한 채식이고, 다른 하나는 일주일에 한 번만 생선과 육류 식사를 허용하는 채식 위주의 식단이었다. 위트 넘치는 그의 말은 여전

---

13 *whole food.* 가공하지 않은 신선한 상태의 자연 식품을 가리킨다.

히 내 기억 속에 남아 있는데, 그중 하나는 다음과 같다. 〈가장 좋은 고기는 과일 고기입니다.〉 근육 형성을 위해서는 동물성 단백질이 필요하지 않느냐는 반론에는 분명한 어조로 그렇지 않다고 답했다. 〈예전에는 육류가 우리 생명력의 한 부분이었을지 몰라도 지금은 아닙니다.〉

식물성 지방은 대체로 건강에 좋은 반면에 동물성 지방은 대부분 해롭다. 거기엔 대량 사육되는 가축 자체가 스트레스 속에서 건강하지 않게 살고 영양 상태가 나쁘다는 것도 부분적 이유로 작용한다. 그런 사육 방식은 고기 자체에 영향을 준다. 만일 가축이 〈자연 상태에 가깝게〉 먹고 자라면, 그러니까 들판에서 풀을 뜯어먹고 자라면 거기서 나온 우유와 치즈 역시 건강하다. 알프스 고원 목장의 소는 축사에 갇혀 지내는 네덜란드 소와는 지방산 구조가 완전히 다르다. 예를 들어 건강한 오메가3 지방산이 훨씬 많다. 연구를 진행한 취리히 심장학자들은 이 현상을 〈알프스의 역설〉이라 불렀다. 행복한 알프스 소의 젖으로 만든 치즈는 비록 그게 동물성 지방이더라도 우리 몸에 건강할 수 있다는 것이다.

통곡물로 탄수화물을 섭취하면 심근 경색과 뇌졸중 위험을 낮춘다

흔히 식물성 단백질은 동물성 단백질보다 효용이 떨어지고, 체내에서 똑같은 생물학적 작용을 일으키려면 복잡한 화학 과정을 거쳐야 한다는 생각이 널리 퍼져 있다. 그러나 최근의 연구 자

료에 따르면 이 주장은 단호하게 부인되어야 한다. 몸은 단백질을 분해하고 필요한 만큼 다시 구성한다. 동물성이든 식물성이든 상관없다. 그럼에도 유치원이나 학교, 병원의 영양식과 관련해서 영향력이 큰 독일 영양 협회는 여전히 이런 인식을 현실에 반영하지 않고 있다. 유감스런 일이다. 그들의 지식 수준은 최신 연구 결과보다 몇 년씩 뒤쳐져 있을 때가 많고, 그들의 공개적 발표 역시 로비 영향에서 전적으로 자유롭지는 않아 보인다.

탄수화물도 마찬가지로 무척 세심하게 들여다보아야 한다. 통곡물로 만든 빵이나 파스타, 밥처럼 자연 형태로 탄수화물을 섭취했을 때는 건강에 좋고, 심근 경색과 뇌졸중의 위험까지 낮춘다. 이와 관련해서 지금까지 나온 최대 규모의 연구에 따르면 통곡물을 하루에 최소한 90그램을 먹으면, 예를 들어 통밀 빵 두 조각을 먹으면 암과 순환계 질환의 위험은 현저하게 떨어진다고 한다.

통곡물 제품은 뛰어난 식이 섬유 공급원이다. 게다가 씨와 속겨, 겉겨가 제품에 아직 남아 있어서 비타민 B를 비롯해 마그네슘과 아연 같은 미네랄도 많다. 정제된 밀가루에는 이런 성분이 없다. 그럼에도 영양소가 별로 없는 이런 식품들이 산업계에 의해 대량으로 일반에 제공된다. 당분이 많이 첨가된 흰 빵과 국수, 백미 같은 것들이다. 그중에서도 가장 나쁜 것은 건강한 성분이라고는 전혀 없어서 미국에서는 〈액상 캔디〉라고도 불리는 소프트드링크 형태의 탄수화물이다.

아침 식사용 시리얼은 미국 의사이자 자연 요법 지지자인 존 하비 켈로그John harvey Kellogg가 개발했다. 원래는 베이컨과 달걀로 아침 식사를 하던 시민들의 건강을 생각해서 만든 통곡물 영양식이었다. 그러던 것이 시간이 가면서 거의 영양가 제로의 흰 밀가루와 다량의 설탕으로 뒤범벅된 음식으로 변질되었다. 심지어 인공 합성 비타민까지 첨가되는 경우가 많다. 생산 과정에서 비타민이 손실되기 때문이다. 요즘은 유기농 상점에서조차 납작귀리는 점점 줄고, 설탕을 가미한 시리얼과 뮤슬리 바는 점점 늘고 있다.

그런 건강하지 못한 탄수화물이 유럽과 미국에서 과체중의 물결을 일으킨 듯하다. 흰 밀가루는 체내에서 빠르게 당으로 분해된다. 지방도 빠르게 에너지로 전환된다. 도넛이나 피자, 햄버거 같은 패스트푸드가 문제인 것은 이런 부정적인 요인들이 다 합쳐져 있기 때문이다. 그래서 이런 음식을 먹으면 췌장은 다량의 인슐린을 분비하고, 이 호르몬은 지방 합성을 촉진하면서

당은 치아뿐 아니라 심장과 뇌에도 해롭다

영양소를 세포로 유도한다. 이것이 체중 증가를 부른다(이 때문에 사육 동물들에게도 인슐린이 투입된다). 그런 다음엔 칼로리가 빠르게 소비되면서 인슐린 수치는 다시 신속하게 떨어지고, 심한 허기가 생긴다. 통곡물에서는 에너지가 아주 천천히 분해되기 때문에 그런 일은 일어나지 않고, 인슐린 대사는 안정된다.

216

설탕에서 흰 빵에 이르기까지 빠르게 분해되는 탄수화물의 위험성은 인슐린 형태의 성장 인자로서 암 발병에 중요한 역할을 하는 IGF-1 탓도 있다(단식을 하면 이 인자는 줄어든다). 암세포가 당을 좋아한다는 건 거짓이 아니다. WHO는 하루에 25그램 이하의 당을 섭취하라고 권고하지만, 우리는 그 기준치를 한참 웃돈다.

당은 뇌의 능률을 떨어뜨린다

나쁜 식품을 사는 일은 허다하다. 그중에서도 감자칩은 특히 문제다. 에어랑겐 대학교 과학자들은 동물 실험에서 감자칩을 먹은 후 80곳이 넘는 뇌 영역, 특히 중독과 스트레스, 수면, 집중력, 보상과 연결된 영역에서 변화가 나타난 것을 발견했다. 게다가 탄수화물과 지방의 조합은 과식증으로 이어진다. 또한 그사이 아이들에게서 자주 나타나는 주의력 결핍 증후군도 건강하지 못한 음식, 특히 신경계에 영향을 주는 합성 첨가물이 섞인 패스트푸드 음식과 관련이 있는 것으로 추정된다.

과체중의 영역에서는 또 다른 중요한 문제가 있다. 지방에 대한 전방위적인 경고 때문에 이제는 지방 함량을 줄인 〈라이트〉 제품이 시장에 넘쳐난다는 것이다. 그로써 발생하는 맛의 손실은 더 많은 설탕이나 소금, 탄수화물로 충당된다. 이는 새로운 문제점을 낳는다. 〈라이트〉 제품은 먹어도 살이 찌지 않을 거라는 생각에서 많이 섭취하게 된다는 것이다.

옛날에는 당이 향신료처럼 귀해서 특별할 때만 사용했다. 예를 들면 디저트용으로 말이다. 지난 수백 년 동안 당은 식품 열량의 3~4퍼센트밖에 되지 않았지만, 요즘은 15~18퍼센트에 이른다. 오늘날 우리가 알고 있듯이 당은 치아뿐 아니라 심장과 뇌에도 해롭다. 혈당 수치가 높으면 기억력과 집중력이 떨어진다. 심지어 미국 생화학자 루이스 캔틀리Lewis Cantley 같은 연구자는 당의 과다 섭취가 암의 발병 원인 중 하나라고 생각한다. 과체중과 당뇨인 사람이 암 위험이 높다는 건 이미 잘 알려진 사실이다.

당은 거의 모든 음식에 섞여 있다. 혹시 다음에 시장을 보러 가면 냉동 피자, 케첩, 요구르트, 햄 그리고 거의 모든 인스턴트식품에 작은 글씨로 인쇄된 성분 표시를 살펴보라. 맛이 별로인 음식도 당과 소금으로 얼마든지 가릴 수 있다. 우리가 당분을 너무 많이 섭취하는 건 식품업계의 꾐에 넘어간 탓도 있지만, 당 자체에 있는 중독

언제나 흰 밀가루 음식 대신 통곡물 음식을 먹는 것이 좋다

성 때문이기도 하다. 우리 뇌는 전체 에너지를 오직 당에서만 얻는다. 게다가 당은 빨리 소진되기 때문에 당에 대한 뇌의 반응은 그만큼 뜨겁다. 행복감으로 반응한다는 말이다.

캘리포니아 대학교의 물질대사 연구자 로버트 러스티그Robert Lustig는 가장 열렬한 당 반대론자다. 그는 실험동물들을 일단 당에 충분히 길들였다. 그런 다음 당을 주지 않자 헤로인 금단 현상 같은 반응이 나타났다. 게다가 뇌 속의 이 보상 호르몬은 아페리

티프(식전의 술 한 잔)에도 비슷한 방식으로 반응했다. 당으로 쉽게 분해되는 식전 알코올이 식욕을 높인다는 사실은 잘 알려져 있다. 연구자들은 알코올이 바로 그런 보상 메커니즘을 촉진한다는 사실을 증명해 냈다.

그렇다면 좀 더 건강하게 먹으려면 어떻게 해야 할까? 할 수만 있다면 언제나 흰 밀가루 제품 대신 통곡물 제품을 먹는 것이 좋다. 통곡물 국수는 그사이 맛이 상당히 개선되었을 뿐 아니라 맛은 어차피 습관의 문제다. 피자와 케이크도 통곡물로 만들 수 있다. 요즘은 많은 제품에 〈자연 감미료〉나 〈과당만 첨가했다〉는 내용이 적혀 있다. 〈과일〉이라는 말은 자연스럽게 건강한 느낌을 준다. 그러나 안타깝게도 그렇지 않다. 과당은 간에서 지방 합성을 촉진하고, 포만감을 거의 주지 않는다. 과거 몇 년 동안 당뇨 환자에게 과당이 권고된 적이 있었다. 과당은 인슐린을 분비시키지 않는다는 이유에서다. 하지만 그로 인해 뇌에서 포만 신호가 내려오지 않는 바람에 배가 고프다는 느낌은 계속 유지된다. 그래서 몇 년 전부터 독일 연방 위험 평가 연구원은 당뇨 환자들에게 과당이 첨가된 식품을 피하라고 권고했다. 그사이 과당이 나쁜 콜레스테롤 수치를 높이고, 지방간을 야기한다는 사실도 밝혀졌다. 과일 자체의 과당은 사실 그리 큰 문제가 아니다. 식이 섬유와 영양소, 비타민과 피토케미컬(식물성 화학 물질)이 건강한 균형을 만들어 내기 때문이다. 꿀에도 과당이 있지만, 다른 소중한 성분도 많다.

정말 나쁜 건 옥수수로 만든 고과당 시럽(액상 과당)이다. 보존 기간이 길고 저렴하다는 이유로 식품업계에서 자주 사용하는 이 액상 과당은 많은 질병의 위험 인자로 의심받고 있다. 지금까지는 주로 미국에서 사용되었지만 그사이 유럽에서도 인기다. 건강하지 못한 이 시럽은 옥수수 재배에 왜 더 이상의 지원을 해선 안 되는지에 대한 또 다른 이유이다.

과당을 피하고 싶으면 유기농 상점에서 대체 감미료로 각광받는 아가베 시럽을 사용하되, 그러나 너무 많이 사용하지 말아야 한다. 이 시럽에도 과당이 아주 많기 때문이다(참고로 건조 과일도 마찬가지다). 요즘은 과당 흡수 장애를 앓는 사람이 많다. 우리 몸은 오늘날 일상적으로 섭취하는 다량의 과당을 더는 충분히 소화하지 못한다. 소화되지 못한 과당은 소장과 대장으로 이동해서 그곳 세균들에 의해 발효된다. 그러면 부패 가스가 발생하고, 이는 설사와 복부 팽만, 통증을 일으킨다.

인간의 3분의 1이 소금에 민감하게 반응한다

식품에 숨어 있는 또 다른 위험 요소는 소금이다. 세계 인구의 약 3분의 1이 소금에 민감하게 반응한다. 소금을 먹으면 혈압이 올라가는 것이다. 3분의 1만 그렇다면 모든 고혈압 환자에게 일률적으로 소금을 줄이라고 권고하는 건 합리적이지 않다. 그래서 나는 환자들에게 4주 정도의 자가 테스트를 권한다. 소금을 거의 먹지 말고, 빵도 최대한 줄이면서 혈압을 체크해 보라는 것이다.

빵 속에는 소금이 무척 많다. 독일인들은 그런 빵을 많이 먹는다. 게다가 몇몇 지중해권 국가처럼 소금 없이 빵을 굽는 전통도 없다. 아무튼 이런 자가 테스트 동안에는 소금 함량이 높은 냉동식품과 다른 간편 식품도 포기해야 한다. 소시지와 치즈에도 소금이 많이 들어간다. (덧붙이자면 친환경 소시지에는 더 많다. 방부제를 넣지 않기 때문에 소금으로 부패를 막으려 한다.) 수년 전부터 의사와 학자들은 식품 속에 소금과 지방, 당 함량을 줄이려고 무던히 애써 왔다. 그러나 식품업계는 그것으로 돈을 벌기 때문에 지금까지는 별다른 성과가 없다.

인간의 일부가 소금에 민감하게 반응하는 건 나트륨을 배출하는 신장의 완충 용량에 무리가 가기 때문으로 보인다. 몸이 자기 안에 소금을 붙잡아 두려고 하는 것은 진화의 결과다. 천연 음식물에는 소금이 적었기 때문이다. 식품 절임 같은 저장 문화가 발달하면서 소금 소비는 1그램에서 10그램으로 상승했고, 그로써 문제가 발생했다. 이 문제도 당과 비슷하다. 인스턴트식품 중에는 소금이 들어가지 않은 것이 거의 없다. 심지어 비스킷에도 있다. 그런데 일정 기간 소금을 넣지 않고 대신 맛있는 향료를 넣어 요리하다 보면 적은 양의 소금으로도 충분히 먹을 만하다는 것을 곧 깨닫게 된다.

글루텐 — 상술에 지나지 않을까?

통곡물을 먹으라고? 어떤 사람들은 이런 내 권고에 멈칫하며 그럼 글루텐은 어떻게 되느냐고 묻는다. 글루텐은 밀가루 반죽을 돕는 점성 단백질이다. 다른 곡물 가루는 반죽이 잘 안 되고, 잘 부풀지도 않고, 탄력성이나 끈기도 없다. 밀의 점성 단백질은 1백 퍼센트 단백질 성분으로 이루어져 있는데, 글루텐도 그렇다. 약 1만 년 전 신석기 혁명으로 곡물이 처음 식탁에 올랐을 때 인간의 면역계는 그때까지 섭취할 기회가 거의 없었던 글루텐에 대한 면역 관용[14]을 개발해야 할 도전에 처했을 것이다. 그렇다면 인간에게 글루텐을 받아들일 능력이 생긴 건 발전사적으로 비교적 최근의 일이다. 그런데 이 특성은 예를 들어 장 감염 같은 것의 영향으로 다시 빨리 없어질 수 있다.

대체로 값이 비싼 글루텐 비함유 식품이 점점 늘고 있다. 그만큼 밀의 글루텐에 대한 부정적 인식은 널리 퍼져 있다. 그런데 이 문제는 그리 간단치 않다. 일단 세 가지 병증을 구분해야 하기 때문이다. 가장 잘 알려져 있으면서 가장 심각한 병증은 실리악 스프루이다. 혈액 수치와 유전자 진단법으로 접근해서 위 내시경으로 확인하는 자가 면역 질환이다. 이 질환에 걸린 사람은 평생 글루텐을 멀리해야 한다. 다시 말해서 밀과 호밀, 보리를 포기해야 한다는 뜻이다. 독일인의 0.3~1퍼센트가 이 질환을 앓고 있다.

두 번째 병증은 실리악 스프루 못지않게 드문 밀 알레르기다. 독일인의 0.1~4퍼센트에서 나타나는데, 면역 글로블린E(IgE)

---

14 인간은 자기 몸속의 항원에 대해서는 면역 반응을 일으키지 않게 하는 방어 장치가 있는데, 이를 면역 관용 또는 면역 내성이라고 한다.

혈중 수치로 확인이 가능하다. 방앗간 주인과 제빵사, 제과사의 10퍼센트에서 호흡기를 통해 흡입된 밀가루 때문에 그런 알레르기가 나타나는데, 이는 발진과 천식으로 이어질 수 있다. 이 알레르기 환자는 밀만 엄격하게 피하면 된다.

세 번째 병증은 딱히 이름 붙이기 곤란한 과민증이다. 실리악 스프루도 아니고 밀 알레르기도 아니면서 일부 사람에게 나타나는 밀 과민증인데, 일반적으로 〈글루텐 소화 불량〉으로 알려져 있다. 인구의 0.6~6퍼센트에게서 나타나는 이 증상은 증가 추세다. 다만 이것이 특정 곡물과 관계가 있는지는 아직 불확실하다.

미국에서는 지난 몇 년 사이 글루텐을 피하는 사람의 수가 급격히 증가했다. 객관적 실험으로 밝혀진 생리학적 근거가 없는데도 말이다. 프로 선수들의 말에 따르면 글루텐이나 밀이 들어가지 않은 음식을 먹었을 때 성적이 더 나았다고 한다. 미국 의사 윌리엄 데이비스William Davis의 『밀가루 똥

비만의 원인이 밀이라는 것은 과학적으로 증명된 사실이 아니다

배Wheat Belly』같은 대중서들은 심지어 점점 늘어나는 비만의 원인으로 밀을 지목한다. 특히 데이비스는 오늘날 많이 재배되는 소맥에 책임을 돌린다. 그러나 이것은 과학적으로 충분히 증명되지 않은 사실로서 내가 볼 때는 너무 단순하게 엮은 이야기로 보인다. 글루텐 비함유 식품은 돈벌이가 쏠쏠한 사업이니까 말이다.

실리악 스프루도, 밀 알레르기도 아니면서 밀에 과민 반응하는 이 증상이 무엇인지 그리고 이 증상의 원인이 무엇인지는 생리학적으로 불분명하다. 그렇다면 이렇게 표현할 수 있다. 사람들이 이런저런 이유로 불편함을 느껴서 밀을 피하는 것이 이 증세다. 이는 글루텐과 관계없을 수도 있고, 실제로 그래 보이기도 한다. 긍정적 희망이 자기 치유에 도움을 주듯 우리에게 나쁜 일이 생길지 모른다는 염려도 육체적 아픔을 일으킬 수 있다. 그렇다면 이는 플라세보 효과의 대척점에 있는 〈노세보nocebo 효과〉라고 할 수 있다.

그럼에도 과민성 대장 증후군을 앓는 사람에게는 실제로 글루텐 과민증이나 밀 불관용증이 존재한다. 그 원인은 밀의 특정 단백질, 그러니까 주로 소맥 같은 새로운 밀 종류에 함유된 아말라아제/트립신 억제제ATI인 것으로 추정된다. 이 억제제는 병충해로부터 식물을 보호하지만 면역계에는 부정적인 영향을 끼칠 수 있다. 과민성 대장 증후군 환자라면 글루텐이 없는 음식을 먹는 것이 좋아 보인다. 한 연구에서는 과민성 대장 증후군 환자들을 두 집단으로 나눠 환자들 모르게 한 집단에게는 글루텐이 없는 머핀을, 다른 집단에게는 글루텐이 함유된 머핀을 제공했다. 글루텐이 들어간 머핀을 먹은 환자의 70퍼센트는 문제가 생긴 반면에 글루텐이 없는 머핀을 먹고 불편함을 느낀 환자는 40퍼센트에 그쳤다.

중요한 건 실리악 스프루를 확실하게 진단하고 다른 병증과 구별하는 것이다. 실리악 스프루 증상이 있는 사람은 하루에 글루텐 1백 밀리그램(빵 부스러기 세 개 정도)만 섭취해도 장염이 생길 수 있다. 밀 과민증의 경우는 소화할 수 있는 글루텐의 양이 그보다 많다. 실리악 스프루 환자들에게 글루텐 비함유 식품의 선택권이 많아졌다는 것은 매우 긍정적이다. 다만 글루텐 과민증이 있는 사람에게는 통곡물과 유기농 형태의 글루텐과 밀을 계속 시도해 보면서 스스로를 관찰하라고 권하고 싶다. 우리 병원에서는 빵과 국수가 거의 포함되지 않는 아유르베다 식단으로 접근했는데, 문제 해결에 상당한 도움이 되었을 뿐 아니라 글루텐 비함유 식품을 구입할 필요가 없어 돈도 절약할 수 있었다.

장내 세균 — 수수께끼에 싸인 세계

건강과 질병은 사실 우리 장내의 미생물 군총, 즉 박테리아 세계에 좌우된다. 장은 음식물, 즉 외부 세계와의 거대한 접촉 공간으로서 면역계가 구축되는 장소이자, 자가 면역 질환이나 암, 동맥경화증의 생성 여부가 결정되는 곳이다. 그사이 많은 류머티즘 질환과 관절증, 알레르기, 크론병, 궤양성 대장염을 비롯해 다발성 경화증과 파킨슨병 같은 신경 질환에도 미생물 군총이 매우 큰 역할을 하는 것으로 확인되었다. 물론 이런 인식을 토대로 어떤 치료 방법을 찾아낼 수 있을지는 아직 말할 상황이 아니다.

어쨌든 장내 미생물 군총의 역할이 알려지면서 영양 섭취도 지금까지와는 완전히 다른 위상을 갖게 되었다. 어떤 음식을 먹느냐가 장내 세균과 세균 종의 구성에 영향을 줄 수 있기 때문이다. 이 점에서도 식물성 영양소는 다른 음식들보다 우위에 선다. 건강을 촉진하는 세균들은 주로 식이 섬유를 먹고 살기 때문이다. 그래서 식이 섬유를 프리바이오틱스[15]라고 부른다. 『네이처』에 발표된 한 연구에 따르면 일반적인 혼식에서 식물성 식단으로 바꾸자 불과 사나흘 만에 장내 미생물 군총에 상당한 변화가 생겼다고 한다. 게다가 유전자 매트릭스를 염기 서열로 분석하니 염증 억제 작용도 곧 확인되었다.

장내 세균의 개별적 상호 작용은 지금도 충분히 설명할 수 있다. 달걀노른자와 육류를 비롯해 콩에도 조금 들어 있는 레시틴, 즉 지방과 비슷한 이 물질은 섭취하면 장내 세균을 통해 동맥 경화를 촉진하는 물질대사 인자를 생산한다. 항생제로 미생물 군총을 죽이면 이 인자는 몸에서 사라진다. 장내 세균의 역할을 분명히 실감할 수 있는 대목이다.

긍정적인 예는 비트다. 비트는 1킬로그램 당 1천 밀리그램이 넘는 천연 질산염을 갖고 있다. 우리가 비트를 먹으면 질산염은 침샘에서 농축되어 구강 세균을 통해 아질산염으로 바뀐다. 아질산염은 목구멍으로 넘어가 위장관에서 혈관을 보호하는 질소산화물로 다시 바뀐다. 비트를 이처럼 건강하게 만드는 것은 세균의 도움으로 진행되는 이러한 순환이다. 비트 주스를 매일매일

---

15 *prebiotics*. 장내 유익한 세균의 생장을 돕는 성분으로 장내 환경을 개선하는 데 도움을 준다.

파킨슨병

아유르베다의 손발 떨림막는 음식

세 아이의 아버지로서 건장한 체구의 마흔네 살 환자는 상당히 젊은 나이에 파킨슨병 진단을 받을 때까지 늘 〈보통 사람들이 먹는 대로〉 먹어 왔다.

파킨슨병에 걸리면 뇌 신경 세포의 격막이 서서히 죽어 간다. 증세는 전형적인 떨림과 운동 장애다. 우리 환자도 갑자기 어느 순간 왼팔을 제대로 뻗을 수가 없었다. 게다가 가만히 있어도 왼손이 떨렸다. 아직은 일을 할 수 있었지만, 얼마나 더 할 수 있을지는 불분명했다. 병은 그의 삶을 위협했다.

파킨슨병에 걸린 사람은 서서히 능력이 떨어진다. 이 병은 고칠 수 없다. 자연 요법으로도 불가능하다. 현재로선 약으로 진행을 늦추는 것만도 다행스런 일이다. 이런 진행 억제 과정에 특히 도움이 되는 것은 아유르베다 의학이다. 이 전통 의학은 신경 질환에서도 놀라운 성과를 보여 준다.

아유르베다에는 〈도샤〉라는 이름의 세 가지 체질이 있다. 인도 의학의 이론에 따르면 파킨슨병은 바타, 즉 공기에 해당하는 바람 기질이 너무 많아 생기는 것으로 이 환자에게는 신경에 부담을 주는 〈바람〉의 측면을 약화시키는 음식이 권장된다. 예를 들어 호박, 비트, 사탕무, 감자처럼 흙에서 자라는 채소가 좋고,

말린 채소보다 커리가 좋다. 그것도 걸쭉한 액체 형태로 만들어 먹는 것이 가장 좋다. 앞서 언급한 환자의 기본 체질은 카파, 즉 물에 해당하는 점액 기질이었다. 이 체질에 제대로 맞추려면 모든 음식에 향료를 잘 사용해야 하고, 음식에 약간 매운 맛을 주고, 양이 너무 많지 않도록 조절해야 했다. 환자는 현재 동물성 제품을 식단에서 거의 완전히 배제하고, 대신 여러 측면에서 건강에 유익한 꼬투리 열매, 씨앗, 호두, 브로콜리, 식물 순을 주로 먹는다.

아유르베다의 두 번째 치료 방법은 기름 관장[16]이다. 처음엔 거부감이 들 수도 있지만 상당히 도움이 되는 방법이다. 기름 관장은 우리 몸에 부담이 되는 물질을 장 점막으로 배출한다. 아유르베다 신봉자들은 대장 끝부분에 바타의 본거지가 있다고 생각한다. 관장은 그곳의 부담을 국부적으로 덜어 줄 뿐 아니라 전체 장내 환경과 신경계에도 변화를 일으킨다. 그 밖에 환자는 느린 호흡으로 안정감을 주는 요가를 하고, 일주일에 한 번 아유르베다 오일 마사지로 심신의 긴장을 푼다. 또한 직업인 출장 뷔페 서비스업을 포기하지 않고, 대신 앞으로도 계속 이 일을 할 수 있기 위해 눈앞의 성과에 목을 매달지 않고 업무를 대폭 줄였다.

16 직장에 따뜻한 허브 오일을 주입하고 일정 시간이 지난 후 배출시키는 관장 방법이다.

2백50~5백 밀리리터를 마시면 혈압이 낮아진다. 게다가 비트는 일종의 천연 도핑제이기도 하다. 2009년의 한 연구에 따르면 40세 이하 남자들에게 6일 동안 매일 비트 주스를 5백 밀리리터 마시게 한 뒤 자전거 에르고미터 테스트를 했는데, 다른 음료를 마셨을 때보다 지구력이 50퍼센트 이상 강해진 것으로 나타났다. 비트의 이런 혈관 확장 기능 때문에 요즘은 심장학자들도 심부전 환자들에게 비트 주스를 권한다. 비트가 심장의 부담을 줄여 주기 때문이다.

그렇다면 위험 요소는 디테일에 있다. 몇 년 전까지만 해도 질산염과 아질산염은 특정 단백질과 결합해 암을 유발한다는 이유로 좋지 않은 성분으로 낙인찍혔다. 하지만 여기엔 미세하지만 아주 중요한 차이가 있다. 질산염을 육류로 섭취하면 그 안의 아민 화합물을 통해 발암 물질인 니트로사민이 만들어지지만, 비트에 함유된 질산염은 단백질과 결합하지 않는다는 것이다. 그래서 독일 연방 위험 평가 연구원도 질산염에 대한 경고를 상대화했다. 질산염이 풍부한 채소를 먹을 경우 장점이 단점을 능가하기 때문이다.

우유는 건강 식품이 아니다

우리 몸의 물질대사 과정은 물이 있는 환경에서 이루어진다. 이때 많은 효소 과정과 다른 화학 과정은 일정한 pH 농도를 요구하는데, 체내 정상 농도는 약한 염기성 범위(7.35~7.4) 안에서 움직인다. 여기서 조금만 벗어나도 생명은 유지될 수 없다. 따라서 집중 치료실에서는 혈액에 녹아 있는 가스의 농도를 분석하는 장비가 필수적이다. 환자가 생사를 오가는 상태는 무엇보다 혈액이 산성으로 변하는 아시도시스, 즉 급성 산 중독 현상을 보면 알 수 있다.

그런데 체내 곳곳이 동일한 pH 농도를 띠는 것은 아니다. 가령 위는 1.2~1.3사이로 극단적 산성이다. 쓸개는 7.4~7.7까지로 염기성이다. 침은 6.8이다. 대변은 가능한 한 산성이어야 하고, pH 농도로 따지면 6~7 사이여야 한다.

산-염기 대사 조절은 정교한 완충 시스템을 통해 이루어진다. 이 과정에서 가장 중요한 장기는 이산화탄소를 내보내는 폐와 중탄산염을 분비해서 pH 농도를 조절하는 신장이다. 이 시스템의 성능은 무척 좋다. 그러나 너무 과하게 부려 먹으면 우리 몸은 뼈의 무기질까지 동원하게 되고, 그로써 골다공증이 생긴다. 두 번째 방법은 결합 조직을 통해 이루어지는데, 그로 인해 결합 조직은 마르고 통증에 민감해진다. 체내 산 과다는 나이를 먹으면 점점 문제가 된다. 신장 기능이 약해지면서 전반적인 완충 용량이 떨어지기 때문이다. 거기다 다른 요인들, 예를 들어 만성 염증이나 산을 만들어 내는 식품까지 더해지면 건강에 이상이 생길 수 있다.

산을 만드는 식품이라고 해서 신맛이 날 거라고 생각해서는 안 된다. 가령 레몬은 휘발성 산을 갖고 있지만, 이 산은 혈류에 닿기 전에 위에서 용해되어 염기 성분만 남는다. 산-염기 대사에 부정적인 영향을 주는 건 주로 동물성 단백질과 인산이다. 인산은 콜라 같은 음료뿐 아니라 빵이나 다른 곡물 제품에도 들어 있다. 산은 뼈를 분해하고 결합 조직을 약화하는 작용 말고도 관절 연골을 손상시킬 수 있다. 또한 코르티솔 같은 스트레스 호르몬 분비를 증가시키는데, 이는 뼈 손상의 또 다른 요인으로 작용한다. 이 사실은 본 대학에서 실시한 어린이 건강을 위한 도날드 연구DONALD(*Dortmund Nutritional and Anthropometric Longitudinally Designed Study*)를 통해 밝혀졌다. 게다가 체내에 산이 너무 많아지면 당뇨에 걸릴 확률도 더 높아지는 것으로 확인되었다.

체내 산 과다는 당뇨에 걸릴 확률을 높인다

의학적 관점에서 산-염기 대사는 퍽 흥미로운 영역이다. 신장의 만성적인 문제는 알칼리 요법, 그러니까 염기 알약이나 염기 가루만 투여해도 상당히 쉽게 해결된다. 그 밖에 동물성 단백질 함량이 적은 음식도 오래전부터 권장되어 왔다.

이런 인식과 함께 우유에 대한 평가는 완전히 바뀌었다. 오랫동안 우유는 칼슘 성분 때문에 뼈를 보호하는 것으로 알려져 왔다. 그러나 지금은 그것이 정반대라는 사실을 우리는 안다. 우유가 체내에서 만드는 산으로 인해 공급되는 칼슘보다 빠져나가는 칼슘이 훨씬 많기 때문이다. 따라서 유제품은 칼슘 총계 면에서

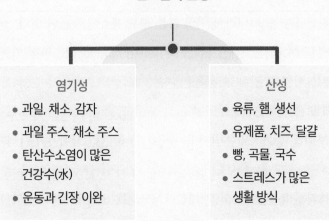

산 - 염기 균형

염기성
- 과일, 채소, 감자
- 과일 주스, 채소 주스
- 탄산수소염이 많은 건강수(水)
- 운동과 긴장 이완

산성
- 육류, 햄, 생선
- 유제품, 치즈, 달걀
- 빵, 곡물, 국수
- 스트레스가 많은 생활 방식

요즘은 다들 동물성 단백질을 많이 섭취하다 보니 인체는 산 과다증을 띨 때가 많다. 산-염기 대사의 균형은 염기성 작용을 하는 식품과 건강한 생활 방식으로 다시 맞추어질 수 있다.

오히려 마이너스이고, 골다공증에 효과가 있다고 말할 수 없다.

어떤 식품이 얼마나 많은 산을 만들어 내는지 1백 퍼센트 정확하게 기술하는 건 불가능하다. 다만 소화한 음식물이 우리 몸을 얼마나 산성화하는지 보여 주는 프랄PRAL(*Potential Renal Acid Load*) 수치라는 것이 있다. 유황을 함유한 아미노산과 인산같이 산을 촉진하는 요소와 미네랄, 칼륨, 칼륨 같은 방어 요소의 잔류량을 보여 주는 공식이다. 영양학자 토마스 레머Thomas Remer와

프리드리히 만츠Friedrich Manz가 개발한 프랄 수치는 우리 몸의 산성화에 대한 좋은 근거를 제공한다. 그에 따르면 육류와 치즈, 햄은 산성이고, 그 밖에 몇 가지 호두와 모든 형태의 곡물, 생선, 그중에서도 참치처럼 통조림으로 만든 생선도 산성이다. 개인적으로 놀랐던 것은 내가 평소에 즐기던 에스프레소가 산성이 아니라 약염기성이라는 사실이다.

이 모든 것을 종합하면 육류와 생선을 멀리하고 치즈는 소량으로 제한하는 채식 위주의 식사가 얼마나 장점이 많은지 다시 한 번 확인된다. 그런 음식이 정말 참을 수 없을 정도로 먹고 싶으면 오렌지 주스나 야채 주스가 갈증 해소에 어느 정도 도움이 된다. 이것들은 산에 대해 완충 작용을 하면서 건강 균형을 맞춘다. 마찬가지로 탄산수소염이라고도 불리는 탄산염이 풍부한 광천수도 만성 질환을 겪는 사람에게 도움이 된다. 해독 치료 병원에서 자주 처방하는 〈불리히 소금〉이나 염기 가루를 복용해도 된다. 다만 거기서 근거로 내세우는 연구들은 그렇게 믿을 만해 보이지 않는다. 따라서 나는 내 논거를 고수하고 싶다. 좋지 않은 식생활을 포기하지 않으면서 약으로 대체하려고 해봤자 아무 소용이 없다는 것이다.

감자와 뿌리채소 같은 음식으로 우리 몸의 알칼리화를 돕겠다는 상업적 단식이 시중에 나와 있다. 채소 중심의 이 비건식 영양 식단은 원칙적으론 매우 건강하지만, 가끔 거기에 추가되는 쉬슬러 소금 같은 첨가물은 불필요하다. 아무튼 그런 알칼리성 단식을 치료 단식과 혼동해서는 안 된다. 치료 단식이 당연히 효과가 훨씬 좋다.

그 밖에 우리 몸의 산 과다증을 막고 싶다면 요가 호흡법인 〈프라나야마〉를 해보는 것도 좋은 방법이다. 프라나야마를 하면 호흡을 내쉴 때 더 많은 산이 배출된다. 사우나에서 땀을 흘리는 것도 도움이 된다.

폭식

〈목표가 사라지면 우리는 다른 쓸데없는 것에 더 많은 에너지를 쏟는다.〉 마크 트웨인의 이 말은 내가 잘못된 영양 섭취와 과체중에 관한 논문을 읽을 때마다 떠오른다. 귄터 보덴Guenther Boden 연구 팀이 발표한 〈폭식〉의 물질대사에 관한 연구도 그런 논문 중 하나다. 연구 팀은 자발적으로 참여한 피험자들에게 일주일 동안 매일 6천 칼로리의 건강하지 못한 〈서구식 식단〉을 제공했다. 표준 칼로리 권장량의 세 배에 가까운 수치다. 그러나 크루즈를 타고 여행해 본 사람이라면 이런 식의 엄청난 영양 섭취가 실제 삶에서도 얼마든지 가능하다는 것을 안다. 그건 뷔페나 온갖 종류의 무한 리필 식당도 마찬가지다.

보덴 연구에 따르면 폭식은 참가자들의 건강에 막대한 영향을 끼쳤다. 참가자들은 몸무게가 평균 3.5킬로그램 증가했고, 당뇨 초기 증상을 보였다. 원인은 지나치게 높은 칼로리 공급에서 비롯된 산화 스트레스, 즉 나쁜 활성 산소였다. 여기까지는 당연해 보

당뇨병

배고픔 길들이기

건축 설계 일을 하는 여성 환자는 165센티미터의 키에 몸무게가
무려 1백 킬로그램이나 나갔다. 우리 환자 중에는 과체중이 드물
지 않다. 안타깝지만 그건 오늘날 의학적 치료의 표준이 된 인슐
린 때문일 가능성이 높다. 독일인의 10퍼센트 가까이가 인슐린
기능이 떨어진 제2형 당뇨병을 앓고 있다. 우리 몸이 충분한 인
슐린을 만들어 내지 못하다 보니 이 호르몬은 대개 약으로 보충
된다.

이런 상황은 현실에서 나선형의 악순환을 낳는다. 우선 환자
들은 살이 찌면서 점점 적게 움직이고, 변화된 물질대사는 세포
의 인슐린 저항성을 일으킨다. 이는 다시 혈당 수치를 높이고, 환
자는 더 많은 인슐린을 투여받는다. 20년 전부터 당뇨병을 앓은
우리 환자도 이런 악순환의 늪에 빠져 체중이 1백 킬로그램까지
불었고, 그로써 동맥 경화와 심장 순환 질환의 위험이 한층 높아
졌다. 게다가 환자는 류머티즘 진단과 함께 이따금 코르티손 치
료까지 받아야 하는 상황이었기에 인슐린 대사에 추가 부담이 가
해졌다. 인슐린 대사의 변동성이 너무 심한 까닭에 환자는 저혈
당에 빠지지 않으려고 매일 새벽 3시에 무언가를 먹어야 했다.

그사이 60대 중반이 된 환자는 인슐린 수요를 현저하게 떨어

뜨리는 단식을 알게 되었다. 처음 우리 병원에 왔을 때 인슐린 수치는 102였는데, 병원을 나갈 때는 15에 그쳤다. 게다가 단식과 저온실 치료로 류머티즘 통증도 한층 개선되었다. 손발 관절의 붓기가 빠져 이제는 움직이는 것이 훨씬 가벼워졌으며, 몸무게도 10킬로그램이 줄었다.

악순환을 깨뜨린 것은 무엇일까? 단식은 우리 몸의 리셋 버튼이나 다름없다. 일단 이 버튼을 누르면 당-인슐린 체계의 과도한 변동이 중단된다. 유기체가 일주일 동안 굶으면 세포는 당을 들여올 새로운 수용체를 활성화한다. 결핍이 생기면 세포는 자신이 할 수 있는 모든 것을 동원하기 때문이다. 환자가 단식 요양을 끝내고 다시 음식을 먹으면 당은 새로운 수용체를 통해 더 쉽게 세포 속으로 들어가고, 그만큼 우리 몸은 인슐린 수요량이 적어진다. 추위는 인슐린 민감성을 높이는 추가 자극이다. 췌장에서 인슐린을 더는 만들지 못하는 제1형 당뇨에서 이 호르몬은 다른 무언가로 대체될 수밖에 없지만, 훨씬 자주 발생하는 제2형 당뇨는 생활 방식만 개선해도 쉽게 치료될 수 있다. 물질대사의 예민한 균형이 인슐린을 통해 깨뜨려지지만 않는다면 말이다.

우리의 환자는 인슐린 수치를 낮게 유지하려고 치료 단식이 끝난 뒤에도 2주 동안 1천4백 칼로리 식단을 철저히 지켰다. 사실 그건 어려운 일이 아니었다. 몸 자체가 이미 더 이상 끊임없이 먹으라고 충동질하지 않기 때문이다.

인다. 그런데 연구자들은 갑자기 여기서 이상한 결론을 끄집어낸다. 건강한 남자라도 단 며칠만 폭식하면 그 여파가 심각하다는 점을 토대로 다음과 같은 결론을 내린 것이다. 〈…… 이 결과들을 종합하면 산화 스트레스를 줄일 약품을 개발하는 일이 시급해 보인다.〉 내가 볼 때 우리에게 필요한 것은 약이 아니라 칼로리 감소와 건강한 식생활이다. 그럼에도 정작 연구를 담당한 사람들은 누구나 쉽게 떠올릴 수 있는 그런 자명한 결론을 내리지 않았다.

약보다 칼로리 감소가 중요하다는 것을 보여 주는 연구는 많다. 예를 들어 세라 스티븐 연구 팀은 두 편의 연구 논문에서 8주간의 단식으로 당뇨가 치료될 수 있음을 증명했다. 몇 년 전까지만 해도 내과의와 당뇨 전문의들이 기를 쓰고 반대하던 방법이다. 단식을 하면 췌장이 고갈돼 더는 인슐린을 생산할 수 없을 거라고 생각했기 때문이다.

채식 식습관

채식은 건강하게 10년 더 살 수 있는 기회를 보장한다. 수년 전부터 연구되어 온 캘리포니아 예수 재림교도들의 영양 섭취와 생활 방식을 종합한 결론이다. 이들은 개신교 공동체로서 〈자신의 몸을 신처럼〉 여긴다. 『로스앤젤레스 타임스』에 실린 제목이다. 이들은 술과 담배를 멀리하고 오직 건강한 삶에 매진한다. 시간이 날 때마다 산책하고, 사회적 관계에도 열심이다. 그래서인지 로마 린다의 이 신앙 공동체는 건강하게 장수하는 사람이 많은 〈블루 존) 가운데 하나다. 일부 재림교도의 삶에서 이런 성공의 핵심은 채식이다. 여기서도 혼합식과 채식을 비교해 보면 채식하는 재림교도들의 심근 경색과 뇌졸중, 대장암, 당뇨 발병률이 한층 낮게 나타났다.

아시아와 지중해권 식단이 서구 식단보다 건강하다는 사실은 반복해서 밝혀지고 있다. 이유는 분명하다. 동물성 단백질을 아예 먹지 않거나, 훨씬 적게 섭취하기 때문이다. 그렇다면 이런 의문이 자동으로 떠오른다. 육류가 우리의 몸을 망친다면 대체 우리는 왜 고기를 먹는 것일까? 당연히 채식으로 돌아서야 하지 않을까?

영양과 관련한 토론회장에서 채식 문제가 나오면 항상 제기되는 반론이 있다. 인간은 진화 과정에서 잡식이 되었고, 따라서 오직 식물성만 먹는 것은 말도 안 된다는 것이다. 좋다. 그럼 나는 이렇게 반박하고 싶다. 그사이 시대가 변하고 환경이 바뀌었다. 우리는 더 이상 원시 시대 사냥꾼들처럼 하루에 60~80킬로미터씩 걷지 않는다. 육류를 많이 섭취하는 〈석기 시대 다이어트(팔레오 다이어트)〉를 광고하면서 난방이 잘 되는 집에 살고 자동차를 타고 다니는 건 맞지 않는다.

미국 의사이자 베스트셀러 저자 마이클 그레거Michael Greger는 적극적인 채식 지지자로서 영양학이 수십 년 동안 동물성 단백질의 위험은 대수롭지 않은 것으로 취급하면서 반대로 식물성 단백질의 가치는 깎아내려 왔다고 비판한다. 이런 기회의 불평등을 그는 〈단백질 참사〉라고 부른다. 그 결과 채식은 단백질 영양소가 충분히 함유되어 있지 않다는 이유로 부정적으로 평가되는 반면에 단백질 섭취 권장량은 과학적 근거도 없이 끊임없이 높아지기만 했다.

모유를 살펴보면 도움이 될 듯하다. 진화가 모유 속에 갓난아이에게 가장 이익이 되는 영양소를 〈장착해〉 놓았을 거라는 추측은 충분히 가능하다. 여기서 눈에 띄는 것은 모유에는 단백질 함량이 매우 적다는 것이다. 그렇다면 아기에게 우유를 주는 것은 실제적인 위험이 될 수 있다. 게다가 모유의 예는 우리에게 필요한 단백질이 지금까지 인정되어 온 것보다 훨씬 적다는 점을 시사하기도 한다.

이런 잘못된 평가에 다른 좋지 못한 상황이 겹쳐졌다. 지방이나 탄수화물과 마찬가지로 단백질도 질적 구분이 제대로 이루어지지 않고 있다는 것이다. 이런 상황은 몇 년 전부터에서야 달라졌다. 동물성 단백질이 심혈관계 질환과 심근 경색, 당뇨병 위험을 현저하게 높인다는 사실이 점점 많은 연구들로 증명되었기 때문이다. 물론 그 원인은 지금까지 완전히 밝혀지지 않았지만, 앞서 언급한 것처럼 단백질을 이루는 유황 함유 아미노산과 관계가 있을 것으로 추정된다. 식물성 단백질보다 동물성 단백질에 더 많이 들어 있는 이 아미노산은 체내 감염에 관여하는 것으로 알려져 있다.

하버드 대학교의 한 연구 팀은 13만 명이 넘는 참가자들을 대상으로 동물성 단백질과 식물성 단백질의 작용을 비교했다. 이들의 음식에는 평균적으로 동물성 단백질 14퍼센트와 식물성 단백질 4퍼센트가 담겨 있었다. 이 피험자 집단을 동물성 단백질을 더 많이 섭취하거나 식물성 단백질을 더 많이 섭취하는 빈도에 따라 단계적으로 나누어 관찰해 보니 수년이 지났을 때 건강상의 차이는 매우 뚜렷했다. 식물성 단백질을 더 많은 섭취한 집단의 심혈관계 질환 사망 비율은 눈에 띄게 낮았다. 연구자들은 그 결과로 다음의 결산서를 제시했다. 평소에 먹는 동물성 단백질 14퍼센트에서 3퍼센트만 식물성 단백질로 바꾸어도 조기 사망 위험은 현저히

달걀을 포기하면 조기 사망 위험이 무려 19퍼센트나 낮아진다

떨어진다. 이 효과는 햄과 다른 붉은색 가공 육류를 식물성 단백질로 대체하면 더욱 두드러진다. 조기 사망 위험이 34퍼센트나 낮아진 것이다. 두 번째로 큰 효과는 달걀을 포기하는 것인데, 이로써 얻는 이익은 무려 19퍼센트나 된다. 가공되지 않은 붉은색 육류를 식물성 단백질로 대체해도 12퍼센트는 보장된다. 동물성 단백질은 전반적으로 당뇨 발병에 특히 심대한 영향을 끼친다.

　일부 영양학자와 의사들은 육류와 우유 섭취가 부족하면 근육 감소와 골다공증이 생긴다고 반박한다. 그러나 산-염기 문제에서 이미 살펴보았듯이 그것은 틀렸다. 대규모로 진행된 스웨덴의 한 연구에 따르면 하루에 우유 여러 잔을 마셨을 때 오히려 골다

공중 위험이 높아진다는 사실이 증명되었다. 어린이와 청소년의 우유 소비를 조사한 하버드 대학교의 연구자들도 우유에 이점보다 단점이 더 많다는 사실을 확인했다. 이 장기 연구에 따르면 수십 년 뒤엔 무엇보다 대퇴골 경부 골절 빈도가 높아졌다. 우유의 칼슘에는 결코 보호 효과가 없었다. 반대로 우유를 마시는 남성은 평균 남성보다 골절 비율이 오히려 조금 더 높았다. 키는 평균보다 컸지만, 그로 인해 골절 위험은 더 높아졌다. 우유에 성장 호르몬이 있다는 것은 잘 알려진 사실이다.

육류 섭취는 스트레스 호르몬도 증가시킨다. 그런 현상은 몇 번의 육류 식사만으로도 충분히 가능하다. 식후 스트레스 조사를 하면 고기를 먹은 사람이 식물성 음식만 먹은 사람보다 스트레스 저항성이 떨어진다. 이 모두를 종합하면 동물성 단백질이 암을 촉진하는 데도 일정 부분 역할을 하는 것으로 보인다.

이런 깨달음에서 어떤 결론을 내놓을 수 있을까? 우리 모두 채식을 해야 할까? 지금껏 설명한 모든 과학적 관점을 종합하고, 집단 사육의 윤리적 문제나 환경 문제, 에너지 소비까지 고려한다면 그래야 한다고 대답할 수밖에 없다.

채식이냐, 비건이냐?

평생을 채식주의자로 살아야 한다면 지레 겁을 먹는 사람들이 많다. 오늘날의 독일 남자는 고기를 일주일에 평균 1.2킬로그램, 여자는 6백~7백 그램을 먹는다. 독일 영양 협회는 무슨 근거에서

인지는 몰라도 육류 섭취 권장량을 3백~6백 그램으로 설정해 놓고 있다. 어쨌든 여러분이 방금 본 것처럼 육류에는 영양소가 거의 없고, 대신 포화 지방과 동물성 단백질, 항생제 잔류물, 호르몬, 바이러스 그리고 비만 유발 요인으로 의심되는 잔류성 유기 오염 물질 같은 위험 요소가 가득하다. 게다가 고기를 프라이팬이나 석쇠로 굽거나 훈제하면 건강에 좋지 않은 방향족 탄화수소까지 발생한다.

핵심은 간단하다. 물물 교환을 하자는 것이다. 고기를 적게 먹는 대신 다른 것을 더 많이 먹자는 말이다. 이 다른 음식에는 건강한 채소, 통곡물, 꼬투리 열매, 견과류가 속하는데, 이것들은 만성 질환의 위험을 상당히 낮춘다. 게다가 그 안의 비타민과 피토케미컬은 암과 동맥 경화, 고혈압, 세균, 바이러스, 활성 산소, 염증을 막는 작용을 한다.

그러나 자연 요법은 철칙을 제시하는 경우가 드물고, 항상 개인 상황에 적합한 처방을 제시한다. 영양학자 프란츠 크사버 마이어는 생식이 아무리 건강에 좋다고 해도 모든 사람에게 해당되지는 않는다는 점을 처음으로 밝혀냈다. 〈대장장이에게는 유용한 것이 재단사에게는 독이 된다.〉 이 오래된 속담은 여전히 유효하다. 육체노동으로 몸을 많이 움직이는 사람은 생식과 〈찬〉 음식을 많이 먹어도 된다. 반면에 그렇지 않은 사람은 아시아식이나 아유르베다식에 따라 뭉근한 불로 끓이거나 알맞은 향신료를 넣은 음식이 좋다. 예를 들면 양상추 샐러드에 캐러웨이를 듬뿍 넣어서 먹는 식이다.

하지만 나는 요즘은 개인별로 적합한 식단에 10년 전과 동일한 수준의 중요성을 부여하고 싶지 않다. 장내 미생물 군총에 관한 연구에 따르면 우리 몸은 며칠 또는 몇 주만 지나면 변화된 식습관에 재빨리 적응한다고 한다. 물론 그럼에도 조심해서 나쁠 건 없다. 겨울에 우리 몸은 호박이나 딸기, 수박보다 뿌리 채소나 배추, 꼬투리 열매를 더 많이 요구한다. 여름에는 우리 몸을 덥히는 향료 중 하나인 계피를 먹을 필요가 없

**유기농 유제품을
어느 정도 섭취하는
락토 베지테리언 음식은
탁월한 영양식이다**

다. 그 밖에 또 중요한 건 음식을 먹을 때 시간을 두고 천천히 씹는 것이다. 이때 소화액이 희석되지 않도록 물이나 주스 같은 음료는 피해야 한다.

예전에 내가 가장 좋아하던 음식은 면을 곁들인 돼지고기 구이 요리였다. 그런데 몇주 동안 채식을 하면서 입맛이 바뀌는 것을 경험했다. 어느 날 갑자기 채소와 꼬투리 열매, 과일, 베리류, 견과류의 다양한 향과 맛을 알게 된 것이다. 그와 함께 내 몸 상태도 전반적으로 좋아지고 있음을 눈치챘다. 채식으로 전환하면 기분이 좋아진다는 것은 이미 여러 연구로 증명되었다. 육식하는 사람의 기분이 일반적으로 나쁜 것은 대사 물질과 관련이 있어 보인다. 특히 집단으로 사육 당한 뒤 운송과 도살 과정에서 엄청

난 스트레스를 받은 동물들이 우리 몸속 대사 과정에서 만들어 내는 물질의 영향이 가장 클 듯하다.

독일 공영 방송 ZDF는 자원자들을 대상으로 흥미로운 실험을 했다. 첫 번째 집단은 몇 주 동안 비건, 즉 완전 채식을 했고, 두 번째 집단은 고기 식단을 받았다. 둘 다 요리의 질은 훌륭했다. 첫 번째 집단은 유명한 비건 요리사 아틸라 힐트만이, 두 번째 집단은 그에 못지않게 유명한 알폰스 슈베크가 요리했다. 나는 두 집단의 건강 상태를 의학적으로 체크하는 역할을 맡았다. 이런 역할의 테두리 안에서는 당연히 과학적 언급이 불가능하지만, 비건 집단의 참가자들이 심리적으로 훨씬 편안해 보이는 것은 쉽게 느낄 수 있었다.

유기농 유제품을 어느 정도 섭취하는 락토 베지테리언[17] 음식은 탁월한 영양식이다. 완전 채식이 건강에 더 좋을 거라고 생각할 수 있지만 꼭 그렇지는 않다. 다만 윤리적인 이유로 완전 채식을 택하는 사람도 많다. 완전 채식으로 전환하는 건 누구에게나 하나의 도전이다. 나는 환자들에게 일단 락토 베지테리언으로 시작해 보라고 권한다. 치즈와 요구르트를 비롯한 유제품을 먹는 이 채식주의 방식을 선택하면 먹을 수 있는 음식의 레퍼토리가 꽤 다양해진다. 물론 우유와 치즈는 가능한 한 좋은 유기농 제품을 선택해야 한다. 비싸다고 돈을 아낄 것이 아니라 차라리 양을

17 *lacto vegetarian*. 채식주의자에도 여러 종류가 있는데, 락토 베지테리언은 육류와 어패류, 동물 알은 먹지 않지만 유제품과 꿀은 먹는다.

줄이는 게 좋다. 만일 완전 채식을 선택한다면 다양한 채소 선택과 견과류, 통곡물 제품, 풍부한 식물성 단백질 섭취에 신경 써야 한다. 식물성 단백질은 꼬투리 열매와 통곡물에 많이 들어 있는데, 특히 단백질 수요가 많아지는 60세 이상부터는 충분히 섭취해야 한다. 완전 채식을 할 때 주의해야 할 것은 식물성 음식에는 존재하지 않는 비타민 B12를 따로 섭취하는 것이다. B12 결핍은 심각한 신경 질환이나 혈구 생산 장애를 일으킬 수 있기 때문이다. 액상형 비타민 B12 외에 B12가 들어 있는 치약을 사용하는 것이 좋다.

달걀은 건강하지 않다

나는 달걀이 얼마나 건강한지 자주 질문을 받는다. 분명한 건 있다. 최소한 달걀을 먹는 당뇨 환자는 심장병과 뇌졸중 위험이 높아진다는 것이다. 게다가 2013년 『뉴잉글랜드 의학 저널』에 실린 한 연구에 따르면 달걀이 다른 경우에도 건강에 좋지 않다는 사실이 밝혀졌다. 달걀노른자의 고농도 레시틴은 장내 세균의 물질대사를 통해 심혈관계 질환과 당뇨의 위험 물질로 바뀐다는 것이다.

그뿐이 아니다. 달걀은 살모넬라균 같은 병원체나 독소에 오염된 경우가 많다. 그래서 나는 환자들에게 달걀을 아예 먹지 말라고 조언한다. 굳이 챙겨 먹지 않아도 인스턴트식품과 구내식당 음식에는 어차피 달걀이 충분히 들어 있다. 그럼에도 달걀을 포기할 수 없다면 처음 시작 단계에서는 일주일에 한 번〈치트 데이 cheat day〉를 정해 놓고 달걀을 마음껏 먹는 것이 도움이 될 수 있다. 그러면 죄책감에서라도 다른 날에는 달걀을 먹지 않는 것이 한결 쉬울 것이다.

내가 받는 또 다른 질문은 대체육을 먹는 것은 어떠냐는 것이다. 그사이 유기농 친환경 시장에는 콩고기 스테이크, 밀로 만든 패티를 넣은 버거, 두부 소시지가 넘쳐난다. 오리지널 음식을 포기하는 것이 어렵다면 이런 음식을 선택하는 것이 어느 정도 도움이 될 수 있다. 나도 가끔 그런 음식을 먹는다. 그러나 결국 장기적으로 중요한 것은 고기뿐 아니라 그런 식물성 스테이크나 소시지까지 끊고 채소와 과일을 먹는 것이다.

물론 동물성 단백질을 먹지 않는다고 해서 무조건 건강한 것은 아니다. 채식이나 비건의 식단이 주로 면이나 단 음식, 인스턴트식품으로 구성된다면 당연히 건강에 좋지 않다. 이런 식의 채식은〈푸딩Pudding 채식주의〉[18]라 불린다. 반면에 그런 음식들까지 피하면서 다양한 비건식 요리를 해먹는 것은 무척 건강하다 (요리를 배우는 일도 즐겁다). 따로 챙겨 먹는 약을 오히려 조심해야 할 정도다. 2003년부터 완전 채식을 시작한 미국 심장학회 전 회장 킴 윌리엄스Kim A. Williams가 한 말이다. 그는 채식을 시

---

18 고기만 먹지 않을 뿐 건강에 좋지 않은 다른 음식에는 신경을 쓰지 않는 채식주의. 건강이 아니라 윤리적 이유에서 채식을 시작한 사람들이라 인스턴트식품이나 짜고 단 음식을 먹는 것을 꺼리지 않는다. 당연히 본인의 건강에는 좋지 않다.

작하면서 일명 〈나쁜 콜레스테롤〉이라 불리는 LDL 수치가 170에서 90으로 현격하게 떨어졌다. 처음엔 그로 인해 인슐린 수치가 너무 낮아져 저혈당과 순환 장애를 조심해야 할 정도였다. 완전 채식을 시작할 경우 이 부분도 신경 써야 한다.

완전 채식에서 이러한 LDL-콜레스테롤 수치 하락은 정말 인상적이다. 이는 2003년 미국 의사 협회 저널 『JAMA』에 발표된 또 다른 연구로도 확인되었다. 하지만 이런 상황에도 불구하고 콜레스테롤 수치를 충분히 낮출 수 있는 것은 지질 강하제뿐이라는 인식이 의료계에 만연하다. 지질 강하제는 완전 채식보다 결코 더 효과적이지 않다. 심근 경색을 유발하는 혈중 염증 요인의 감소 효과는

● **완전 채식을 한다면 따로 비타민 B12를 섭취해야 한다**

둘 다 똑같다. 그럼에도 곧바로 약을 사용함으로써 이 점뿐 아니라 다른 여러 점에서도 유익한 채식의 권장 기회를 번번이 놓치고 만다.

고지혈증 치료제 스타틴이 개발된 것은 다행스런 일이다. 이약은 실제로 많은 사람들에게 도움이 된다. 그러나 부작용도 무시할 수 없다. 환자의 10퍼센트가 스타틴 복용으로 근육통을 앓고, 그로써 심장 치료의 두 번째 버팀목에 해당하는 운동 요법을 실행하지 못한다. 게다가 장기적으로 보면 스타틴을 복용하는 사람은 이전보다 음식 섭취에 더 신경을 쓰지 않는다. 약을 먹고 있

으니까 음식이야 뭘 먹든 상관없다고 생각하기 때문이다. 물론 나도 환자들에게 의학적 지침에 정해진 것을 말하고, 그것을 따르라고 권고한다. 하지만 환자들이 많은 약을 먹는 것에 회의적이라면(고혈압과 당뇨, 심장병을 앓는 환자들은 여러 가지 약을 한꺼번에 복용하는 경우가 많기 때문이다), 게다가 그런 약에 심각한 부작용

육류 섭취가 남성 호르몬 테스토스테론 수치를 떨어뜨린다

까지 있다면 나는 완전 채식을 시작해 보라고 제안한다.

그러나 그까지 가는 길은 무척 험난해 보인다. 2016년에 발표된 OECD 자료에 따르면 독일은 특히 상황이 좋지 않다. 매일 과일을 먹는 사람은 남자의 40퍼센트, 여자의 57퍼센트에 불과하다. 전 국민의 절반 정도다. 채소 섭취량도 28개국 가운데 26위다. 매일 채소를 1인분 정도 먹는 독일인은 여자가 42퍼센트, 남자가 24퍼센트밖에 안 된다. 그조차도 전문가들이 권장하는 양에 비하면 턱없이 부족하다. 권장량은 일반 사람들이 먹는 분량의 일곱 배에 해당한다.

나는 호텔에 가면 손님들이 아침 식사로 접시에 무엇을 담는지 유심히 지켜본다. 대부분 스크램블 에그와 소시지다. 만일 여러분이 뷔페에 간다면 일단 과일이나 생야채 같은 식물성 음식으로 배를 채우기 바란다. 온갖 기름지고 군침이 도는 음식을 보면서 마음이 약해지기 전에 말이다.

남자들은 특히 위험하다. 고기 섭취량이 여자의 두 배를 넘기 때문이다. 심지어 고기 섭취는 남성성의 상징으로 여겨지기도 한다. 그건 내가 정기 구독하는 음악 잡지 『롤링 스톤*Rolling Stone*』에 광고용으로 딸려 오는 『비프*Beef*』 같은 남성 잡지만 봐도 알 수 있다. 육류 섭취가 남성 호르몬 테스토스테론 수치를 떨어뜨린다는 사실을 아는 남자는 많지 않다. 나는 10년 전부터 우유와 유제품까지만 먹는 락토 베지테리언인데, 초창기 상황은 담배를 끊을 때와 비슷했다. 처음 3개월은 무척 힘들었고, 레스토랑에서 뭔가 맛있는 음식을 볼 때마다 자신과 싸워야 했다. 하지만 그 시간이 지나자 그런 갈등과 충동은 정말 거짓말처럼 사라졌고, 지금은 고기 냄새조차 좋아하지 않는다. 내 경험에 따르면 아이들도 채식에 쉽게 적응한다.

유기농 소시지가 해결책은 아니다

최근에 나는 한 유기농 상점에서 장을 보러 온 아버지와 아들을 본 적이 있다. 돌아오는 주말이 〈남자들의 요리 데이〉인 모양이었다. 그들의 카트에는 건강하지 못한 것들만 담겨 있었다. 고기, 소시지, 스낵, 도미노슈타인 초콜릿 과자, 냉동 피자, 감자튀김 같은 것들이었다. 다만 모든 게 유기농이었다. 하지만 〈유기농〉이라고 해서 건강에 좋은 것이 아니라는 사실은 이미 오래전에 판명되었다. 물론 생명 윤리에 맞게 생산된 고기가 집단 사육으로 생산한 고기보다 질적으로 우수하고 해악이 적기는 하겠지만 말이다.

독일인들은 고기를 좋아함에도 방금 언급한 부자 같은 경우를 제외하고 품질에는 별 가치를 두지 않는다. 설문 조사에서 상당수 독일인이 집단 사육에 반대하고, 고기에 더 많은 돈을 지불할 용의가 있다고 답했지만, 그런 생각이 현실에 반영되지는 않는다. 뜻에는 공감하지만 실제로 고기를 살 때는 망설이는 것이다. 독일인의 식품 구입비는 이웃 국가들에 비해 대체로 상당히 적다. 1인당 소득의 10퍼센트다. 독일인은 동물 보호에는 목소리를 높이면서도 저렴한 고기를 산다. 그런 수요를 충당하기 위해 점점 더 큰 동물 공장이 세워진다. 동물 보호는 채식의 중요한 근거다.

꽤 오래전부터 채식뿐 아니라 비건도 점점 증가 추세다. 비건은 제대로 실천하고 비타민 B12를 보충할 경우 오늘날 우리가 알고 있는 최고의 건강식이다. 그런데 안타깝게도 이런 인식은 의료계의 파워 게임으로 번질 때가 많다. 의료계에서는 〈비건〉이라는 말이 나오면 즉시 싸움 모드로 들어가는 경우가 드물지 않다. 앞서 언급한 심장학자 윌리엄스 같은 학자가 환자들에게 완전 채식을 권고하면 곧바로 비난의 화살이 쏟아진다. 나는 2000년 스탠포드에 있을 때 예방 의학 연구소 교수에게 심장 건강 연구 프로젝트와 관련해서 딘 오니시와의 만남을 주선해 달라고 부탁했다. 오니시는 앞서 언급했듯이 생활 방식 중심의 의료인이자 완전 채식주의자로서 내게는 영웅이나 다름없는 사람이었다. 연구소장은 못마땅한 얼굴로 나를 바라보더니 이렇게 말했

다. 〈우리는 그를 좋아하지 않습니다.〉

　이런 독단적 태도로는 한 걸음도 앞으로 나아갈 수 없다. 연구와 사실은 따로따로 움직이는 영역이 아닐뿐더러 사람들에게 다리를 놓아 주지 않으면 아무 쓸모가 없다. 모든 독일인을 비건으로 만들려는 건 당연히 망상이다. 윤리적 영양학과 음식학에 관심이 많은 문화학자 하랄트 렘케Harald Lemke는 독단적 태도 대신 요리에 대한 호기심으로 음식 문화의 혁명을 추진하자고 제안한다. 그의 목소리를 직접 들어 보자. 〈샐러리를 진공 포장하거나 낮은 온도에서 익히면 어떨까? 세상을 바꾸려면 우리는 냉이와 미나리로 무엇을 할 수 있을까? 아티초크나 시슬리를 제대로 요리할 줄 아는 사람이라면 굳이 송아지 뼈를 고아 육수를 만들 필요가 없다.〉

　여러분도 이제 채식에 호기심이 생겼다면 나로선 더 이상 기쁜 일이 없다.

7

움직이지 않으면 병든다

운동의 중요성

운동이 우리 몸의 중요한 방어 활동 및 수리 재건 과정을 촉진한 다는 것이 의학계 전반에서 인정받기까지는 수십 년이 걸렸다. 오늘날에는 운동이 거의 모든 질환에 치료 효과가 있다는 사실도 과학적 데이터로 속속 증명되고 있다. 내가 내과 전문의 수련 과정에 있을 때(1980년대)만 해도 심근 경색 환자들은 사흘 동안 꼼짝 않고 침대에 누워 지냈다. 지금은 그렇게 침대에 누워 있는 것이 완전히 잘못된 방법이고, 〈몸을 움직이지 않으면〉 대부분의 질환에서 역효과가 난다는 사실이 명확해졌다.

자연 요법에서 운동은 항상 아주 중요한 치료법이었다. 이와 관련해서 최초의 성공 사례는 오토 폰 비스마르크이다. 자신의 주치의이자 최초의 베를린 자연 요법 병원 원장이던 에른스트 슈베닝거Ernst Schweninger의 도움으로 병에서 회복된 것이다.

독일 초대 총리 비스마르크는 건강이 무척 안 좋았다. 류머티즘과 당뇨, 비만에 시달렸을 뿐 아니라 혈액 수치가 나쁘고 우울증도 시작되었다. 샤리테 병원의 의사들은 병상에 누워 쉴 것과 영양이 풍부한 식단을 처방하고자 했다. 그러나 비스마르크는 매일 산책하고 칼로리 적은 음식을 먹으라고 권유한 슈베닝거의 말을 따랐다. 그는 건강을 되찾았고, 감사의 표시로 1884년 슈베닝거에게 샤리테 병원 교수직을 주선해 주었다.

얼마나 움직여야 할까

운동이 건강에 좋다는 사실을 강단 의학이 짐작조차 못한 데에는 당시엔 따로 운동이 필요 없을 정도로 사람들이 많이 움직였던 것도 한 가지 요인으로 보인다. 기계화와 자동화가 아직 미미한 수준이었기에 사람들은 일상적으로 많이 움직였다. 그러다 보니 상당수 사람을 괴롭힌 건 감염 질병 같은 다른 문제였다. 그러다 시간이 지나면서 운동이 병의 예방뿐 아니라 치료에도 매우 중요하다는 사실이 수많은 연구로 증명되었다. 병상 휴식이 처방되는 경우는 심각한 열병이나 무력감을 동반한 질병뿐이었다.

이런 병만 빼면 운동이 긍정적 작용을 하는 질병은 일일이 나열할 수 없을 정도로 많다. 뇌졸중과 심근 경색 예방에서부터 당뇨병과 고혈압, 과체중, 지방 물질대사 장애의 위험 요소 감소, 류머티즘 통증 저하까지 효과는 아주 다양하다. 특히 고통스러운 관절증에서 운동은 관절의 유연성을 촉진하고, 관절을 지탱하는 근육을 단련한다. 심지어 강직성 척추염 같은 염증성 류머티즘 질환에도 운동은 아주 중요한 치료 원칙이다. 운동으로 척추의 유연성이 강화되기 때문이다. 골다공증에서도 운동은 움직일 때의 진동을 통해 뼈의 미세 구조를 튼튼하게 한다.

우울증에서도 운동의 치료 효과는 상당히 높다. 적어도 초기와 중기 단계에서는 향정신성 의약품만큼이나 효과적이다. 암의 경우에도 운동은 매우 중요하다. 많은 연구에 따르면 유방암의 약 15~25퍼센트는 규칙적인 운동으로 예방할 수 있다고 한다. 그 비율이 대장암에서는 30~40퍼센트이고, 악성 전립선암에서는 50~66퍼센트이다. 마지막으로는 편두통, 목 통증, 요통 같은 통증 질환과 섬유 근육통도 운동으로 충분히 완화할 수 있다.

안타깝게도 우리는 지금껏 사람들을 움직이게 하는 데 실패했다. 1970년대부터 야외에 운동 시설을 곳곳에 세우면서 사람들에게 밖에 나가 더 많이 움직일 것을 장려했다. 그러나 운동하는 사람들의 수는 낙담할 정도로 적었고, 그건 지금도 마찬가지다. 전문적으로는 그런 현상을 〈운동 공포증〉이라 부른다. 그런 공포증은 벌떡 떨치고 일어나지 못하게 하는 내면의 게으름 때문만이 아니다.

●
운동량은 숨이 가빠 헐떡거리지 않을 정도면 된다

환자 중에는 움직일 때 실제로 통증을 느끼는 사람이 많다. 회진 때 그런 환자를 만나면 나는 그들을 설득하려고 애쓴다. 처음엔 통증 때문에 움직이고 싶은 마음이 들지 않겠지만 천천히 움직이다 보면 분명 통증 개선과 질병 치료에 도움이 될 거라고 하면서 말이다.

그렇다면 얼마나 움직여야 할까? 여기엔 현명한 지침이 있다. 한 번에 45분씩 일주일에 세 번 총 135분간 유산소 운동을 하라는 것이다. 운동량은 숨이 가빠 헐떡거리지 않을 정도면 된다. 일각에서는 병증에 따라 일주일에 5시간(총 3백 분)을 권장하기도 한다. 앞서 말한 수치의 두 배가 넘는다. 이것도 물론 과학적 연구에 따른 기준이지만, 그게 사람들이 따라할 수 없는 비현실적인 목표라면 무슨 소용이 있겠는가? 자연 요법 의학자는 물론이고 독일 〈예방 의학의 대부〉 마르틴 할레Martin Halle 교수 같은 사람도 이렇게 말한다. 많은 사람이 운동 목표에 도달할 수 있으려면 현실에 맞게 기준을 낮추어야 한다고. 학창 시절의 체육 시간과 관련해서 저마다 트라우마가 있는 사람이 많다는 점을 떠올려 보면 왜 약속한 것을 지키지 못하느냐는 도덕적 비난은 오히려 역효과를 낳는다.

재미있는 활동을 찾아라

당뇨에서 칼로리를 일일이 계산하는 것도 그렇지만 어떤 운동이 얼마만큼 효과가 있는지 따지는 것은 그리 중요하지 않다. 중요한 건 남들이 좋다고 해서 무조건 따라 하기보다 본인에게 맞고 재미있는 운동을 선택하는 것이다. 그래야 오래 꾸준히 할 수 있다. 활동에 제약이 있는 환자와 상담할 때면 나는 예전에 본인이 재미있게 했던 운동이나 활동이 무엇인지 물어본다. 일종의 〈건강 기억remembered wellness〉을 불러내는 방식이다. 일례로 신선한 공기를 마시며 많이 움직이고 난 다음 날 얼마나 상쾌한 느낌으로 일어났는지를 떠올리는 것은 동기 유발에 큰 도움이 된다. 그런 대화를 나누다 보면 자극이 생기고 좋은 아이디어가 떠오를 때가 많다. 그 밖에 운동 종목을 고를 때는 환자의 일상, 거주지, 비용 측면도 고려해야 한다. 아무튼 철칙은 하나다. 운동은 즐거워야 한다. 나머지는 중요하지 않다.

그렇다면 굳이 피트니스 트레이닝으로 운동을 시작할 필요는 없다. 이런 말을 들으면 운동 공포증이 조금 줄어들 수도 있을 듯하다. 무작정 달릴 필요도 없다. 오히려 조깅이나 기록 운동은 정형외과적 문제를 일으킬 때가 많다. 마라톤 선수도 위궤양이 있는 경우가 드물지 않고, 관상 동맥 경화증 비율도 높다. 이를 보면 과도한 운동은 오히려 몸에 부담이 되고, 운동의 유익함이 어느 순간 해악으로 바뀌는 것을 알 수 있다. 따라서 거실 소파에 앉아 TV만 보는 사람이 일주일에 한두 번 30분씩만 운동해도 그효과는 엄청나다.

사람들에게 운동할 동기를 부여하려면 건강 개선에 대한 희망을 갖게 해야 한다. 그런 희망을 주는 건 어렵지 않다. 가령 모든 형태의 일상적 활동 자체가 이미 운동이다. 특히 산책의 효과는 탁월하다. 직립 보행은 인간의 자연적인 운동 방식으로 우리의 신체적 조건과도 일치한다. 운동과 관련해서 내가 가장 중요하게 생각하는 것은 이렇다. 몇 걸음이라도 더 걸을 수 있다면 그 방법을 택하라. 엘리베이터나 에스컬레이터를 피하고 계단으로 다녀라. 자전거로 출퇴근하라. 정류장에서 버스를 기다리지 말고 두세 정거장 정도 걸어라. 생활 방식을 바꾸기까지는 시간이 좀 걸린다. 그건 나도 경험으로 안다. 예전에 나는 주차 공간이 눈에 들어오면 바로 그리로 들어가는 것이 행복했다. 하지만 지금은 목적지에서 세 블록 전의 거리에 차를 대놓고 걸어간다. 한 걸음 한 걸음이 주는 즐거움을 알기 때문이다.

주말이나 공휴일에는 운동량을 늘려야 한다. 2시간이 이상적이다. 그것도 자연에서 움직이는 것이 가장 좋다. 일본에는 〈산림욕〉 전통이 있다. 이는 그사이 일본과 한국에서 건강을 지키는 확고한 방법으로 자리 잡았다. 산림욕에 대한 연구도 이 두 나라에서 가장 많이 이루어지고 있다. 가령 시바 대학교 환경-건강-전원 과학 센터의 미야자키 요시후미(宮崎良文) 교수는 산림욕이 면역계를 강화한다는 사실을 증명했다. 그러니까 병원균에 감염된 세포나 암세포를 자연스럽게 죽이는 면역 세포가 우리 몸에서 활성화한다는 것이다. 한국에서는 그사이 기존의 〈치유 숲〉 세 곳 말고 서른네 곳이 더 생겼다.

건강 증진 효과 면에선 숲 산책보다 좋은 것이 없다

도심 산책을 시골 환경이나 숲, 공원 산책과 비교해 보면 심장과 혈압, 심박 변이도처럼 자율 신경계의 영향을 받는 중요한 생리학적 요인이 자연에서 훨씬 효과적으로 개선되는 것을 알 수 있다. 게다가 자연에서는 긴장과 피로, 우울증까지 줄어든다.

자연 환경이 활기와 생기 면에서 사람에게 주는 영향은 병원에서도 마찬가지였다. 병원 전문 건축 설계사 로저 울리히Roger S. Ulrich는 스웨덴 샬머스 공과 대학 병원에서 1972년부터 1981년까지 담낭 제거 수술을 받은 환자들을 조사했는데, 나무가 보이는 병실에 입원한 환자들이 벽만 보이는 구조의 병실 환자들보다 회복 속도가 한층 빠르다는 것을 확인했다.

이런 결과들은 우리의 진화 과정과 관련이 있다. 다시 말해 우리는 자연과 하나로 연결되어 살 수밖에 없다는 것이다. 2015년의 한 연구 결과에 따르면 자연과의 접촉은 스트레스를 줄이고 긴장을 풀어 주는 효과가 있다. 프랑크푸르트 젠켄베르크 생물 다양성 및 기후 연구 센터의 다이애나 볼러Diana Bowler 박사는 자연 생활과 건강에 관한 논문 25편을 메타 분석했고, 그 결과 자연이 주는 뚜렷한 심리적 긍정 효과를 확인했다. 그러나 현재 우리는 의식적으로건 무의식적으로건 자연을 등지고 산다. 미국에서는 증가하는 도시화의 결과로 〈자연 결핍 증후군〉이라는 개념까지 만들어졌다. 도시는 스트레스를 유발한다. 스웨덴 룬드 대학교의 의학자 크리스티나 순드크비스트Kristina Sundquist 연구팀은 도시에선 우울증과 심지어 정신병까지 증가한다는 사실을 밝혀냈다. 반면에 자연과 비슷한 환경에서는 90분만 지나도 벌써 평가와 고민, 걱정을 담당하는 전두엽 피질의 활동이 줄어드는 것으로 나타났다. 우리는 현재 라이프치히 차드라스 병원의 슈테판 브룬후버Stefan Brunnhuber 의료실장과 공동 연구를 진행하고 있는데, 매일 90분의 자연 산책이 정신 질환에 미치는 영향에 관한 연구이다. 이것을 우리는 〈공원 걷기〉라 부른다.

독일 성인의 5퍼센트가 치료가 필요한 우울증을 앓고 있다는 점을 고려하면 이런 결과가 시사하는 바는 결코 가볍지 않다. 우리는 대도시에 충분한 녹지를 확보해야 하고, 자연 환경과의 접촉을 늘려야 한다. 자연은 일단 보는 것만으로도 우리 감각에 편안함과 즐거움을 제공한다. 초록빛 나뭇잎이나 뭉게구름, 시냇물 소리는 우리 뇌를 쉬게 한다. 반면에 도시에서는 뇌를 자극하는 것이 곳곳에 널려 있어서 늘 신경을 집중하고 조심해야 한다. 흥미로운 건 자연 풍경을 묘사한 그림을 감상하는 것만으로도 긴장이 풀린다는 것이다. 비록 진부한 숲 그림 벽지라고 하더라도 말이다. 딱히 자연을 좋아하는 사람이 아니라고 하더라도 거실의 꽃무늬 카펫이나 목조 가구는 우리의 감각에 안정감을 준다. 물론 건강 증진 효과 면에선 숲 산책보다 좋은 것이 없다. 그것은 도심 속이나 헬스장에서 달리는 것보다 생리학적 효과 면에서 월등하게 우월하다.

가볍게 즐기면서 걸어라

과거엔 한가하게 자연을 거니는 것은 항상 상류층의 특권이었다. 고대 아테네 시절엔 자연을 거닐거나 정원에 앉아 철학을 논하던 에피쿠로스학파와 스토아학파가 그랬다. 그 전통은 바로크와 르네상스 시대로도 이어졌다. 그만큼 자연과의 접촉은 중시되었다. 그러다 오늘날에 들어, 즉 2004년에 미국 당뇨병 연구자 네빌 오 언Neville Owen에 의해 특별한 목적 없이 걷는 것이 목적을 갖고 걷는 것보다 신체적인 효과 면에서 뛰어나다는 사실이 밝혀졌다.

그렇다면 가볍게 즐기면서 걷는 것이 좋다. 이때 만보기가 도움이 된다. 물론 그것에 집착해서 반드시 하루 1만 보를 걸어야겠다고 생각에 갇히는 것이 아니라 그것을 단순히 참고용으로만 사용할 때 그렇다. 오늘날 건강에 좋다는 이유로 매일 1만 보 걷기를 시도하는 사람이 많지만 결코 쉬운 일이 아님은 금방 깨닫게 된다. 그사이 많은 스마트폰에 설치된 만보기는 우리에게 일종의 바이오피드백 역할을 하고, 맑은 공기를 마시며 한 구역 더 걸을 것을 권유할 뿐이다.

앞서 말한 바와 같이 나는 조깅에 대해서는 별로 확신이 없다. 조깅은 발목 관절과 무릎 관절에 문제를 일으킬 뿐 아니라 평생 즐기거나 실천할 수 있는 운동이 아니다. 지속성은 매우 중요하다. 그건 장수하는 사람들이 많은 〈블루 존〉에서도 확인된다. 장수촌으로 알려진 캘리포니아 로마 린다의 예수 재림교도들은 빠르게 그리고 아주 많이 걷는다. 그것도 꾸준히. 니코야반도나 사르데냐 사람들도 농사나 양치기 일을 하면서 무척 많이 움직인다. 게다가 이런 육체 활동에는 또 다른 건강 증진 요인으로 비타민 D와 햇빛이 추가된다.

일주일에 3백 분, 아니 어쩌면 150분 동안 집중적으로 운동하면 건강 증진 효과는 엄청나다. 오스트레일리아의 연구에 따르면 암에 걸릴 위험은 47퍼센트 줄고, 심혈관계 질환의 예방에도 긍정적 효과가 뚜렷하다.

그 밖에 운동은 체중 유지에도 좋다. 나이 든 환자 중에는 조심한다고 하는데도 나이 들수록 왜 자꾸 살이 찌는지 모르겠다고 푸념하는 사람이 많다. 그러면 나는 분명히 말한다. 나이 들수록 대체로 움직이는 것이 귀찮아지는데, 그럴수록 오히려 더 많이 움직여야 한다고. 노년에는 물질대사가 줄고, 기초 대사량과 체온도 떨어진다. 따라서 나이 든 사람은 추위를 잘 탄다. 반면에 많이 움직이면 근육이 붙고, 날씬한 몸매 유지에도 좋다. 근육은 지방층보다 더 많은 에너지를 소비하기 때문이다. 게다가 몸이 따뜻해지는 효과도 있다.

기본적으로 내가 권장하는 운동은 세 가지다. 우선 유산소 운동과 큰 부담이 되지 않는 근력 운동이다. 2.5킬로그램이나 5킬로그램 아령 두 개와 탄력 밴드를 자주 지나다니는 곳에 놓아두고 눈에 띄는 대로 틈틈이 사용하면 된다. 당연히 매일 하는 것이 가장 좋다. 그 밖에 노년에는 자연스럽게 떨어지는 협응력, 즉 신체 상호 조절 능력을 높이는 것도 중요하다. 나이 들어 잘 넘어지는 것은 이 능력의 저하 때문이다. 이 능력을 키우는 데에는 기공의 뒤로 걷기, 요가의 한 발 서기, 또는 가벼

평소에 하지 않는 움직임은 항상 유익하다

운 트램펄린이 좋다. 어쨌든 기공과 태극권은 적극 추천할 만하다.

전체적으로 보면 다른 운동보다 좀 더 중요한 것은 노화를 늦추는 유산소 운동이다. 자를란트 대학 병원의 한 심장학 연구는 유산소 운동을 꾸준히 하면 결국 노화로 이어지는 세포 분열 시 염색체 길이의 단축이 억제되는 것을 발견했다. 그런데 노년에는 다른 위험 요소, 예를 들어 근육 감소로 일어서고 걷는 것이 불안정해지는 위험도 더해지기 때문에 유산소 운동 외에 근력 및 협응력 운동도 소홀히 해서는 안 된다. 폴짝폴짝 뛰고, 옆이나 뒤로 걷는 것도 연습해 보라. 평소에 하지 않는 움직임은 항상 유익하다.

높은 강도의 운동과 낮은 강도의 운동을 번갈아 가면서 하는 인터벌 훈련도 흥미로운 방법으로 보인다. 홈부르크 의학자들은 평소 운동을 하지 않지만 건강한 30~60세 사이의 피험자들을 여러 집단으로 나누었다. 그런데 짧은 구간을 달리다가 천천히 걷기를 반복한 집단은 꾸준히 지구력을 단련한 집단만큼이나 결과가 좋았다.

결합 조직을 단련하라

운동이나 다른 형태의 자극은 근막에도 도움이 된다. 근막은 근육과 힘줄을 둘러싼 막인데, 몇 년 전부터 새롭게 주목받고 있다. 사실 그전까지 의사들의 시선이 향한 곳은 골격이었다. 무릎이 아프면 연골 손상으로 인한 관절증이라고 여겼고, 허리가 아프면 척추 디스크, 즉 추간판이 신경을 눌러서 아픈 거라고 생각했다. 이런 현상이 통증을 일으키는 건 분명하다. 그런데 최근의 임상 연구에 따르면 그런 퇴행성 질환은 완전히 치료할 수는 없지만 마사지나 요가, 침술 같은 수단으로 통증을 성공적으로 완화할 수 있다는 사실이 점점 뚜렷이 밝혀지고 있다.

이 대목에서 결합 조직에 초점이 맞추어진다. 우리는 이제 최첨단 영상 장비 덕분에 미세 조직까지 눈으로 직접 확인할 수 있는데, 그를 통해 결합 조직이 단순히 체내의 조직과 기관 사이를 메우는 충전물이 아니라 모든 근육과 기관을 둘러싸고 결합하는 매우 활발한 조직이라는 사실이 드러났다. 결합 조직에는 힘줄로 이루어진 근막, 즉 표피층이 있고, 그 밑에 좀 더 부드러운 중간층이 있는데, 이것들이 우리 몸을 하나의 네트워크로 연결한다. 근육과 기관을 비롯해 그것들을 둘러싼 관절의 유연성과 윤활성을 돌보는 것도 결합 조직이다. 근막이 유연성을 잃으면 경직되거나 심지어 염증이 발생하고, 그로 인해 다양한 통증이 생길 수 있다.

게다가 근막은 통증 유발점과 연결되어 있다. 통증 질환을 앓는 사람들은 그 지점을 안다. 눌렀을 때 가장 아픈 곳이 바로 통증 유발점이다. 노련한 치료사는 그 지점을 한 번에 바로 찾아낸다. 하지만 조금만 관심을 기울이면 누구나 찾아낼 수 있다. 여기서 중요한 것은 이 지점들이 멀리 떨어진 다른 부위들과 연결되어 있다는 것이다. 가령 발 근막은 머리까지 연결되어 있다. 그 때문에 상부 척추에 문제가 생긴 경우 진짜 원인은 발꿈치뼈 돌기일 수 있고, 그 반대도 가능하다.

결합 조직엔 상당수의 자율 신경이 있다. 이 신경망 덕에 우리는 공간 안에서 우리의 위치를 알아차린다. 게다가 통증 신호도 이 신경망을 통해 이루어지는데, 이 경우 통증은 대개 여러 결합 조직층의 윤활성에 문제가 생겼다는 뜻이다. 그

스트레스 호르몬에 근막은 오그라들고 경직된다

건 고해상도 초음파 검사로 확인된다. 근막이 아드레날린과 노르아드레날린 같은 스트레스 호르몬에 반응한다는 것은 실험으로 증명되었다. 이 경우 근막은 오그라들고 경직되는데, 이는 스트레스가 근육뿐 아니라 근육을 둘러싼 탄력적인 막까지 뻣뻣하게 한다는 것을 의미한다.

자연 요법에서는 근막에 영양을 공급하는 결합 조직을 건강 유지의 중요한 요소로 본다. 결합 조직은 하나의 매트릭스 회로 안에서 움직인다. 당과 단백질 결합으로 이루어져 있고, 독성 물질이나 불완전한 단백질을 폐기하는 매트릭스다. 수분이 모자라면 조직은 건조해지고 유연성도 떨어진다. 잘못된 영양 섭취로 생긴 산 과다증은 통증 수용체를 활성화한다. 결합 조직에서 근육과 힘줄의 섬유를 생산하는 섬유 아세포가 염증으로 인해 부담이 커지면 지속적인 생산 체제로 들어가고, 그 결과 섬유화가 생

긴다. 털 스웨터를 너무 뜨거운 물로 세탁했을 때와 비슷한 상태다.

자연 요법의 몇 가지 치료법은 정확히 이 지점에서 시작한다. 특정 지압술은 결합 조직을 늘려 섬유 아세포의 건강한 활동성을 자극한다. 그건 침술로도 가능하다. 침을 놓은 다음 돌리는 방식으로 결합 조직에 자극을 가하는 것이다. 중국 전통 의학에서 침을 놓는 경락 자리(기혈이 통하는 통로)가 넓은 근막 띠를 따라 아주 가깝게 이어져 있는 것은 정말 놀랍다.

나는 2009년 한 연구 논문을 보고 입을 다물지 못했다. 손목 터널 증후군을 앓는 환자에게 전혀 상관없는 목 부위에 습식 부항을 한 번 떴는데 통증이 눈에 띄게 완화되었다는 보고였다. 지금은 나도 부항이 40센티미터 정도 떨어진 결합 조직과 근막을 자극할 수 있다는 사실을 안다. 발바닥을 지압하면 다른 부위에 작용이 일어난다는 것도 같은 원리로 보인다. 물론 발과 연결된 반사 부위가 있다는 것은 아직 증명되지는 않았다. 그럼에도 발 지압이 근막을 통해 원거리까지 작용하는 것은 얼마든지 가능하다. 중국 의학에서 동전이나 숟가락, 사발 같은 것에 기름을 묻혀 환자의 목, 가슴 따위를 긁어 목 통증과 요통을 치료하는 과샤(刮痧) 요법도 비슷한 원리를 이용하는 듯하다.

무엇보다 중요한 건 70퍼센트 가량 물로 이루어진 결합 조직을 촉촉하게 유지하는 것이다. 추측컨대 운동을 하거나 지압을 하면 근막 층의 물이 자극을 받아 활발하게 움직임으로써 전체 부위가 좀 더 유연해지는 것으로 보인다. 게다가 나는 결합 조직의 유연성에 중요한 역할을 하는 또 다른 요소가 영양 섭취라고 확신한다. 우리는 치료 단식에서 매일 환자의 원기가 회복되는 것을 본다. 그냥 겉으로만 봐도 알 수 있을 정도다. 게다가 근(筋) 긴장도 개선되고, 셀룰라이트, 즉 오렌지 껍질 모양의 울퉁불퉁한 피부 상태도 완화된다. 그건 단식뿐 아니라 영양가 풍부한 채식으로도 가능하다.

그렇다면 근막과 결합 조직의 기능을 최상으로 유지하려면 어떻게 해야 할까? 요가가 큰 도움이 된다. 요가는 우리 몸 구석구석을 늘리는 것에 중점을 두기 때문이다. 부항과 지압도 효과가 있다. 특히 결합 조직에 대한 지압은 피부 깊숙한 곳을 누르기 때문에 처음엔 아프지만, 두세 번 받으면 만성 통증조차 뚜렷이 개선되는 것을 볼 수 있다. 근막을 이완시켜 치료하는 롤핑 요법도 비슷한 긍정적 효과가 있다. 미국 생화학자 이다 롤프Ida Rolf는 근막의 핵심 역할이 규명되기도 전인 1970년대에 벌써 그 중요성을 강조했다.

몇 년 전부터는 근막용 특수 롤러와 다른 비슷한 도구들이 나와 있지만, 굳이 그런 걸 사용하지 않고 고슴도치 가시처럼 뾰족한 지압 마사지볼로 필요한 부위를 누르거나, 아니면 책상 모서리나 벽에 대고 짧고 빠르게 튕겨 주는 것만으로도 충분하다. 그리만 해도 결합 조직에 미세 균열이 생기면서 섬유 아세포의 재건을 자극한다. 그렇다면 여기서도 다시 호르메시스의 원칙이 작동한다. 과도한 자극은 근막을 위축시키는 데 반해 적당량의 자극은 근막에 이롭다.

〈앉아 있는 시간이 많은 사람들〉을 위한 훈련

요즘은 앉아서 보내는 시간이 점점 길어지고 있다. 미디어화를 비롯해 컴퓨터, 스마트폰, 태블릿 사용의 여파다. 새로운 테크놀로지는 이제 휴지통이나 옆의 동료에게 걸어가는 일조차 필요 없게 만든다. 그 결과는 파국적이다. 오죽했으면 그사이 〈의자병 *sitting disease*〉이라는 말까지 나왔을까! 앉아서 지내는 시간이 길면 자세만 나빠지는 것이 아니라 요통과 목 통증, 두통까지 유발한다. 게다가 당뇨에 걸릴 위험은 90퍼센트까지 오르고, 암과 심장병 위험도 5분의 1정도 높아진다. 너무 오래 앉아서 지내는 바람에 더 일찍 죽는 위험을 막으려면 하루에 적어도 한 시간은 더 움직여야 한다.

그렇다고 앉아서 지내지 않을 수도 없다. 우리는 일상적으로 운전을 하고, 식사도 앉아서 한다. 하지만 컴퓨터 작업이나 회의를 꼭 앉아서 할 필요는 없다. 그사이 서서 일하는 책상이 개발되었을 뿐 아니라 새로운 직장 문화의 도입과 함께 회의도 서서 하거나 걸으면서 할 수 있게 되었다. 심지어 시인 크리스티안 모르겐슈테른Christian Morgenstern은 이렇게 말한다. 〈우리의 생각도 어린아이와 개처럼 야외에서 뛰놀길 원한다.〉

심장병

건강 자체가 스트레스가 되어서는 안 된다

아무리 건강한 생활 방식도 그 자체가 스트레스가 되면 별 소용이 없다. 나는 진료실을 찾아온 46세 쌍둥이 형제로부터 그것을 배웠다. 두 사람은 쌍둥이였지만 무척 다른 삶을 살았다. 쌍둥이 형은 외교관으로 항상 전용 운전사가 딸린 차를 타고 다녔고, 누구와도 따뜻하게 대화를 나누는 사람이었다. 그는 가벼운 비만에다 뺨이 붉었다. 쌍둥이 동생은 시드니와 런던에도 집이 있는, 출장이 잦은 사업가였다. 몸은 마르고 단단했으며, 줄곧 실룩이는 얼굴에서 사업가의 긴장을 읽을 수 있었다. 그런데 그는 오스트레일리아에 머무는 동안 갑자기 졸도했고, 병원으로 이송된 뒤 관상 동맥이 막히지 않도록 스텐트 수술을 받았다. 이 소식을 들은 쌍둥이 형은 충격을 받았다. 그 역시 같은 유전자를 갖고 있었으니까 말이다.

형은 포도주를 즐기고 기름진 음식을 좋아하는데도 무척 건강했다. 동생은 뇌졸중 수술 이후 인터넷을 검색해서 몸에 좋다는 영양 식단을 그대로 따랐고, 매일 정확히 1시간씩 운동도 했다. 그가 내게 제일 먼저 물은 것은 이랬다. 명상은 하루에 정확히 몇 분을 해야 하는지, 그에 대한 정확한 근거가 무엇인지, 또 이런저런 요가 자세에서 정확히 몇 번을 호흡해야 하느냐는 것이다. 이

271

렇게 매사에 정확한 사람이 일에서 오는 스트레스는 바꿀 생각을 하지 않았다.

효율성만 따지면서 건강에 매달리는 것은 역효과를 낼 수 있다. 원래는 휴식이 필요한 상황임에도 건강에 대한 압박감 때문에 오직 건강해지는 방법만 찾는다면 그 자체가 스트레스가 되어 스트레스 호르몬이 혈관 세포에 염증을 일으킬 수 있다. 그러면 혈관 벽에서 면역계의 정비 과정이 시작되고, 그것은 혈관 침착에 이어 나중엔 위험한 혈전을 야기한다.

쌍둥이 동생과 그의 심장에 무엇보다 필요한 것은 휴식이었다. 하지만 그에겐 너무 어려운 일이었다. 우리가 만난 지 4개월 만에 그는 다시 혈관 우회술을 받았고, 심장 상태는 계속 악화되었다. 반면에 몇 개월마다 심장 검사를 받기는 하지만, 먹고 싶은 것을 즐기면서 건강 제일주의에 매달리지 않는 쌍둥이 형은 아주 건강했다.

이 형제의 예는 다음 사실을 보여 준다. 건강한 생활 방식으로 살려고 노력하는 건 좋고 올바르지만, 그런 생활 방식이 오직 성과 위주의 건강 제일주의로만 흐른다면 별 소용이 없다는 것이다. 물론 건강에 노력을 기울인 만큼 성과가 나오는 것에서 내적 만족을 느끼고, 지속적인 스트레스를 갖고도 아주 잘 사는 사람도 있다. 하지만 우리는 대부분 쉴 때 행복감을 느끼지 못하기 때문에 일에 매달려 미친 듯이 페달을 밟는다. 삶이 무엇을 가져다주건 상관없이 행복을 느끼는 것은 건강의 중요한 초석이다.

8

요가, 명상, 마음 챙김

심신 의학

건강에서 스트레스는 21세기의 가장 중대한 위험 요소다. 그건 아이들도 마찬가지다. 2015년의 한 스트레스 연구에 따르면 아동은 열 중 여섯이, 청소년은 열 중 다섯이 뚜렷한 스트레스 징후를 보였다고 한다. 건강 보험 공단의 2016년 설문 조사에서는 성인 응답자의 60퍼센트가 〈심한 압박감에 시달린다〉고 답했고, 넷 중 한 명은 자주 스트레스를 받는다고 했다.

중요한 스트레스 요인으로는 직장(46퍼센트)을 비롯해 자신에 대한 높은 요구(43퍼센트), 여가 중 바쁜 일정(33퍼센트), 도로 교통(30퍼센트), 디지털 기기로 오는 끊임없는 연락(28퍼센트) 등을 꼽을 수 있다. 특히 스트레스 지수가 높은 사람은 스마트폰을 끌 수 없는 〈상시 접속〉 상태의 직장인들(30퍼센트)이었다.

스트레스는 심근 경색과 뇌졸중, 종양 질환, 면역 질환, 우울증 말고도 다른 많은 질병의 위험을 높인다. 또한 수명도 단축시킨다. 하지만 스트레스에도 건강하게 작용하는 무언가가 있지 않을까? 그래서 긍정적 유스트레스(통제된 스트레스)를 부정적 디스트레스와 구분하는 것이 아닐까?

이 물음과 관련해서 과학은 어떤 때는 스트레스를 치켜세우다가 어떤 때는 모든 형태의 스트레스를 혹독하게 비난하는 식으로 오랫동안 갈지자 행보를 보인 끝에 드디어 결론을 내렸다. 스트레스가 몸의 단련을 위한 건강한 도전인지, 아니면 병의 유발 요소인지는 근본적으로 다음 네 가지에 달렸다는 것이다.

1. 지속 시간.
2. 양.
3. 스스로 얼마만큼 통제할 수 있는가?
4. 자신이 생각할 때 충분히 납득할 만한 이유에서 스트레스를 감당하는가?

물론 이 네 가지 요인에는 명확한 규칙도 없고, 의약품처럼 양에 대한 명확한 규정도 없다. 얼마만큼의 스트레스를 감당할 수 있는지는 항상 개인적인 문제일 수밖에 없다. 어떤 이는 벌써 나가떨어질 상황인데도 다른 이는 아직 괜찮다고 느낀다. 하지만 어느 정도 수준을 넘게 되면 스트레스는 모든 사람에게 발병 위험을 높인다. 2015년에 발표된 메타 연구 논문 두 편에 따르면 일주일에 55시간 이상 일하는 사람은 뇌졸중에 걸릴 위험이 33퍼센트 더 높고, 심장 질환에 걸릴 가능성은 13퍼센트 더 높다고 한다.

다만 노동 시간이 문제의 핵심은 아닌 것으로 보인다. 『행복의 쳇바퀴*Die Tretmühlen des Glücks*』를 쓴 스위스 경제학자 마티아스 빈스방거Mathias Binswanger 같은 행복 연구가는 지난 1백여 년 사이 주당 노동 시간이 줄고 가전제품과 인스턴트식품 덕분에 가사 노동도 웬만큼 줄었지만, 그렇다고 그에 비례해서 우리의 휴식 시간이 늘어난 것은 아니라는 점을 지적했다.

이유는 분명하다. 노동과 마찬가지지만 여가도 점점 더 많은 과제와 〈해야 할 일의 목록〉으로 가득 채워져 있기 때문이다. 그러다 보니 요즘은 4주 휴가를 한 번에 이어서 다녀오는 사람이 많지 않다. 우리의 여가와 노동 과정은 전반적으로 무척 빡빡해졌고 그 속도도 매우 빨라졌다. 전형적인 예가 병원이다. 그사이 1년에 치료해야 할 환자 수는 두 배 또는 세 배 증가했다. 그럼에도 인력은 충원되지 않고, 그 부담은 고스란히 의사와 간호사에게 돌아간다. 의사와 간호사가 여유롭게 차를 마시며 환담하는 시절은 이제 옛이야기가 되었다. 노동 시간은 줄었다지만 스트레스는 더 많아졌다. 모든 일을 좀 더 효율적으로 처리해야 한다는 압박감 때문이다.

스트레스의 척도인 수면 부족

독일인의 약 10퍼센트가 일상의 과로로 수면 부족이나 수면 장애에 시달린다. 주로 낮에도 쉴 시간이 별로 없고, 밤에도 사적으로나 교대 근무로 일해야 하는 사람들이다. 그 사정은 나도 잘 안다. 직접 겪은 일이기 때문이다. 4년 동안의 심장내과 수련의 생활은 스트레스의 연속이었다. 교대 근무에 쫓겨 잠시도 쉴 틈이 없었다. 그러다 보니 당연히 몸에 이상이 생겼다. 만성 부비강염에 걸린 것이다. 크나이프 물 치료를 비롯해 사우나, 약초, 소금물 흡입, 운동에 이르기까지 온갖 자연 요법을 써 봤지만 소용이 없었다. 결국 이비인후과 의사의 권유에 따라 부비강 통로를 넓히는 수술을 받았다. 그래도 불편함은 여전했다. 속수무책이었다. 더 이상 방법이 없었다. 8개월 뒤 집중 치료실 실습 시간이 끝나고 나는 심장 카테터 및 초음파실로 옮겼다. 근무 시간이 규칙적이고, 일로 인한 스트레스가 적은 곳이었다. 그러자 4주 만에 만성 부비강염이 거짓말처럼 사라졌다.

수면이 불규칙하고 너무 부족하면 비만이 생길 수 있다. 수면 부족은 호르몬 순환을 통해 인슐린 저항성을 촉진한다. 그럴 경우 세포는 포도당을 제대로 받아들이지 못하고, 이는 심한 공복감을 낳아 더 많이 먹게 만든다. 게다가 면역계도 약해진다. 하지만 다른 극단도 문제다. 너무 많이 자는 사람, 그러니까 하루 9시간 이상 자는 사람도 건강에 경고등이 켜지는 경우가 많다. 이들의 피로는 우울한 상태나 탈진의 표시로 보인다. 따라서 자신의 일상을 바탕으로 올바른 기준을 찾아야 한다. 나폴레옹처럼 하루에 네댓 시간만 자고도 충분히 버틸 수 있는 유전적 장치는 누구

스트레스 증세
스트레스를 받으면 어떤 반응이 나타날까?

몸	
● 찬 손	● 이명
● 요통, 두통	● 소화 불량
● 뻐근한 어깨	● 불안
● 소화 장애	● 피로
● 수면 장애	● 따가운 눈

행동
● 과도한 음주, 흡연, 커피
● 불규칙한 식사(심한 공복감)
● 이 갈기
● 일을 끝내지 못 함

감정	
● 불만감	● 적대감
● 예민함, 분노	● 이유 없이
● 불안, 공허,	불행하다는
회의	느낌

정신	
● 건망증	● 유머 상실
● 집중력 장애	● 결정 장애
● 창의성 감소	

에게나 있는 것이 아니다. 자신을 유심히 관찰하면서 몇 시간을
자야 푹 잤다는 느낌이 드는지 확인하는 것이 좋다. 그건 계절이
나 상황에 따라 다를 수 있다. 예를 들어 휴가 때는 조금 더 잘 수
도 있다. 아유르베다에서는 가능한 한 일찍, 늦어도 저녁 10시에

는 잠자리에 들 것을 권고한다. 그것이 불가능하다면 기력 회복을 위해 잠시 오수를 즐기는 것도 수면 부족에 도움이 된다.

상시 접속 상태는 건강을 해친다

잠은 스트레스를 감지하는 가장 예민한 센서다. 삶에서 스트레스가 생기지 않도록 하는 건 점점 어려워지고 있다. 오늘날 우리는 하루 종일 온라인에 연결된 상태로 언제든 외부와의 접촉이 가능하다. 이것도 우리의 수면을 부분적으로 제약하는 요소다. 디지털 미디어의 이런 면을 의학적으로 다루는 것은 큰 도전이다. 그게 우리의 건강에 어떤 영향을 미치는지는 아직 불분명하기 때문이다.

물론 분명한 것도 있다. 디지털 미디어기의 잦은 사용이 수면 장애를 일으켜 결국 수면 결핍으로 이어진다는 사실이다. 그 원인에는 주의력 집중과 근육 긴장뿐 아니라 모니터에서 발생하는 특수한 불빛인 블루 라이트도 포함된다. 블루 라이트는 수면 호르몬 멜라토닌을 억제한다. 최신 전자 기기들에는 블루 라이트를 조정할 수 있는 야간 모드가 장착되어 있다. 그렇다면 낮에도 이 기능을 사용하는 것이 좋다.

디지털망은 우리에게 조건 반사를 일으킨다. 그러다 빠른 반응 시간에 길들여지면 우리는 실생활에서 더욱 조바심을 내게 된다. 컴퓨터 앞에서 기다리는 동안 혈압은 높아지고, 맥박은 빨라지고, 스트레스 호르몬은 쏟아진다. 당혹스러운 비교일지 모르지만 공포 영화를 볼 때도 비슷한 현상이 일어난다.

늘 시간에 쫓겨 살다 보니 우리는 여러 가지 일을 동시에 처리하려 한다. 이런 멀티태스킹은 산책하면서 이야기하거나 운전하면서 생각하는 것처럼 전반적으로 쉽게 연결되는 활동들에서는 무리 없이 작동한다. 그러나 두 가지 이상의 까다로운 일을 동시에 처리할 때는 제대로 작동하지 않는다. 그 경우 뇌는 서로 다른 과제들 사이에서 끊임없이 온오프 버튼을 눌러야 하기 때문이다. 그렇다면 멀티태스킹은 신경 소모가 아주 많은 힘든 멀티스위칭 *multiswitching*이 된다. 캘리포니아 대학교의 매슈 킬링스워스Matthew Killingsworth 심리학 연구 팀은 스마트폰을 이용해 일상의 심리 상태를

정말 하고 싶거나 해야 할 일을 한 가지만 선택하는 것이 좋다

측정하는 흥미로운 앱을 하나 개발했다. 피험자들은 자신이 방금 생각하고 행동한 것을 계속 앱에 기록했다. 연구자들은 그 결과를 2010년 『사이언스』에 발표했는데, 〈떠도는 생각은 불행한 생각이다*A Wandering Mind Is an Unhappy Mind*〉라는 제목 자체가 이미 연구 결과를 요약해 보여 준다. 즉 우리의 생각이 표류할 때면, 또 우리가 지금 하고 있는 일과 다른 것을 생각할 때면, 그러니까 멀티태스킹을 할 때면 우리 뇌는 막대한 에너지를 소비한다는 것이다. 그 결과로서 우리는 우울하고 초조해질 수 있다.

불안과 우울증은 그사이 독일뿐 아니라 전 세계적으로 가장

빈번한 질환군에 속한다. 우울증과 불안 장애가 나타날지 말지를 결정하는 것은 유전적 요인과 사회적 요인 그리고 개인적 경험으로 알려져 있다. 그런데 최근 들어서는 거기에 컴퓨터 사용도 빼놓을 수 없다. 사무직원 2만 5천 명을 대상으로 실시한 일본의 한 연구에 따르면 매일 컴퓨터 앞에서 일하다 보면 5시간째부터 우울증 곡선이 상승세를 그린다고 한다. 온라인 작업으로 우리의 생각이 상시적으로 중단되면 그에 따른 결과는 생기기 마련이다. 예를 들어 한 다른 실험에서 참가자들에게 편지를 쓰라고 하면서 동시에 이메일을 확인하게 하자 능률이 절반으로 떨어졌다.

그렇다면 여러 가지 일을 동시에 하는 것보다 지금 내가 정말 하고 싶거나 해야 할 일을 한 가지만 선택하는 것이 좋다. 물론 결정은 늘 어렵다. 결정했다고 모두 행동으로 이어지는 것도 아니다. 하지만 노력해야 한다. 스트레스를 막는 아주 손쉬운 방법은 일단 다른 일을 할 때는 스마트폰을 사용하지 않는 것이다. 사람들은 90퍼센트 정도가 남들과 함께 있는 자리에서도 스마트폰을 들여다본다. 여기선 〈3의 법칙〉이 작동한다. 대여섯 명이 앉아 대화를 나눌 때 그중 셋만 대화에 집중하고 있어도 나머지는 재빨리 메신저나 이메일을 체크한다는 것이다.

마음대로 되지 않으면 스트레스가 생긴다

일이 마음먹은 대로 되지 않거나 그 일에서 아무 이점을 찾을 수 없을 때 스트레스는 격화된다. 젊은 부모들은 수면 부족과 끊임없는 멀티태스킹으로 고생하면서도 번아웃이 되는 경우가 드문 것도 그 때문이다. 그들의 분투는 아이에 대한 사랑으로 보상받으니까. 이건 자연의 장치다. 왜냐하면 의무감에서, 또는 강요에 의해 아이를 키우면 아이에게 좋지 않은 것은 물론 우리 몸 자체도 스트레스에 싸이기 때문이다.

스탠퍼드 대학교의 정신과 의사인 피르다우스 다바르Firdaus Dhabhar는 신경 면역학자이자 암 연구자이다. 그의 관심사는 스트레스를 세분화하는 것이다. 예를 들어 단기적인 스트레스는 백혈구를 증가시켜 체내 면역력을 강화한다. 또한 자전거 페달을 열심히 밟아 우리 몸에 부담, 즉 스트레스를 가하면 예방 접종의 효과가 생긴다. 어쩌면 스트레스 자체가 아니라 분투 이후의 휴식이 긍정적 작용을 하는 것인지도 모른다. 미국 뇌 연구자 리처드 데이비슨Richard Davidson이 증명한 것처럼 규칙적인 명상이 그런 작용을 강화한다는 사실도 그 점을 뒷받침한다.

세상 모든 일이 그렇듯 스트레스도 양면성이 있다. 도전은 진화를 촉진한다. 예를 들어 파리나 쥐에게 스트레스를 주면 더 오래 산다. 또한 스트레스는 뇌를 활성화한다. 보훔 대학교 연구 팀은 가벼운 스트레스 상황에서는 기억력이 강화되는 것을 증명했다. 스트레스 호르몬 중 하나인 코르티솔이 장기 기억을 담당하는 뇌 부분을 활성화하기 때문이다. 그래서 과거 중요한 시험에서 어떤 문제가 나왔는지는 잊었지만, 몇 년 뒤에도 시험 감독이 입었던 옷은 정확히 기억하는 일이 있을 수 있다.

예술가나 기록경기 선수들은 일정 수준의 긴장이 얼마나 중요한지 거듭 보고한다. 전설적인 예가 바이에른 뮌헨의 전 골키퍼 올리버 칸이다. 그는 스트레스 속의 공격성을 통해 미친 듯이 능력을 발휘했다. 온몸이 근질거리는 긴장감은 희열과 보람을 준다. 그렇지 않으면 그 많은 사람이 스스로를 위험

단기적 스트레스는 체내 면역력을 강화한다

에 빠뜨리는 일에 그렇게 많은 시간과 돈을 들이지는 않을 것이다. 〈위험광들〉은 안전 장비 없이 깎아지른 절벽을 오르거나 공중에서 낙하산을 지고 뛰어내리는 행위에서 엄청난 쾌락을 느낀다. 그러나 스트레스가 지속되고 우리 몸에 긴장 완화의 기회가 주어지지 않는다면 그것은 건망증을 촉진하고, 집중력을 떨어뜨리고, 치매 위험을 높인다.

스트레스에 대한 불안은 때론 스트레스 자체보다 나쁘다. 미국의 한 연구에서는 3만 명에게 매일 어느 정도의 긴장감을 경험하고, 거기에 어떻게 대처하는지 그리고 그것이 건강에 좋지 않다고 생각하는지 물었다. 8년 뒤에 확인한 결과 스트레스를 받은 이들 중에 그게 건강에 좋지 않다고 생각한 사람들이 40퍼센트 넘게 더 일찍 죽었다. 반면에 스트레스를 대수롭지 않게 생각한 사람들은 실험 집단 가운데 사망 위험이 가장 낮았다.

예일 대학교 연구 팀은 연기자를 〈인사 팀장〉으로 분장시켜 피험자들을 심한 스트레스 상황으로 몰아넣는 모의 면접 시험을

실시했다. 면접 전에 한 집단에게는 스트레스의 건강 유해 작용을 다룬 영상물을, 반면에 다른 집단에게는 스트레스의 주의력 및 능률 향상 효과를 다룬 영상물을 보여 주었다. 그 결과 두 번째 집단에서는 혈중 스트레스 호르몬이 현저히 낮게 측정되었다. 그렇다면 이런 설명이 가능하다. 실제로 건강에 좋지 않은 것은 때론 스트레스 그 자체라기보다 오히려 그것이 건강에 좋지 않을 거라는 생각이다.

자기 삶을 잘 통제하고 있다고 믿는 사람은 스트레스에 별 영향을 받지 않는다. 그건 자주 인용되는 2004년의 「인터하트 연구 Interheart Study」로도 증명되었다. 52개 나라에서 수많은 사람들을 대상으로 심근 경색의 중요한 위험 요소를 조사한 연구였다. 스트레스를 통제하지 못하는 사람은 심근 경색 위험이 30퍼센트나 높았다. 영국 공무원 3만 명을 대상으로 실시한 연구도 비슷한 결과를 보여 주었다.

그런데 이런 정신적 태도뿐 아니라 신체적 태도에도 나름의 역할이 있다. 생물학자 레카 나이르Rekha J. Nair가 중심이 된 인도 CMFRI 연구소의 한 연구 팀은 2016년에 장시간 웅크리고 있으면 자존감이 떨어진다는 사실을 밝혀냈다. 요가에서 괜히 똑바로 서 있는 자세를 연습시키는 게 아니다. 〈전사(戰士) 자세〉라 불리는 이 동작은 원기와 주의력을 고취한다. 몸의 태도가 마음에 영향을 준다는 것은 웃음 요가에서도 분명히 드러난다. 억지로 웃는 시늉을 하고, 즐거운 일이 없더라도 일부러 웃음을 터뜨리

스트레스가 몸에 미치는 영향

- 우울증, 불안, 수면 장애를 촉진한다.
- 호흡이 가빠진다.
- 혈당, 인슐린, 혈중 지방 수치를 높인다.
- 혈전을 촉진한다.
- 근육 경직도가 높아지고, 골밀도가 낮아진다.
- 기억력과 집중력을 떨어뜨린다.
- 생각이 좁아지고, 두통이 생긴다.
- 심박 변이와 혈압을 높인다.
- 영양소 섭취가 줄고, 소화 장애가 생긴다.
- 면역 기능이 약화된다.
- 과체중을 촉진한다.
- 불임을 야기한다.

면 그 자체로 이미 기분이 좋아진다. 그렇다면 아침에 일어나 허리를 쭉 펴고 거울 앞에 서서 자신을 향해 한 번 웃어 주는 것도 하루를 힘차게 시작하는 보약이나 다름없다.

나는 집중 치료실과 응급실에서 일할 때 스트레스가 어떤 영향을 끼치는지 날마다 경험했다. 특히 젊은 사람에게 심장 문제나 혈압 위험, 천식 발작이 있는 경우 거의 항상 스트레스가 개입되어 있었다. 내가 야간 근무를 할 때면 심근 경색 환자들은 가족과 결혼 문제, 경제적 어려움, 따돌림처럼 자신을 짓눌렀던 문제들을 이야기했다. 스트레스만으로 급성 경색이 생기는 일은 드물지만 장기적으로는 얼마든지 그럴 수 있다. 게다가 스트레스는 건강에 좋지 않은 다른 요인들까지 악화시킨다. 스트레스가 있는 사람들은 대체로 운동을 별로 하지 않고, 덜 건강한 음식을 먹고, 식사 시간이 짧고, 흡연과 음주에 매달리고, 밤에 잠도 잘 못 잔다.

나는 환자들과 대화를 나누면서 스트레스가 고혈압과 천식, 과민성 대장 증후군, 장염, 피부 질환, 두통, 요통, 류머티즘, 자가 면역 질환, 알레르기 발병에 일정 정도 역할을 한다는 사실을 거듭 확인할 수 있었다. 왜냐하면 스트레스를 받은 신경은 면역 세포에 영향을 끼치고, 신호 분자 및 신호 물질의 순환, 즉 우리 내면의 화학 체계를 교란하기 때문이다. 2017년의 한 대규모 연구도 스트레스가 암 발병률을 높인다는 사실을 증명했다. 특히 췌장암과 대장암, 식도암, 전립선암의 발병률은 평소에 스트레스가 많아서 힘들다고 말한 사람들에게서 두 배에서 네 배까지 높게 나타났다.

스트레스에 관한 과학적 연구는 20세기 초에 시작되었다. 하버드 대학교의 생리학자 월터 캐논Walter Cannon은 신체 반응을 〈투쟁 또는 도피 반응〉으로 설명했다. 아주 중요한 생존 전략에 속하는 이 반응은 다음과 같다. 우리는 위협을 느끼면 근육이 긴장하고, 심장 박동이 빨라지고, 혈압이 상승한다. 인지력도 터널 속의 시야처럼 좁아진다. 그러면 우리 몸은 바닥짐, 즉 방광과 장의 내용물을 내보내려 하고, 〈변의(便意)〉와 함께 불안감을 느낀다.

이런 반사 작용으로 인해 우리의 원시시대 조상들은 위협을 느끼면 도망치거나 싸웠고, 그 과정에서 죽거나 위험에서 벗어났다. 그런데 오늘날엔 일터에서의 스트레스나 미래에 대한 불안이 한 번의 도망과 짧은 투쟁으로 없어지지 않는다. 그것들은 만성화하는 경향을 보이고, 그로써 해소 방안도 요원하다. 대신 요통과 고혈압, 심근 경색, 우울증이 생긴다.

스트레스는 〈양〉에 따라 몸과 마음을 강화할 수 있다. 운명적 타격이나 삶의 힘든 시기를 견뎌 낼 힘이 되어 준다는 말이다. 그러면 〈불운〉을 이겨 낼 회복력이 생겨난다. 그런 효과 면에서 일정 정도의 스트레스는 스포츠나 크나이프식 물 치료, 단식과 비슷하다. 물론 정신적 영역에서만 그렇다. 삶의 위기와 관련해서 조사해 보면 흥미롭게도 가장 잘 살고 있는 사람은 나쁜 경험이 전혀 없는 사람이 아니라 웬만큼 위기와 정신적 충격을 겪은 사람들이다. 물론 누구에게나 감당하기 어려울 만큼 스트레스가 치솟는 정점은 있기 마련이고, 그 꼭짓점을 지나면 상승하던 긍정적 효과는 다시 떨어진다.

스트레스 호르몬은 혈관을 좁히고, 혈압을 높이고, 손을 차갑게 한다. 가끔은 코끝이 차가워지는 경우도 있다. 내가 심장학과에서 일할 때 우리 과 과장은 항상 집중 치료실에 있는 중환자의 코를 만져 보았다. 코끝이 차면 상황이 좋지 않다는 뜻이다.

나는 에센 자연 요법 병원에 있을 때 바이오도트Biodot를 환자에게 처음 사용해 보았다. 손등에 붙이는 완두콩만 한 크기의 장치인데, 열 센서로 체온을 알려 주고 어떤 상황에서 스트레스를 겪는지 보여 준다. 지금도 기억나는 환자가 있다. 고혈압과 수면 장애가 있는 회사 경영자였다. 나는 당연히 그가 회사에서 일할 때 스트레스가 심할 거라고 예상했다. 그러나 바이오도트는 전혀 다른 결과를 보여 주었다. 업무 중에는 혈액 순환이 원활했지만, 오히려 집

스트레스 호르몬은 혈관을 좁히고, 혈압을 높이고, 손을 차갑게 한다

에서 혈관이 경직되었다. 가족과 많은 시간을 보내지 못하는 것에 대한 양심의 가책 때문일 수 있었다. 그건 당사자도 예상하지 못한 결과였다. 긴장 해소도 그렇지만 스트레스와 관련해서도 잘못 생각하는 일이 많다. 가령 텔레비전을 보면 긴장이 풀릴 것 같지만, 실제로는 대부분 그 반대 현상이 나타난다.

다시 한 번 말하지만 단기 스트레스는 면역계를 활성화한다. 물론 스트레스가 만성화하면 그 효과는 빠르게 사라진다. 그 때문에 우리는 잠을 못 자거나 지치면 쉽게 바이러스에 감염된다. 게다가 상처도 잘 안 낫고 치료 기간도 길어진다. 그사이 외과 의사들에게도 이런 인식이 서서히 확산되고 있다. 수술을 앞둔 환자들에게 긴장 해소용 CD를 보여 주는 걸 보면 말이다. 당연히 환자 본인의 노력도 중요하다. 수술을 앞두고 있다면 일주일 전부터 매일 긴장 완화 요법을 실시해야 한다. 가장 좋은 방법은 명상이나 자율 긴장 이완법이다. 요가는 근막을 늘리고 근막의 유

연성을 확보하는 데 이상적이다. 저체중이 아니라면 수술 며칠 전부터 단식을 하는 것도 도움이 된다. 그 밖에 수술할 때 음악을 틀어 놓으면 전신 마취 상태에서도 불안감이 줄어든다. 그러면 진통제도 적게 든다.

많은 연구 결과를 종합하면 우리 몸을 병들게 하는 스트레스의 위험 요인으로는 다음과 같은 것들이 있다.

- 직장에서 중요한 결정을 내릴 때의 부담감.
- 부부나 연인 사이의 문제.
- 가족이나 친구와의 불화.
- 가족의 간병.
- 어릴 적의 폭행과 학대 경험.
- 질병, 특히 통증.
- 수면과 휴식 부족.
- 쓸데없이 고생하고 있다는 느낌.

심신 의학 ─ 몸과 정신 그리고 영혼의 조화

이제 이런 사실을 알았다면 어떻게 해야 할까? 스트레스 없이 사는 건 불가능에 가깝다. 이것은 동양 사상의 출발점이기도 한다. 부처 역시 삶이 고통이라고 했다. 상황이 이렇다면 객관적인 스트레스 요인을 줄이고, 삶의 짐을 내려놓아야 하는 건 분명하다. 그러나 인생의 좌표계 자체를 근본적으로 바꾸는 것은 대부분 불가능하다.

이 지점에서 심신 의학이 등장한다. 자연 요법의 심신 질서 치료에 기초한 진일보한 형태다. 자연 요법에서는 건강한 생활 방식의 세 가지 핵심 기둥을 내세운다. 더 많이 움직이고, 더 건강하게 먹고, 충분히 긴장을 풀라는 것이다. 심신 의학은 여기서 한 걸음 더 나아가 정신과 면역계 및 신경계 사이의 상호 작용에 긍정적 영향을 끼치는 것을 목표로 삼는다. 그를 위해 마음을 다스리는 기술을 가르치고, 태도 변화 훈련을 시킨다. 그런 식으로 유기체의 자기 조절 능력과 자기 치유력을 지원한다.

심신 의학은 실제 치료에서 요가와 태극권, 기공, 명상 같은 전통적 치료 방법을 사용하지만, 더 나아가 점진적 근육 이완 같은 현대적 긴장 해소법과 의식 기법도 함께 시행한다. 에센 자연 요법 병원이나 베를린 이마누엘 병원의 심신 의학 팀은 환자들과 머리를 맞대고 퇴원 뒤에도 치료 성과를 일상적으로 이어 가기 위해 개인별 맞춤형 계획을 짠다. 심신 의학의 치료사는 생태 영양학자, 명상 및 요가 지도자, 스포츠 과학자, 사회 교육학자, 심리학자로 이루어져 있다. 심신 의학은 내게 지속적인 효과를 담보하는 열쇠다. 왜냐하면 심신 의학은 중요한 위험 요소인 스트레스에 맞서 싸울 뿐 아니라 환자들에게 자신의 몸을 새롭게 인지하게 하고, 자신의 몸에 대해 스스로 책임을 지게 하기 때문이다.

모든 전통적 치료 체계는 몸과 마음의 관련성을 무척 중시했다. 그런데 근대 의학에 자연 과학적 토대가 놓이면서 그런 관련성의 많은 부분이 뒷전으로 밀려났다. 그와 함께 몸과 마음은 갑자기 분리되었다. 그러다 스트레스 연구, 심신 상관 의학, 심리 신경 면역학에 이르러서야 몸과 마음, 신경계 사이의 복잡한 연결 고리가 다시 주목을 받게 되었다. 가령 1960년대에 미국 류머티즘 전문가 조지 솔로몬George Solomon은 환자들이 우울증을 함께 앓을 때 류머티즘 관절염이 악화한다는 사실을 발견했고, 그것을 계기로 염증성 질환과 면역계, 감정의 관련성을 연구하기 시작했다.

1970년대에 심장학자 허버트 벤슨은 이런 생각을 발전시켜 심혈관계 질환에 대한 새로운 관점을 제시했다. 사람을 병들게 하는 것은 궁극적으로 장기가 아니라 감정이라는 것이다. 그와 함께 몸의 스트레스 반응을 거꾸로 돌리는 것도 가능하다고 생각했다. 그러니까 도주 또는 전투 태세를 불러일으키는 우리 몸의 연쇄 반응을 긴장 완화 모드로 바꾸는 것이 가능하다는 것이다. 그는 명상이 신경계에 얼마나 긍정적으로 작용하는지 확인했고, 거기서 일련의 긴장 완화법을 찾아냈다. 심장 박동을 느리게 하고, 혈압을 떨어뜨리고, 긴장된 근육을 이완하는 방법이었다. 이를 기초로 그는 하버드 의대에 벤슨-헨리 심신 의학 연구소를 설립했고, 오

> 사람을 병들게 하는
> 것은 장기가 아니라
> 감정이다

늘날까지도 심신 의학의 아주 중요한 선구자로 여겨지고 있다.

미국에서는 그사이 모든 대형 병원과 대학 병원에 심신 의학과가 설치되어 있다. 게다가 국립 보건원 산하의 국립 보완 의학 통합 센터NCCIH는 심신 의학을 보완 의학의 일부로 인정하고, 해당 연구 프로젝트를 지원한다.

환자와 대화를 하다 보면 어린 시절의 경험이나 최근 사건들이 무척 자주 등장하는데, 그런 것들에 의도적으로 접근하는 것은 치료의 중요한 첫걸음이 될 수 있다. 그런데 심신 의학은 여기서 한걸음 더 들어간다. 아니, 한걸음 더 물러선다는 것이 더 나은 표현일 듯하다. 심신 의학은 말로 하지 않는다. 〈말 이전에〉 긴장 해소, 고요, 마음 챙김을 통해 환자 스스로 치유할 수 있는 공간을 마련해 주고자 한다. 무슨 비밀스런 종교 집단의 이야기처럼 들릴 수도 있지만 그렇지 않다. 지난 수년간의 과학적 자료에 따르면 특히 만성 질환에서 심신 의학적 기법은 상당히 효과가 있는 것으로 증명되었다.

이 기법들은 각각 특유의 속성이 있어서 늘 동일하게 작용하지 않고, 누구에게나 똑같이 적합하지도 않다. 어떤 사람에겐 중국의 운동 명상인 기공이 너무 지루하게 느껴지고, 어떤 사람에겐 요가 동작이 너무 무리하게 느껴져 자세를 오래 유지하지 못한다. 그래서 심신 의학은 〈처방을 내리지〉 않는다. 그저 시범을 보이면서 따라해 보라고 권할 따름이다. 환자들은 일상에서 쉽게 실천할 수 있는 자기만의 기법을 찾아야 한다. 왜냐하면 심신 의

293

학에는 조금 까다로운 특징이 있기 때문이다. 즉 심신 의학이 실제로 도움이 되려면 규칙적으로 실천해야 한다는 것이다. 이제부터는 여러분의 선택에 영감을 주기 위해 몇 가지 방법을 제시해 보겠다.

요가 — 세상을 향한 인도의 선물

언제부턴가 요가가 유행이다. 베를린에는 두 블록마다 요가 강습소가 하나씩 있다. 독일의 다른 대도시들도 별반 다르지 않다. 독일 요가 협회의 보고에 따르면 270만 명의 독일인이 총 6천 곳의 강습소와 학교에서 인도의 심신 이론인 요가를 배운다. 미국은 심지어 그 수치가 인구 비율로 보면 독일의 세 배에 이른다. 미국인의 10퍼센트가 요가를 배운다는 말이다.

요가의 역사는 2천 년이 넘었다. 〈요가〉라는 말은 인도 문학과 철학의 근원 언어인 산스크리트어에서 유래했다. 요가의 어원인 〈유즈, *yuj*〉는 〈만나다〉, 〈결합하다〉 또는 〈마음을 묶다〉라는 뜻이다. 종합하면 몸과 의식이 하나가 된다는 뜻으로 해석할 수 있다. 실제로 전통 요가에서 치료 작용은 핵심이 아니었다. 그보다는 심적이고 영적인(종교적인 의미가 아니다) 목표에 도달하는 것이 중심에 있었다. 그런 요가에서 의료 작용은 중요하고 유익한 부수 현상이었다.

인도인들은 요가가 세상을 향한 인도의 선물이라고 자랑스럽게 말한다. 매일 요가와 명상을 한다는 나렌드라 모디 총리와 인도 정부의 제안으로 유엔은 2015년에 매년 6월 21일을 세계 요가의 날로 선포했다. 모디 총리는 심지어 요가 장관까지 임명해 아유르베다를 비롯해 다른 전통 치료법을 관장하게 했다.

대략 15년 전부터 과학적으로 연구되어 온 요가는 매우 성공적인 치료법으로 판명되었다. 사실 그 효과의 명확함에 대해선 나 자신도 깜짝 놀랐다. 서구에서는 요가의 일부만 실행되고 연구되고 있다. 내 세대에는 대학이나 수습 과정이 끝나면 많은 사람이 인도로 떠났다. 그것도 전설적인 〈히피 루트〉를 거쳐. 목표는 북인도일 경우가 많았다. 그곳엔 명상 센터와 요가 센터가 즐비한 리시케시나 하리드와르 같은 성스러운 도시들이 있었다. 이렇게 많은 사람이 요가를 접하다 보니 독일로 요가가 들어오기까지도 그리 오랜 시간이 걸리지 않았다. 요즘도 벼룩시장의 헌책방 코너에 가면 캐나다의 요가 지도자 카렌 제브로프가 쓴 『모두를 위한 요가』를 발견할 수 있을지 모른다. 지금은 고전이지만, 1970년대에는 요가 자세를 누구나 쉽게 따라할 수 있는 운동 프로그램으로 변형한 최초의 책이다.

내가 요가를 만난 건 2000년이었다. 에센 병원에 새로 건립된 자연 요법 병동에서 일하던 어느 오전이었다. 연일 잠을 못 자 컨디션이 좋지 않았는데도 일은 끊임없이 밀려왔다. 허리가 아팠다. 이 증세는 이미 잘 알고 있었다. 잠을 설치고 스트레스가 쌓이면 맨 먼저 허리에서 신호가 왔다. 새로 온 간호 팀장이 그런 나를 보더니 툭 던지듯이 말했다. 〈요가를 한번 해보세요!〉 그 자신이 열렬한 요가 신봉자였다. 나는 처음엔 그 말을 허투루 들었다. 몸 상태가 좋지 않으면 남의 말도 잘 듣지 않았다. 그러나 통증이 사라지지 않자 나는 소심한 마음에 다음 날 저녁 간호 팀장이 소개해 준 요가 센터를 찾아갔다. 요가 구루 아이엔가의 가르침을 따르는 곳이었다.

놀랍게도 그날의 90분은 내 삶에 큰 영향을 끼쳤다. 요가가 끝나자 처음엔 심한 지연성 근통증[19]이 생겼다. 그것도 해부학 시간에나 들어 봤을까, 실제로는 한 번도 느껴 보지 못한 근육에서 말이다. 그런데 요통이 사라졌다. 예상하지 못한 일이었다. 이후에도 몇 년 동안 나는 똑같은 사실을 반복해서 확인할 수 있었다. 요가를 하지 않으면 요통이 생겼고, 요가를 하면 순식간에 통증이 없어졌다.

요가는 활력을 주고, 스트레스를 줄이고, 통증을 완화한다

내가 다니던 요가 센터 참가자들은 거의 모두 나와 똑같은 경험을 했다. 강좌가 끝나면 다들 활기차고 기분이 좋아진다고 말한다. 요가는 우리 몸에 직접적으로 활력을 준다. 그것도 다른 운동에서는 경험할 수 없을 만큼 빠른 속도로. 결국 나는 2003년 요가가 스트레스에 미치는 영향을 조사하는 첫 번째 과학적 연구를 계획했다. 우리는 신문에 광고를 내어 스트레스가 심하다고 느끼

---

19 과도한 운동이나 평소에 하지 않던 운동을 하고 난 뒤에 서서히 나타나는 근육 통증이다.

는 참가자들을 모집했다. 놀랍게도 신청자의 90퍼센트 이상이 여성이었고, 그중 많은 이들이 힘든 일상을 보내는 싱글맘이었다.

우리는 스트레스가 심한 여성만으로 연구를 진행하기로 결정하고, 그들을 두 집단으로 나누었다. 한쪽에는 일주일에 한두 번 90분 동안의 아이엥가 요가 강좌 3개월 무료 이용권을 제공했고, 다른 쪽에는 3개월의 실험 기간이 끝난 뒤 동일한 이용권을 제공하겠다고 약속했다. 우리는 실험 기간이 끝난 뒤 질문지로 스트레스 수준과 심리적 상태를 조사했다. 그리고 요가가 끝날 때마다 타액 속의 코르티솔 수치를 측정했다.

결과는 아주 인상적이었다. 요가는 스트레스 수준을 현저히 떨어뜨렸고, 기분을 좋게 했고, 불안과 우울증을 개선했다. 그뿐이 아니었다. 많은 참가자들에게서 두통과 요통이 눈에 띄게 줄어든 것으로 나타났다. 참가자들은 대부분 단 1시간의 강습만으로 스트레스 호르몬이 뚜렷이 감소했

> 요가는 스트레스를 현저히 떨어뜨리고, 기분을 좋게 하고, 우울증을 개선한다

다. 우리는 비록 적은 규모의 연구였지만 그 결과를 발표했고, 이어 72명이 참가한 좀 더 큰 규모의 연구를 준비했다.

이번에 우리의 관심은 요가를 많이 하면 효과도 더 커질 것인가 하는 문제였다. 우리는 무작위 원칙에 따라 여성 참가자들을 세

집단으로 나누었다. 한 집단은 일주일에 한 번 90분 동안 요가를 했고 두 번째 집단은 그보다 두 배를 했으며, 세 번째 집단은 요가를 하지 않았다. 그 결과 처음 두 집단에서는 비슷한 효과가 나타났다. 더 많은 요가가 더 많은 효과를 내지 못한 이유를 추정해 보면 매주 두 번의 강좌에 꼬박꼬박 참석하는 것이 사정상 불가능한 여성들이 많았을 뿐 아니라 그 시간을 지켜야 한다는 생각이 오히려 스트레스로 작용했기 때문으로 보인다.

어쨌든 요가는 스트레스에 대처하는 훌륭한 수단으로 일주일에 90분이면 충분하다. 집에서도 틈틈이 매트를 깔고 요가를 하는 것이 좋다. 하지만 그전에 전문가에게 강습을 받아야 한다. 우리 환자들은 혼자서 유튜브나 DVD, 또는 책으로 배우면 안 되느냐고 번번이 묻는다. 그건 안 된다. 혼자 하게 되면 잘못된 자세를 익힐 위험이 매우 크고, 그러면 통증이나 부상으로 이어질 수 있다.

이후 많은 연구 결과가 잇따라 발표되었다. 특히 나의 개인적인 약점인 요통과 관련해서는 요가가 효과적이라는 사실이 수많은 연구들로 증명되었다. 그것도 단순히 효과가 있는 정도가 아니라 대부분의 다른 치료들보다 한결 나을 정도였다. 2012년 우리는 베를린 아이옌가 연구소와 공동으로 요가가 만성 목 통증에도 효과가 있음을 증명했다. 그 밖에 두통과 고혈압, 섬유 근육통에 대한 효과를 입증하는 연구도 많다. 에센 병원 연구 팀에 따르면 만성 염증성 장 질환에도 요가가 뚜렷한 통증 완화 효과를 보였다고 한다.

요가는 암 치료에 도움이 된다

내가 특히 깊은 인상을 받았던 것은 요가가 암 치료의 보완 수단으로도 효과가 있다는 사실이다. 미 연구자들에 따르면 유방암 환자들은 요가를 몇 주 동안 배우고 나서 삶의 질이 뚜렷이 개선되었다고 한다. 항암 치료를 받은 동안이나 그 이후에도 자주 나타나는 극심한 피로감에 대한 대책으로 지금껏 요가만 한 수단은 없어 보인다.

에센 대학교의 홀거 크라머Holger Cramer 심리학 연구 팀은 요가 효과에 대한 방대한 메타 연구를 실시했는데, 그 결과 요가는 갱년기 증상에서부터 심장 질환과 고혈압의 보완 치료에 이르기까지 수많은 병증에 효과가 있는 것으로 드러났다. 심지어 약으로는 제어하기 힘든 심방세동, 즉 심방이 불규칙적으로 빠르게 수축하는 증세도 줄어들었다. 종합하면 요가는 거의 모든 영역에 긍정적으로 작용하는 것으로 보인다.

그런데 수많은 요가 수련원 중에서 올바른 것을 가려내기란 쉽지 않다. 안타깝지만 〈요가 지도사〉라는 명칭은 곳곳에서 남발되고 있다. 그중에는 수년간 집중 수련 과정을 거친 지도사도 있지만, 3주 과정만 이수하고 지도사입네 하는 사람도 있다. 경험상 아이엥가 요가 수련원이라면 믿을 만해 보인다. 무척 세심하게 운영되는 곳이다. 게다가 여기서는 목침같이 생긴 블록이나 밧줄 같은 보조 수단을 사용하기도 한다. 아이엥가 요가 지도사들은 모두 다년간 수련 과정을 거친 사람들이다. 특히 의료적 목적으로 요가를 가르치려면 따로 전문 교육을 받아야 한다.

나한테는 어떤 요가가 맞을까?

요가 수련원을 고를 때는 먼저 요가 강사 협회로부터 인증을 받은 곳인지 따져 보아야 한다. 그런 곳이라면 일단 웬만큼 믿을 수 있다. 그럼에도 나한테 맞는 것을 고르려면 좀 더 따져 봐야 한다. 요가 수련법 중에는 아이엥가에서부터 아쉬탕가, 쿤달리니, 비니, 시바난다, 빈야사에 이르기까지 훌륭한 것들이 많다. 그러나 이 모두가 누구나에게 맞지는 않다. 내게 맞는 것을 찾으려면 일단 시범적으로 해보는 것이 좋다.

개중에는 요가의 종교적 또는 이교도적 요소를 걱정하는 사람들이 있다. 그건 걱정하지 말라. 손을 모아 기도하거나 〈옴〉이라는 진언을 말하는 것을 종교 제식으로 생각할 필요는 없다. 그건 그저 힌두교 전통의 일부일 뿐이다. 구루도 인도에서는 종교 지도자가 아니라 뭇 사람에게 존경받는 스승일 따름이다. 그럼에도 이교도적인 영적 분위기가 싫다면 아이엥가 요가를 배우면 된다. 아이엥가는 몸 위주의 냉철한 요가 수련법이다. 요가 공간도 대체로 물리 치료실과 비슷하게 생겼다. 요가를 할 때 향이나 불상 같은 건 필요 없고, 요가 매트를 펼칠 공간만 있으면 된다. 나 역시 이런 점이 마음에 들었다. 하는 방법만 알면 집에서도 힘들지 않게 따라 할 수 있다. 그런 면에서 요가는 탁월한 효과를 자랑하면서도 비용이 저렴하다.

의학적으로 문제가 있는 사람은 요가를 선택할 때 특히 신중해야 한다. 가령 40도의 뜨거운 공간에서 무척 힘든 동작을 하는 비크람 핫 요가는 건강상 문제가 있는 사람에게는 적합하지 않다. 류머티즘과 관절증 환자, 그중에서도 무릎 손상과 반월상 연골 손상이 있는 환자는 특히 조심해야 하고, 경험 많은 요가 지도사의 조언을

> 요가는 일반 물리 치료나 가벼운 운동만큼 안전하고 부작용이 없다

받아야 한다. 2012년 미국 과학 저술가 윌리엄 브로드William J. Broad가 쓴 『요가의 과학. 위험과 보상The Science of Yoga. Risks and Rewards』이 출간되어 『뉴욕 타임스』 베스트셀러 목록에 올랐다. 이 책에서는 처음으로 요가로 인한 부상 위험이 다루어졌다. 가령 선천적인 운동 기능 과잉증, 즉 유전적으로 관절 운동 과잉증이 있는 사람은 요가를 자제하거나, 아니면 경험이 아주 많은 지도사의 안내에 따라야 한다. 또한 안압이 상승하는 녹내장 환자도 일부 요가 동작은 부적절하다. 하지만 전체적으로 보면 요가는 일반 물리 치료나 가벼운 운동만큼 안전하고 부작용이 없다. 그 밖에 요가를 할 때 명심해야 할 것은 항상 몸의 신호에 주의를 기울여야 한다는 것이다. 온전한 자세로 물구나무서기를 서거나 허리를 숙여 바닥에 손을 닿는 것이 반드시 중요한 것은 아니다. 관건은 무엇보다 몸을 느끼는 것이다.

나는 학교에서도 요가를 가르쳐야 한다고 생각한다. 요가는

별다른 비용 없이 평생 할 수 있는 운동이다. 게다가 학교 체육의 기록 경쟁으로 학생들이 좌절감을 느낄 필요가 없는 운동이기도 하다. 요가는 기록이나 성과를 요구하지 않는다. 우리는 현재 직업 학교 학생들을 대상으로 요가 실험을 진행하고 있다. 요가는 누구나 쉽게 받아들일 수 있고, 스트레스를 줄이고, 청소년 건강에도 좋다.

요가의 특별한 매력

요가의 어떤 점이 다른 운동보다 특히 좋을까? 서로 긴밀하게 연결된 다음 다섯 가지 요소를 들 수 있다.

1. **근육을 강화한다.**
2. **몸의 조정 능력을 호흡과 결합시킨다.** 기록경기 선수들은 그것이 얼마나 중요한지 안다. 몸과 체내 순환의 협업 속에서 최상의 결과가 나온다는 것을 몸으로 경험하기 때문이다.
3. **심신의 긴장을 푼다.** 특히 요가 수업 마지막에 많이 하는 사바사나 자세(일명 송장 자세)에서 그 효과가 가장 크다.
4. **우리 몸을 최대한 늘린다.** 그러면 엔도르핀이 분비되고, 그것은 자율 신경계를 안정시킨다. 미국 과학자들은 요통 환자들을 대상으로 물리 치료와 요가 효과를 비교했는데, 그 결과 요가가 물리 치료보다 뛰어나다는 것이 확인되었다. 그 다음에는 요가에서 차용한 몸의 이완 동작을 물리 치료에

보완했더니 요가와 거의 비슷한 효과가 나왔다.

5. 근막에 긍정적인 작용을 한다. 몸을 쭉 뻗고 돌리고 뒤집다 보면 결합 조직과 근막의 뻣뻣함이 풀린다.

요가의 8단계

요가 하면 서양인들은 주로 아사나, 즉 몸의 수련만 떠올린다. 그러나 고전적 이론에 따르면 요가는 총 8단계로 이루어져 있다. 가령 프라나야마, 즉 호흡 수련은 자율 신경계를 거쳐 체내 깊숙한 곳까지 영향을 끼친다. 예를 들어 날이 뜨거울 때는 호흡으로 몸을 식히고, 추울 때는 몸을 덥히는 식이다. 게다가 목적에 따라 호흡 수련법도 각각 다르다. 그사이 호흡 수련이 만성 폐쇄성 폐질환COPD에서 폐에 긍정적인 작용을 할 뿐 아니라 심장 박동을 안정시키고, 심지어 유전자 발현에도 비교적 빠른 영향을 준다는 사실이 증명되었다. 여기서 유전자 발현에 영향을 준다는 것은 분자 영역에서 염증이 줄어든다는 것을 의미한다. 일례로 당뇨와 동맥 경화를 일으키는 단백질 생산이 감소하는데, 이런 후생 유전학적 현상은 원래 약으로만 조절이 가능한 일이었다. 하지만 대부분의 연구가 몸 수련과 호흡 수련의 조합에만 초점을 맞추다 보니 정확히 어떤 것이 어떤 치유 효과를 내는지 세분화하지 못하는 것은 아쉽다.

호흡의 작용이 얼마나 큰지는 나도 직접 경험한 바 있다. 한 요가 지도사가 풀무질하듯 급하게 숨을 마시고 내쉬는 방식으로 생기를 북돋우는 바스트리카 프라나야마, 즉 풀무 호흡을 가르쳐 주었다. 나는 열광했다. 그래서 다음 날 저녁 퇴근하자마자 파김 치처럼 지친 몸을 이끌고 45분 동안 이 호흡법과 다른 수련법을 빠른 속도로 실시하기 시작했다. 처음에는 몸이 한결 가벼워지고 머리가 맑아지는 느낌이었다. 그러나 피곤한 몸으로 무리한 〈대가〉를 치러야 했다. 밤새 잠을 설쳤고, 이튿날 오후에는 감염으로 앓아눕기까지 했다. 피곤한 몸의 소리에 귀 기울여 가벼운 수련으로 긴장을 풀어 주는 대신 오히려 과격한 호흡법으로 몸에 불을 지른 대가였다.

요가의 8단계 중에는 감각의 제어(프라티야하라)와 집중(다라나)도 있다. 기원전 2세기에서 기원후 4세기 사이에 인도 학자 파탄잘리는 요가 지침서를 썼는데, 여기서 가장 중요한 요소로 집중을 꼽았다. 〈요가란 정신을 오직 한 대상에만 집중한 뒤 흐트러짐 없이 그 상태를 유지하는 능력이다.〉

또 다른 단계로는 니야마, 즉 자기 절제가 있다. 몸을 청결히 하고, 만족하는 습관과 건강한 생활 방식을 키워 나가는 수련법이다. 요가의 윤리적 토대는 야마다. 다른 생명에 대한 배려와 채식이 여기에 포함된다. 몸 수련의 목표는 무엇보다 장시간 명상(디아나)에 빠져 삼매(사마디), 즉 우주와의 혼연일체와 초의식의 경험에 이르는 것으로 보인다. 하지만 이 대목에서 다시 한 번 강조하지만 요가는 종교가 아니다. 인도의 독실한 신앙인들은 오히려 힌두교적 특색이 모호하다는 이유로 요가를 거부한다.

요가는 운동과 물리 치료보다 효과적이다

나는 규칙적으로 요가를 하는데도 동작 하나하나가 어떻게 그리 정확하게 신체적 효과를 거두는지 매번 놀란다. 몸을 앞으로 굽히면 진정되고, 반면에 뒤로 젖히면 강한 자극과 함께 몸이 깨어나는 느낌이 든다. 또한 잠을 잘 오게 하는 동작이 있는가 하면 잠을 오지 않게 하는 동작도 있다. 그건 서구의 운동에는 없는 것들이고, 현대 과학의 호르몬과 분자로도 설명되지 않는다. 요가에만 있는 또 다른 특징은 몸의 자세 및 동작의 엄청난 섬세함과 정밀성이다. 전문 용어로는 이것을 〈정렬〉이라고 부른다. 요가 동작은 밀리미터 단위까지 중요하고, 미세 조정의 경우 서양 물리 치료에는 없는 정밀성이 존재한다.

그렇다면 요가는 응용 해부학이기도 하다. 시신 해부를 통해 몸의 내부를 알기 훨씬 이전에 근육과 힘줄, 인대, 근막, 장기에 대한 그런 지식이 존재했다는 것을 생각하면 그저 놀라울 따름이다. 나는 인도에 갔을 때 그런 놀라운 지식을 직접 목격한 바 있다. 아이엔가는 혈관 우회술을 받은 뒤 호흡 곤란을 겪는 환자를 내게 보여 주었다. 의사로서 내 머릿속에 처음 떠오른 생각은 우회 혈관이 다시 막혔다는 것이다. 그러나 그렇지 않았다. 아이엔가는 환자의 몸을 이리저리 만지더니 수술 이후 갈비뼈가 막혔고, 상흔으로 인해 흉곽의 매우 얕은 호흡만 가능해졌다고 말했다. 그는 환자에게 흉곽 전체로 호흡할 수 있도록 갈비뼈를 쉽게 늘리는 방법을 알려 주었다. 그러자 호흡 곤란은 곧 해결되었다.

요가나 명상에서는 느린 호흡법을 가르치는데, 호흡 빠르기를 보면 심근 경색 이후의 예후를 짐작할 수 있다. 뮌헨 공대 대학 병원에서는 2003년부터 2005년까지 약 1천 명의 경색 환자들을 대상으로 연구를 진행했다. 환자 가운데 72명은 몇 년 뒤에 사망했는데, 다른 환자들에 비해 숨을 더 빨리 쉬는 사람이 더 빨리 죽는다는 사실이 밝혀졌다.

그 밖에 아이엔가 요가는 유방암 환자들에게도 탁월한 효과가 있다. 그건 방금 언급한 아이엔가의 흉곽 예와 비슷한 방식으로 설명될 수 있을 듯하다. 수술, 방사선 치료, 화학 요법은 몸의 감각과 갈비뼈의 유연성을 약화시킨다. 이때 요가를 하면 흉곽과 호흡은 좀 더 자유로워지고, 기분 좋은 신체 감각이 되살아난다.

1990년 월간지 『지오Geo』에 아이엔가 요가에 대한 기고문이 실렸다. 〈고통은 당신의 스승〉이라는 제목의 이 기고문은 잘못 해석되는 경우가 많았다. 이것이 뜻하는 바는 분명하다. 요가가 고통을 야기한다는 뜻이 아니라 우리가 한계를 느끼는 법을 배워야 한다는 것이다. 몸을 늘리거나 근육을 강화할 때 우리 몸은 아플 수 있다. 그러나 이 통증은 우리를 괴롭히는 고통과는 구분되어야 하고, 자연 요법에서는 이것을 〈기분 좋은 고통〉이라 부른다. 지압과 물리 치료도 통제된 적당량의 통증과 함께 실시되고, 그런 점에서는 침과 부항도 어느 정도 비슷하

숨을 더 빨리 쉬는 사람이 더 빨리 죽는다

다. 요가는 우리가 느끼고 집중하도록 도와준다. 또한 아이엥가의 표현에 따르면 〈몸의 지능〉을 이용한다.

많은 과학적 데이터로 증명된 요가의 효과와 안전성을 고려하면 병원에서 왜 요가를 보조 수단으로 사용하지 않고, 보험 회사가 왜 그 비용을 지불하려 하지 않는지 이해하기 어렵다. 물론 사회 복지법에 명시된 예방 조치로 인정받아 건강 보험 공단로부터 일부 비용을 지급받을 가능성은 있지만, 요가의 유익함은 단순히 예방에 그치는 것이 아니라 무엇보다 치료에 있다는 사실을 알아야 한다. 어쨌든 정형외과 주사와 온갖 수술 비용은 공단에서 지급하면서도 비슷한 효과가 있는, 아니, 어쩌면 훨씬 효과가 뛰어날 수도 있는 요가에 대해서는 자비로 내게 하는 것은 상식적으로 납득하기 어렵다.

명상 — 내면의 휴식, 고요, 생각을 버리는 기술

나는 하버드 의대의 허버트 벤슨 교수 밑에서 심신 의학 교육을 받을 때 명상을 처음 경험했다. 시작은 시원찮았다. 벤슨의 명상 전문가 페그 바임Peg Baim은 우리에게 호흡에 집중하고, 갖가지 생각으로 마음의 고요를 방해하지 말라고 요구했다. 생각이 일면 일단 어서 오라고 받아들인 뒤 다시 내보내라는 것이다. 다시 말해 그 생각에 집착하지 말고 떨쳐 버리는 것이 그 기술의 핵심이었다.

퍽 어려운 일이었다. 나는 직업상 많은 생각을 할 수밖에 없었기 때문이다. 나는 의자에 앉아(꼭 바닥에 앉을 필요는 없다) 명상을 시도했다. 3~4분이 지나자 생각이 좀 잠잠해졌다. 그런데 어느 순간 불안감이 솟구쳤다. 당장 명상을 중단하고 방을 뛰쳐나가고 싶었다. 하지만 그도 민망한 일이라 일단 불안감을 극복해 보려 애썼다. 어느 정도 시간이 지나자 패닉은 사라졌고, 명상 중에 다시 나타나지 않았다.

첫 명상에서 불안감이 이는 건 어쩌면 당연할지 모른다. 생각이 텅 빈 세계로 들어가는 것은 우리 뇌에 무척 낯선 일일 테니까. 이러한 텅 빈 상태, 즉 생각이 없는 상태가 명상의 결정적인 기준이다. 명상의 핵심은 의식적으로 선택한 고요와 지속적으로 흘러들어오는 생각의 비움이다. 뇌의 생각 활동은 우리 몸의 〈자동 조종 장치〉라고 불릴 정도로 자연스럽다. 그래서 생각하지 않는다는 것이 얼마나 어려운 일인지를 경험하는 것은 뜻밖의 깨달음이다.

라틴어 메디타티오*meditatio*는 원래 〈중심으로 향한다〉는 뜻이다. 명상은 언어 이전의 경험 세계로 돌아가는 것이다. 우리 모두는 말을 배우기 전에 이미 나름의 의식이 있다. 그런데 언어를 배우고 나서는 언어가 모든 것을 지배한다. 언어는 우리 삶을 구성하는 매우 효율적인 요소이지만, 긴장 완화와 휴식에는 심각한 방해 요소이기도 하다. 벌써 20년도 더 전에 스트레스 연구자들은 상황만 우리를 힘들게 하는 것이 아니라 그에 대한 생각도 못지않게 우리에게 스트레스를 준다는 사실에 주목했다. 좋지 않은 어떤 일을 기억하는 것만으로도 그에 대한 트라우마가 우리 몸 안에서 다시 깨어날 수 있다는 것이다. 걱정과 고민, 계속 같은 자리를 맴돌기만 하는 생각은 우리 몸을 만성 스트레스 상태에 빠뜨린다. 그렇게 고민한다고 해결책이 나오는 것도 아니다. 생각만으로는 해결되지 않는 문제가 많기 때문이

명상의 핵심은 생각이 없는 상태이다

다. 심리 치료(또는 상담)와 명상의 중요한 차이가 바로 여기에 있다. 명상은 언어 이전의 상태에 접속한다. 고요에 머물고 생각을 하지 않음으로써 생각으로는 불가능한 깨달음에 이른다. 우리 뇌는 마음의 고요함 속에서 예전에는 수시로 일어나던 생각 때문에 닫혔던 새로운 길에서 해결책을 찾는다.

생각을 하지 않는다는 것은 인간에겐 몹시 어려운 일이다. 명상은 이 점을 너무나 잘 알기에 그 어려움을 덜어 주려고 다양한 보조 수단을 사용한다. 예를 들면 잠시도 가만있지 못하는 우리의 정신을 한곳에 붙잡아 두려고 반복적으로 읊조리는 만트라(진언)가 그중 하나다. 흔히 사람들은 눈을 감고 만트라를 반복하면서 마음의 눈에 떠오르는 색채나 형상에 집중한다. 선불교 명상에서는 가령 촛불에 시선을 고정시킨 채 집중력을 모으려 한다. 또 다른 선불교 전통에서는 역설적 사고 실험인 선문답을 사용한다. 이성으로는 풀 수 없는 언어적 수수께끼를 오랜 명상을 통해 다른 식의 깨달음을 추구하는 것이다.

그 밖에 심신 의학은 〈초월 명상〉[20]을 과학적으로 연구하기도 한다. 그 때문에 이 명상이 우리 몸에 미치는 작용은 비교적 잘 밝혀져 있다. 예를 들어 혈압 강하, 스트레스 저하, 통증 완화 같은 것들이다. 그럼에도 나는 초월 명상을 권하지 않는다. 현실에서는 하나의 만트라를 넘겨주는 대가로 돈을 요구하기 때문이다. 이는 인도 요가의 명상 원칙에 어긋난다.

마음 챙김 — 스트레스 완화를 위한 처방

지난 10년 사이 가장 널리 확산된 것은 마음 챙김 명상이다. 이 명상에서는 무언가에 집중하거나 어떤 말을 반복하는 게 아니라, 훈련된 방법에 따라 고요함 속으로 들어가 그 순간에 우리 몸과 생각, 감정에서 일어나는 변화를 아무 평가 없이 있는 그대로 바라보기만 한다. 마음 챙김 명상은 앞서 언급한 분자 생물학자이자 스트레스 연구자인 존 카밧진에 의해 한걸음 더 발전해서 의학에 도입되었다. 그는 특히 누구나 쉽게 접근할 수 있도록 이 명상에 묻어 있던 종교적 관련성, 즉 불교적이고 영적인 요소를 벗겨 냈다. 그 덕분에 세속화된 이 명상은 전 세계로 널리 퍼질 수 있었다.

20 완전한 평정심에 도달함으로써 상식적인 의식 세계를 초월해 삶의 본질과 비경을 깨닫게 하는 일종의 정신 수양. 초월 상태는 수면이나 꿈과 같이 인간의 생명 유지에 절대 필요한 생리학적 상태로서 스트레스나 긴장, 두려움으로부터 벗어나 몸과 마음을 젊게 해준다고 한다. 인도의 박티 요가(만트라 수행법)에 기원을 둔 이 명상은 1959년 인도 학자이자 요기인 마하리시 마헤시에 의해 미국에 전파된 이후 많은 연구가 이루어졌다.

마음 챙김 명상에서는 주로 두 가지 기술을 사용한다. 하나는 몸 스캔이다. 여기서는 CT-스캔처럼 머리부터 발까지 우리 몸 하나하나에 차례로 주의를 기울여 나간다. 당연히 영상 장비로 몸을 훑는 것이 아니라 지각으로 느낀다. 이 과정에서 통증이 실제로 어느 지점에 있고, 정확히 어떤 감각인지 처음으로 제대로 알게 될지 모른다. 또한 우리 몸의 어디에 기분 좋은 느낌이 있는지도 이 연습을 통해 알 수 있다. 마음 챙김 명상의 두 번째 기술은 처음엔 호흡

명상은 몸의 증세를 받아들이도록 훈련하는 것이다

에 주의를 기울이다가 호흡 중에 갖가지 생각들, 예를 들어 돈 걱정이나 가정불화 같은 생각들이 일어나는 것을 가만히 지켜보고, 그런 다음 결국 흩어져 사라지는 것을 바라보는 것이다.

존 카밧진은 이 명상에 기초해서 8주간의 스트레스 완화 프로그램MBSR을 만들었다. 이 프로그램에 참가한 사람들은 매일 45분씩 미리 정해 놓은 방식으로 명상을 해야 한다. 시간 소모가 상당했지만 그럴 만한 가치는 충분했다. 왜냐하면 그사이 진행된 상당수 연구들에 따르면 이 프로그램이 갖가지 만성 질환에 탁월한 효과가 있는 것으로 확인되었기 때문이다. 그 밖에 스트레스 완화 프로그램은 만성 요통과 우울증, 스트레스에도 뚜렷한 치료 효과나 최소한 통증 완화 효과를 보였다. 심하지 않은 우울증의 경우 마음 챙김 명상은 항우울제의 효과와 똑같았다. 특

히 암이나 다발성 경화증처럼 치료가 힘든 질환에서는 축복이라고 할 만큼 효과가 컸다. 생각을 하지 않는 연습은 미래에 대한 불안을 지우고 현 상태, 즉 지금 이 순간으로 돌아가게 해준다. 이 상태는 환자에게 결코 나쁘지 않다. 긴장 경감과 통증 완화, 면역계 개선으로 이어지기 때문이다.

명상의 아주 흥미로운 효과 중 하나는 통증을 완전히 없애지는 못하지만 더 이상 그렇게 고통스럽게 느끼게 하지 않는다는 점이다. 연구자들은 피험자들에게 바늘로 찌르기나 열 등의 통증 자극을 준 뒤 MRI로 통증을 담당하는 뇌 부위의 활성화 정도를 검사했다. 규칙적으로 명상하는 사람은 그 부위가 절반 정도만 활성화되는 것으로 나타났다. 그렇다면 명상은 통증을 더 잘 견디게 할 뿐 아니라 통증의 근원지인 뇌의 통증 지각을 실제로 줄이는 작용을 하는 게 분명하다.

명상은 완치가 안 되는 만성 질환에 특히 좋다. 어차피 치료가 되지 않는다면 그 증세라도 받아들이도록 훈련하기 때문이다. 완벽한 건강이라는 것이 평생 거의 도달할 수 없는 상태라는 점을 감안하면 명상은 더더욱 소중할 수밖에 없다. 카밧진이 자신의 첫 책 제목을『재앙으로 가득한 삶Full Catastrophe Living』[21]이라고 지은 것도 그 때문일 것이다. 그런 점에서 독일어 번역본 제목〈명상을 통한 건강〉은 안타깝게도 이 책의 진수, 즉 혼돈과 근심, 질병도 삶에 속한다는 사실을 제대로 짚어 내지 못하고 있다. 어쨌든 이

21 국내에서는『마음챙김 명상과 자기 치유』(2005, 학지사)로 출간되었다.

런 삶에서도 명상은 우리에게 행복해지는 법을 가르쳐 준다.

마음 챙김의 중요한 메커니즘은 고통과의 거리 두기다

나는 1999년에 존 카밧진을 직접 만났다. 구스타프 도보스 교수가 명상 연수를 위해 에센 자연 요법 병원으로 그를 초대한 것이다. 우리는 자그마한 학교 체육관을 빌려 30~45분 동안 집단으로 수차례 명상을 했고, 중간중간에 건선과 섬유 근육통, 외상 후 스트레스 장애에 미치는 명상의 과학적 효과를 발표하고 토론했다. 시종일관 밝고 고무된 분위기였다. 카밧진은 시차로 인한 피로감이 전혀 없어 보였다. 연수가 끝났을 때 우리는 마음 챙김 명상을 치료법의 하나로 에센 병원에 도입하기로 결정했다.

마음 챙김 명상의 가장 중요한 메커니즘은 고통과의 거리 두기다. 전문 용어로는 〈메타 인지〉라고 하는데, 자신의 인지 과정을 위에서 내려다보듯 관찰자의 입장에서 관찰하는 것을 말한다. 나는 명상을 제대로 하면 어떤 무거운 근심에서도 벗어날 수 있고, 자신을 힘들게 하는 온갖 것들과 거리를 둘 수 있음을 경험으로 배웠다. 물론 그래도 고통과 슬픔은 여전히 남지만, 그것으로 더는 괴로워하지 않는다.

마음 챙김 명상의 또 다른 강점은 판단하거나 평가하는 분별심을 내려놓는 것이다. 우리는 어떤 일이 일어나면 대개 그에 대한 반응으로 하나의 감정이 생기는데, 부정적인 감정일 때가 많다. 예를 들어 고속도로에서 앞차들에 브레이크등이 줄지어 켜지면 자동으로 〈나쁜 생각〉이 들기 시작된다. 사고가 난 건 아닐까? 정체 상태가 얼마나 지속될까? 정시에 도착하지 못하면 어떡하지? 하는 생각들이다. 그런데 규칙적으로 명상하는 사람은 그런 일에 딱히 분별심을 내지 않는다. 내가 어떤 판단을 내리든 어차피 바꿀 수 없는 일이다. 이런 태도는 남들과의 관계에서도 큰 도움이 된다. 남의 행동을 곧바로 자기 관점에서 해석하는 대신 일단은 있는 그대로 받아들인다. 또는 화나는 일이 생겨도 자제력을 잃지 않고 관찰자의 입장을 취한다. 이는 〈폭력 없는 소통〉에서 평화로운 갈등 해결의 방법으로 가르치는 태도와 비슷하다.

마지막으로 마음 챙김은 인간 삶의 근본 미덕, 즉 모든 일에 호기심을 갖는 태도와 연결되어 있다. 이는 예를 들어 애플 창업주이자 불교도인 스티브 잡스가 항상 요구하던 것이기도 하다. 그밖에 공감과 연민, 즐거움, 인내 같은 미덕도 마음 챙김과 연결되어 있다.

육적인 것에 관심이 많은 사람은 호흡에 집중하는 명상으로 시작하는 것이 적합해 보인다. 생각이 잘 차단되지 않으면 순간순간 떠오르는 생각을 떠나보내거나 무심히 바라보기 전에 그 생각들을 하나하나 말해 보는 것도 도움이 된다. 반면에 영적인 것에 관심이 많은 사람은 비파사나 명상을 시도해 봐도 좋다.

내가 선택한 것은 인도에서 유래한 신비적 명상, 즉 눈을 감은 상태에서 마음의 눈에 무엇이 보이는지 그리고 어떤 형상이 나타나는지에 집중하는 만트라 명상이었다. 일명 이 〈빛 명상〉과 관련해서 우리는 두 차례 연구를 진행했다. 평균 10년 넘게 목 통증에 시달리는 환자들을 둘로 나누어 한 집단에게 이 명상법을 가르쳤다. 2개월 뒤 이 집단은 통증이 현저히 줄어들었다. 물론 목의 움직임까지 자유로워지지는 않았다. 그렇다면 이것이 말하는 바도 분명했다. 명상에서 중요한 것은 통증을 관장하는 뇌 부위에 대한 영향이지 기적 치료가 아니라는 것이다.

명상에 관한 연구들은 잇따라 매혹적인 결과들을 내놓았다. 예를 들어 허버트 벤슨 연구 팀은 2013년 규칙적으로 마음 챙김 명상을 하면 상당히 빠른 속도로 유전자 발현에 긍정적인 작용이 일어난다는 사실을 증명했다. 또한 다른 연구자들은 명상으로 텔로머라아제, 즉 유전 물질을 복원하고

> ●
> 오랜 시간 가만히 있기
> 힘들면 조깅이나 요가로
> 긴장을 풀고 나서
> 명상으로 들어가면 좋다

개선하는 데 중요한 역할을 하는 효소가 활성화되는 것을 밝혀냈다. 그 밖의 다른 뇌 연구도 학습과 감정, 관점적 사고를 담당하는 뇌 영역의 회백질 밀도가 명상을 통해 높아지고, 대신 노년에 자주 나타나는 뇌 위축증, 즉 신경 세포 감소 현상이 줄어드는 것을 확인했다.

여러 연구에서 명상은 대부분의 다른 긴장 이완 방법들보다 우월했다. 환자들은 예를 들어 시간이 별로 걸리지 않는다는 이유로 점진적 근육 이완 요법을 선호하지만, 고혈압에서 이 방법

은 명상보다 효과가 떨어진다. 한마디로 명상은 심신 의학의 가장 효과적인 방법이다.

충분한 시간을 가지고 지속적으로 명상하는 것이 중요하다. 스트레스 완화 프로그램은 몸 스캔을 포함해 매일 45분, 초월 명상은 40분, 빛 명상은 30~60분 동안 해야 한다. 그렇게 긴 시간 동안 가만히 앉아 있지 못하는 사람에게는 조깅이나 요가로 먼저 긴장을 풀고 나서 명상으로 들어갈 것을 추천한다.

명상이 좋은 네 가지 이유를 정리하면 다음과 같다.

1. 명상은 우리 몸에서 이완 반응을 일으킨다. 그 효과 면에선 다른 어떤 방법들과 비교해도 월등하다.
2. 뇌는 명상을 아주 잘 받아들인다. 마치 우리 몸이 오랫동안 기다려 온 프로그램이라는 느낌을 들 정도로. 명상과 요가는 가속 페달만 밟아 온 우리 삶에 새로운 균형을 찾도록 도와준다. 고농도의 언어로 이루어진 우리의 활동과 업무가 전반적으로 육체노동을 대체하면서 생각이 머릿속에 〈탑처럼 쌓였고〉, 그로써 스트레스 호르몬은 계속 늘어난다. 이런 상황에 명상은 훌륭한 대응 조치다.
3. 명상은 주의력 집중을 강화한다. 그래서 일부 기업은 효율성 향상을 위해 직원들에게 명상 프로그램을 실시하기도 한다. 딱히 반대할 이유는 없지만, 명상의 본래적 의미에서 벗어난 것은 사실이다.

4. 마지막으로 명상은 종교와 상관없이 영성의 세계로 들어가
  는 길을 열어 준다. 다시 말해 존재와 삶의 의미에 물음을 던
  지게 하고, 그에 대한 답을 찾아 나서게 하고, 자기만의 특정
  한 동경을 추구하게 한다. 무신론자도 명상 속에서 이런 문
  제에 파고들 수 있다. 자기 행위가 원래적으로 제한되어 있
  음을 인지하는 것은 일상과의 지속적인 갈등 속에서 위로가
  되어 줄 수 있다. 건강 염려증을 앓던 희극 배우 카를 발렌틴
  은 말한다. 〈모든 사람은 죽는다. 그건 나도 벗어날 길이
  없다.〉

그렇다면 명상을 배워라. 수련원을 직접 찾든, 아니면 온라인
영상으로 안내를 받든. 기왕 시작했다면 규칙적으로 하라. 물론
나도 이런저런 핑계로 그러지 못할 때가 많지만, 그렇다고 포기
하지는 말라. 그 또한 삶이다. 명상 시간은 저녁보다 아침이 좋다.
뇌가 일상의 짐으로 과부하가 걸리지 않은 상태이기 때문이다.
처음엔 30분 정도 하다가 지속적으로 시간을 늘려라. 자세는 꼭
가부좌를 틀고 앉을 필요는 없다. 최대한 편안한 자세면 된다. 의
자에 앉는 것도 가능하다. 마음의 준비가 되었다면 당장 시작하
라. 〈명상은 기다림이 아니다!〉

느린 호흡은 수명을 늘린다
요가 호흡법 프라나야마나 명상에서는 숨을 천천히 쉬라고 가르

친다. 덧붙이자면 느린 숨은 유산소 운동의 긍정적인 결과이기도 하다. 어쨌든 우리는 보통 1분당 열다섯 번 숨 쉬고, 스트레스를 받거나 육체적으로 힘들면 더 빨리 숨 쉰다. 요가나 기공에서는 이 속도를 여섯 번으로 줄이려 한다. 느린 호흡은 맥박을 느리게 하고 심장과 혈관, 기관에도 무척 건강한 작용을 하는 듯하다. 심지어 요가에 관한 오래된 책들에서는 이보다 한층 더 나간 주장을 한다. 인간에게는 평생의 호흡 횟수가 정해져 있다는 것이다. 신비한 전설 정도로 치부할 수도 있지만, 실제로 심장병 환자의 경우 숨을 느리게 쉬었더니 수명이 더 길어졌다는 연구 결과가 있는 것을 보면 마냥 허튼 소리로 여길 수는 없을 듯하다.

명상을 하면 일반적으로 호흡이 느려진다. 그건 기도를 할 때도 마찬가지다. 그래서 미국의 심신 의학에서는 기도를 명상의 일부로 여긴다. 이 말을 들으면 독자 중에는 이맛살을 찌푸리는 사람이 있을지 모르겠다. 기도가 의학적 치료라고? 사람들은 흔히 다른 이유로 기도를 한다. 하지만 이유야 어떻든 기도가 우리의 건강에 긍정적 작용을 하는 건 사실이다.

기독교 기도문과 만트라의 반복은 우리 몸에 매우 유익한 작용을 한다

동아시아의 기도 전통은 당연히 고혈압이나 두통을 치료하려고 생겨난 것이 아니라 종교적인 목표와 관련이 있다. 종교적 배경 없이 오직 치료를 위해 기도하는 사람은 별로 없다. 하지만 어차피 기도를 한다면 기도에 의학적 효과가 있다는 이야기를 듣고 기분 나빠할 사람은 없을 듯하다.

이와 관련해서 이탈리아 파도바 대학교의 생리학자이자 내과 전문의 루치아노 베르나르디Luciano Bernardi는 특히 주목을 끄는 연구 결과를 발표했다. 그의 연구 팀은 느린 호흡의 긍정적 효과를 연구했고, 몇 번의 연구 끝에 옛 요가의 가르침에 따라 분당 여섯 번만 호흡하면 심부전 환자들에게 좋은 효과가 생기는 것을 명확하게 증명했다. 심부전 환자들은 보통 무척 빨리 숨을 쉰다. 공기를 더 많이 들이마시기 위해서다. 그러다 보니 숨은 매우 얕을 수밖에 없고, 이런 식의 얕은 공기 흐름으로는 허파 꽈리에서의 가스 교환, 즉 산소와 적혈구의 연결이 제대로 이루어지지 못할 때가 많다. 그래서 심부전 환자들은 호흡 곤란을 느껴 더 빨리 숨 쉬게 된다.

베르나르디 연구 팀은 환자들이 천천히 숨 쉬기 시작하자마자 혈중 산소량이 증가했다고 보고했다. 그들은 이 관찰을 계기로 다른 기도법과 명상법에도 관심을 가졌다. 그중에서 특히 주목을 끈 것은 만트라를 천천히 반복하는 방법이었다. 아시아에는 만트라를 이용한 명상법이 많고, 기독교 전통에도 일정한 리듬으로 기도문을 읊조리는 묵주 기도가 있다. 묵주 기도에서는 반복되는 기도문을 한 호흡으로 말할 때가 많은데, 이때 시간은 대략 10초가 걸린다. 그렇다면 요가의 여섯 번 호흡과 대체로 일치한다. 베르나르디 연구 팀은 세 가지 상황을 설정해 놓고 맥박과 호흡의 리듬, 자율 신경계의 미세한 조종을 연구했다. 여기서 세 가지 상황이란 라틴어 아베 마리아 기도문, 기도 없이 평범하게 말하기, 티베트의 전통 만트라인 〈옴마니반메훔〉 암송이었다.

그 결과 흥미로운 사실이 밝혀졌다. 아베 마리아와 티베트 만트라는 놀랍게도 분당 여섯 번의 호흡으로 일치했고, 그와 함께 심장과 폐, 호흡의 리듬이 개선되었다는 사실이다. 심지어 혈압과 심박 변이도도 떨어졌고, 뇌출혈까지 호전되었다. 그에 비해 평범하게 말한 참가자들은 분당 열네 번으로 두 배 이상 빠른 속도로 호흡했다.

그렇다면 기독교 기도문과 만트라의 반복은 상이한 배경에도 불구하고 우리 몸에 매우 유익한 작용을 하는 것으로 보인다. 그런데 기도뿐 아니라 예배도 건강에 좋은 것으로 확인되었다. 그와 관련해서 지금껏 가장 방대한 연구가 2016년 1월 미국 의사협회 『내과 학회지JAMA Internal Medicine』에 발표되었다. 간호사들의 건강을 연구한 이 보고서에는 16년에 걸쳐 간호사 7만 5천 명의 건강과 질병이 꼼꼼히 기록되었다. 이 기간 동안 사망한 사람은 총 1만 3천5백 명이었다. 그런데 흡연과 높은 콜레스테롤 수치, 운동 부족 같은 건강 위험 요인을 통계에서 제외하면 일주일에 한 번 이상 예배에 참석한 간호사들의 사망률이 다른 이들에 비해 33퍼센트 낮았다. 특히 심장 질환 환자들은 38퍼센트로 가장 낮았고, 암 환자들도 27퍼센트라는 무시하지 못할 수치를 기록했다. 이런 결과가 나타난 이유에 대해서는 연구자들도 정확히 설명하지 못했다. 다만 공동체의 결속력 같은 사회적 요인 때문만은 아니었다. 어쩌면 절대자에 대한 믿음을 통해 마음의 위안과 평화를 얻은 것이 주된 이유가 아닐까 싶다.

신앙이 있건 없건 사람들은 대개 위기에 빠지거나 감당하지 못할 걱정이 생기면 기도하기 시작한다. 그러면 스트레스가 자동으로 줄어드는 것을 느낀다. 신에 대한 믿음과 예배는 우울증에도 도움이 된다. 긍정적인 기분과 연결된 뇌 영역에 더 큰 반응이 일어나기 때문이다. 의사들은 앞으로도 분명 예배를 치료의 한 방편으로 처방하지는 않을 것이다. 하지만 이미 종교를 갖고 있거나 영적인 것에 관심이 있는 사람에게는 예배가 또 하나의 건강 증진 요소일 수 있다.

9

세계 보편 의학

아유르베다, 침술, 식물 요법

2006년이었다. 내가 아직 에센에 있을 때였는데, 개인적으로 내 겐 변혁의 시기였다. 나는 요가 연구로 막 인상적인 결과를 확인했고, 커져 가는 감명과 함께 점점 명상에 깊이 빠져들었다. 그런 가운데 자연 요법 병원에서 심신 의학이 성공을 거두는 것을 보면서 여러 긴장 이완 기술과 마음 수양 가운데 명상이 최고의 수련법이라는 사실을 확신하게 되었다. 그와 함께 내 시선은 자연스레 동양으로 향했다.

그때까지 나는 인도에 간 적이 없었다. 그만큼 무척 늦었기 때문에 더 강렬하게 이 나라가 자연 요법 의학의 요람이라는 사실을 깨달았는지 모른다. 물론 아유르베다에 대해서는 이미 연구를 진행하고 있었다. 유럽과 중국, 티베트 문화권의 전통 의학을 비교하는 차원에서 말이다. 이 세 문화권의 전통 의학을 비교하다 보니 주목할 만한 여러 가지 유사점이 발견되었다. 내가 볼 때 아유르베다도 개인별로 초점을 맞추고 체질을 중시하는 치료법 중

하나였다. 게다가 이 인도 의학은 그것을 넘어 예방과 생활 방식, 자기 치유력에 중점을 두었다. 또한 대증 요법이 아닌 힘들의 내적인 균형에 방향을 맞춘 치료법을 발전시켰다. 필요하다면 사혈과 거머리 같은 민간요법도 마다하지 않았다. 그러다 보니 아유르베다에는 다양한 치료법이 있었고, 건강을 촉진하는 힘들의 활성화가 목표였다. 더구나 유럽의 자연 요법과 마찬가지로 치료의 중심에는 만성 질환과 기능 장애가 있었다. 특히 개인적으로 호감이 간 것은 아유르베다가 교조적이지 않은 치료 체계로서 서양의 자연 요법이나 자연 과학에 토대를 둔 강단 의학과도 쉽게 조화를 이룰 수 있다는 점이었다. 그래서 나도 자연스럽게 아유르베다를 서양 의학과 접목하는 것을 중요한 목표로 삼았다.

아유르베다 ─ 건강한 삶에 대한 가르침

나는 서양 의학과 인도 전통 의학을 함께 공부한 샬 쿠마르Syal Kumar를 만났다. 아유르베다의 근거지 중 하나인 케랄라의 아유르베다 의사 집안 출신이었다. 그는 아유르베다를 단순히 이국적인 건강 프로그램으로 여기지 않고 하나의 의술로 인정하는 것을 중요하게 생각했다. 우리는 독일에서 아유르베다로 무엇을 할 수 있을지 의견을 나누었다. 필요하다면 서양 의학과의 조화 속에서 말이다. 긴 대화 끝에 마침내 나는 그를 에센 병원으로 데려오기로 했다. 우리는 아유르베다 치료법을 병원 시스템과 어떻게 통합하고, 그와 병행해서 어떻게 고도의 과학적 조사를 실시할지

고민했다. 첫 단계로 우리는 아유르베다 치료법의 중요한 요소인 오일 치료에 필요한 인도식 목조 간이침대를 구입했다.

2006년 독일에는 아유르베다가 이미 잘 알려져 있었지만, 우리가 그 치료법을 제안하면 환자들은 대개 야자수 해변과 머리에 허브 오일을 붓는 방법부터 먼저 떠올렸다. 그러나 아유르베다는 고도의 진단 및 의료 체계를 완비한 의학이고, 내 개인적으로는 세계에서

●
아유르베다는 WHO로부터 의학으로 인정받았다

가장 많은 경험과 광범한 치료법을 보유한 전통 의술이라고 확신한다. 중세 유럽의 의술은 힐데가르트 폰 빙겐Hildegard von Bingen의 저술을 비롯한 몇몇 예외를 제외하면 전래되지 못했고, 중국 전통 의학은 20세기에 들어서야 마오쩌둥이 주도한 국가 정책으로 되살아났다. 왜냐하면 그 큰 땅덩어리 구석구석까지 서양 의료 기술을 공급할 수 없는 상황이었던 데다가 다른 한편으로는 침술 같은 전통 의술의 일부를 서구 시장에도 내놓고 싶었기 때문이다.

이와는 달리 아유르베다는 2천 년 넘게 공백 없이 계속 이어져 왔다. 그러다 보니 이 치료 전통은 인도는 물론이고 인접한 남아시아에서까지 국가적으로 공인되어 현대 의학과 동등한 대접을 받고 있었다. 남아시아에서는 매년 수많은 사람이 아유르베다 치료를 받고 있고, 급성 질환인 경우에만 서양 의학의 도움을 받

는다.

아유르베다는 그사이 WHO로부터도 의학으로 인정받았다. 인도에는 당국에 등록된 아유로베다 의사가 40만 명이 넘고, 5~8년 동안 아유르베다 의학을 가르치는 학교도 250군데가 넘는다. 아유르베다 의사들은 2천5백 개 이상의 병원과 1만 5천 개 외래 진료소에서 일하고 있다. 이는 아유르베다가 발상지 인도에서는 단순히 의료 개념을 훨씬 뛰어넘는 의미를 담고 있음을 보여 준다.

아유르베다의 중심에는 건강한 삶에 대한 가르침이 있다. 아유스ayus는 〈삶〉을, 베다veda는 〈지식〉을 뜻하는데, 이는 육체적, 정신적, 영적 치료에 관심을 보이는 인도의 베다 성전에 그 뿌리가 있다. 인도에서 아유르베다는 신에 대한 경배이다. 성담에 따르면 창조신 브라마가 친히 이 지식을 인간에게 선사했다고 한다.

아유르베다에서는 환자의 체질에 따라 치료 방식이 완전히 다르다. 체형과 생김새, 태도를 종합하면 어떤 질병에 취약한지 알 수 있다는 것은 독일 자연 요법에서도 잘 알려져 있다. 다만 아유르베다에서는 그에 따라 올바른 치료법을 선택하고 개인별로 조율한다. 〈도샤〉, 즉 아유르베다의 기본 체질에 대해서는 앞서 언급한 바 있다. 인도 의술은 체형과 피부, 머리카락 그리고 수많은 다른 신체 특성을 토대로 바타, 피타, 카파의 세 가지 기본 체질로 나눈다. 그러나 잡지나 요리책, 인터넷에서 흔히 볼 수 있는

아유르베다식 관절증 치료

1 병의 이해

아유르베다 이론에 따르면 인간의 몸은 바타, 피타, 카파의 세 가지 체질이 섞여 있다. 그중 어느 하나가 너무 과하면 병증이 생긴다. 따라서 치료의 목표는 체질들의 균형을 복원하는 것이다.

2 병들게 하는 요인들

잘못된 영양, 육체적 과로, 트라우마, 근심, 불안, 스트레스, 육체적 욕구의 억압.

3 증상

통증, 염증, 연골 마모, 움직임의 제약은 바타가 강해서 생기는 전형적인 증상이다.

4 진단

맥박, 혀, 촉진, 청진, 눈, 체형, 대소변 및 실험실과 영상 장비를 통한 현대적 진단.

5 치료

과도한 바타는 다음 방법으로 약화시킬 수 있다. 해독(가령 관장, 사우나), 손 치료(가령 마사지, 지압), 약물 치료(코에 넣는 특별한 오일, 약초), 영양, 생활 방식 변화(하루 리듬, 수면 리듬, 식사 리듬 바꾸기).

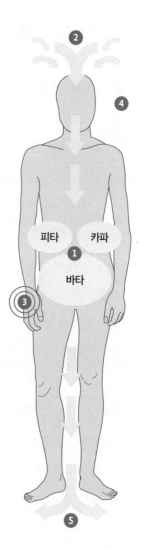

도샤 테스트는 잊어 주기 바란다. 모든 인간은 혼합 체질이고, 따라서 정확히 어떤 체질로 분류할지는 웬만큼 경험을 쌓아야만 알 수 있다.

2천 년의 역사를 가진 아유르베다 원리는 일부 산스크리트어로 적혀 있는데, 그 언어에서 체질은 〈프라크르티〉, 즉 자연이라는 뜻이다. 체질은 선천적이고 변하지 않는다. 그러나 그것이 자극과 스트레스에 반응하는 증상은 각각 다르다. 이 증상은 〈비크르티〉, 즉 치료되어야 할 장애로 지칭된다. 중국 전통 의학의 이론과 비슷하게 도샤도 극단적 대립의 성질을 나타낸다. 예를 들어 바타는 바람과 움직임을 상징하는데, 공기 흐름은 가볍고 〈불안정하고 신경이 날카롭다.〉 따라서 스트레스에 민감하다. 피타는 온도와 에너지, 물질대사의 상징으로 불을 통해 일어나는 변화를 가리킨다. 반면에 카파는 구조와 덩어리라는 뜻으로 물과 흙의 성질이 강하다.

아유르베다는 성질을 생각한다

여러분 자신이 인도 전통 의학의 전문가가 될 필요는 없다. 다만 나는 아유르베다의 구조가 얼마나 다층적인지 보여 주고 싶을 뿐이다. 아유르베다에서는 하나의 장애가 생겼을 때 항상 그 내용과 형식, 운동 방향을 종합적으로 분석해서 치료한다. 도샤는 그 반응을 세 가지 거대한 모델로 단순화해서 설명해 놓은 원리다. 의사들은 그것의 도움으로 몸과 마음에서 일어나는 과정의 복잡성을 일목요연하게 개괄할 수 있다. 물론 도샤 이론이 모든 의학적 세부 사항을 일일이 설명할 수는 없다. 또한 모든 인간과 질병을 오직 세 집단으로 분류한 것도 너무 단순해 보인다. 그러나 베를린 이마누엘 병원에서 많은 환자들에게 도움을 주는 인도학자이자 아유

●

고기와 소시지, 치즈 등의 동물성 단백질과 찬 음식은 소화가 어렵다

르베다 전문가 엘마르 슈타펠펠트Elmar Stapelfeldt는 이렇게 말한다. 〈도샤는 기본색과 같다. 기본색이 섞여 수많은 색깔이 만들어지듯이 환자들의 수많은 증세도 그런 다양한 혼색으로 기술하고 설명할 수 있다.〉

도샤에 대한 이해를 돕기 위해 삼체질에는 각각 일곱 가지 성질, 즉 〈구나guna〉가 주어져 있다. 예를 들어 어깨 관절증은 원칙적으로 너무 건조해서 생기는데, 건조함은 바타 체질의 성질 중 하나다. 서양 의학에서 진단하는 관절 윤활액 부족과 통증이 심한 관절강 협착, 연골층 마모 역시 일종의 건조함에서 비롯된 것이다.

서양 의학은 분자 생물학적 신체 모델을 기준으로 효소와 호르몬, 신경 전달 물질, 유전자, 병원체를 분석한다. 그 덕분에 마이크로 영역에서 이 생물학적 물질들을 바꾸고 보충하고 차단하는 핵심 원리를 찾는 고도의 전문 학문으로 발전했다. 반면에 아유르베다는 성질을 생각한다. 예컨대 바타의 주요 특징인 〈움직

임〉은 스트레스 증상, 긴장, 변비, 집중력 장애를 일으키는 환경에 유리하게 작용한다. 〈신 것〉(피타)은 장기적으로 염증을 일으키고, 〈단 것〉(카파)은 과체중과 당뇨병 위험을 높인다.

도샤의 불균형과 병증에 영향을 미치는 중요한 수단은 영양이다. 몸의 중심에는 음식물을 소화하는 힘이 있다. 그 말은 곧 음식물을 잘게 부수고 바꾸고 배출하는 기능과 물질이 있다는 뜻이다. 우리 몸의 한가운데에 음식물을 소화시키기 위해 많은 에너지가 필요한 화덕이 있다고 생각하면 쉽다. 그래서 우리는 식사를 하고 나면 몸이 늘어진다. 소화가 잘 안 되는 음식을 먹을수록 그리고 무겁고 차갑고 단단한 음식을 먹을수록 소화를 위해 더 많은 에너지가 필요하고, 그러면 당연히 몸의 다른 곳에서는 에너지가 부족해진다.

인도 의학에서는 몸 안의 온기가 중요하다. 이 온기는 따뜻한 수프와 생강차, 향신료로 북돋을 수 있다. 아유르베다에서 향신료는 독일 자연 요법의 허브차와 비교할 수 있는데, 건강한 삶을 위한 일상적인 요소에 속한다. 향신료는 아그니*agni*, 즉 〈소화의 불〉에 에너지를 공급한다. 반면에 현대 서구 영양학은 음식의 내용물에만 집중하고, 소화 과정의 에너지 소비와 소화의 질에는 별로 관심을 두지 않는다. 그러나 아유르베다 의사는 아그니 상태를 건강의 중요 요인으로 여기면서 그 상태를 점검한다. 예를 들어 소화의 불이 약하고 느리고 활기가 없으면(만드아그니) 카파가 너무 강하다는 표시다. 그러면 역류와 복부 팽만이 나타난다. 아그니가 불규칙하게 자주 바뀌면(비샴아그니) 〈변화가 많은〉 바타 체질이다. 피타 체질의 아그니는 〈너무 날카롭고 공격적이다〉(틱신아그니). 이런 사람들은 허기와 속 쓰림이 잦고, 많이 먹어도 살이 찌지 않는다.

아유르베다식 영양 요법의 첫걸음이자 가장 중요한 단계는 아그니를 지원하는 것이다. 이 단계는 실천과 유지가 쉬울 뿐 아니라 효과도 웬만큼 바로 나타난다. 두 번째 단계에서야 체질에 따라 처방이 내려진다. 가령 곡물을 적게 먹으라거나, 특정 채소나 향신료를 피하라거나, 아니면 반대로 더 많이 먹으라고 권고한다.

마지막 단계는 말라mala이다. 번역하면 〈몸 안의 찌꺼기〉가 가장 적합해 보이는 말이다. 말라는 일반적으로 몸에 속하지 않는 모든 물질, 그러니까 환경 독소와 유해 식품의 독소 그리고 무엇보다 분해되지 않는 물질 대사 산물을 가리킨다. 이 물질들은 아유르베다에 〈점착성〉이라고 적혀 있는데, 그 때문에 쉽게 떨어져 나가지 않는다. 억지로 밖으로 내보내려면 우리 몸의 조직도 손

항상 찬 음식만 먹던 사람이 따뜻한 음식으로 바꾸면 몸이 한결 편안해지고 몸무게가 준다

상을 입는다. 익지 않은 과일로 즙을 짤 때처럼 말이다. 따라서 말라를 배출 가능한 상태로 바꾸려면 우선 물질대사를 자극해야 한다. 그러기엔 단식이나 가볍고 따뜻한 음식이 좋다. 아유르베

다 이론에 따르면 고기와 소시지, 치즈, 특히 곰팡이 치즈에 함유된 동물성 단백질과 찬 음식은 전반적으로 소화가 어렵다.

아유르베다 의학은 개별 물질이 아니라 복잡한 성질들의 관계에 초점을 맞춘다. 마찬가지로 개별 세포나 기관이 아니라 전체 조직에 관심을 보인다. 조직은 우리 몸 전체에 내재하고, 증상도 그 안에서 발현한다. 여기서 중요한 개념은 라사*rasa*다. 혈액을 통해 전 조직에 영양소를 분배하는 일종의 영양즙이다. 라사는 정신적 방어력과 면역학적 저항력을 포괄하는 힘이다. 라사의 재생에 도움을 주는 것은 오일 마사지다. 지방산도 식물성 성분이 결합 조직에 스며드는 것을 도와준다.

과정과 성질에 관한 이런 생각은 항상 쉽게 이해되지는 않는다. 〈건강한 것〉에 대한 우리의 일반적인 생각과 맞지 않을 때가 있기 때문이다. 가령 아유르베다에서는 건강한 식품이나 건강하지 않은 식품 같은 건 없다. 다만 적합하거나 적합하지 않은 식품이 있을 뿐이다. 비타민 C가 풍부한 오렌지는 서구적 사고에는 건강할 수 있지만, 아유르베다의 피타 체질에는 그렇지 않다. 그건 젖산 발효나 초절임을 통해 오래 보관할 수 있고 유산균 때문에 건강한 음식으로 여겨지는 산에 절인 채소도 마찬가지다.

이런 차이에도 환자들은 아유르베다식 식생활의 변화가 얼마나 유익한지 매우 빠르게 깨닫는다. 예를 들어 지금까지 점심때 항상 찬 음식만 먹던 사람이 따뜻한 음식으로 바꾸고 나면 몸이 한결 편안해지는 것을 느낄 뿐 아니라 그로 인해 〈소화의 불〉에 부담이 줄면서 몸무게까지 준다는 사실에 무척 기뻐한다. 아유르베다 영양요법의 또 다른 장점은 우리의 일상에 쉽게 편입할 수 있다는 것이다.

우리는 에센 병원에서의 첫 경험만으로 아유르베다에 엄청난 잠재력이 숨어 있음을 확인했다. 그래서 여러 자연 요법을 써봤는데도 효과를 충분히 보지 못한 환자들에게 아유르베다 치료를 권했더니 놀랄 정도로 긍정적인 결과가 나타날 때가 많았다.

첫 번째 인도 여행

2007년 나는 처음으로 인도에 가기로 마음먹었다. 인도라는 나라와 그곳 사람들 그리고 아유르베다를 직접 접하기 위해서였다. 나는 첫눈에 사랑에 빠졌다. 도시 색깔, 다양한 사람, 향신료, 온갖 향기에 사로잡힌 것이다. 그전에 인도 도시를 가본 적이 없는 사람이라면 당연히 이런 생동감과 삶의 기쁨이 어디서 오는지 의아할 수밖에 없다. 특히 나 같은 독일인의 눈에는 이 나라의 일반적인 외적 환경과 삶의 조건이 무척 힘들고 고단해 보이는데도 말이다. 하지만 나는 다시 독일에 도착한 뒤 프랑크푸르트 공항을 지나면서 전혀 다른 종류의 스트레스를 인지하고, 사람들에게서 긴장과 슬픔을 새삼 느낀 것은 결코 잊을 수 없다. 이후 나는 객관적인 삶의 조건과 주관적인 삶의 기쁨 사이에 어떻게 그런 엄청난 격차가 있을 수 있는지 늘 반복해서 스스로에게 묻곤 한다.

나는 힌두교도 수행 공간인 아시람에서 며칠 명상한 뒤 아유
르베다를 현장에서 살펴보기 위해 아내와 함께 케랄라주로 출발
했다. 우리는 비행기로 고대 향신료의 도시 코치로 날아갔다. 생
애 최악의 비행이었다. 그로 인해 나는 더욱 종교적인 인간으로
변해 갔다. 식민지 시대의 멋진 호텔 볼가티 팰리스가 그나마 위
안이 되어 주었다. 거기서 우리는 고향에서 휴가를 보내려고 막
케랄라에 도착한 샬 쿠마르를 만났다. 그는 어떤 아유르베다 방
법으로 우리 부부를 치료할지 현지 의사와 의논했다. 아유르베다
를 제대로 알려면 직접 치료를 받아 보는 것이 최선이었다.

나는 즐거운 마음으로 치료를 기다렸고, 그와 함께 몸과 마음
이 원기를 되찾길 기대했다. 그런데 다른 결과가 찾아왔다. 사흘
간 특별 영양식을 먹고, 한 번에 1시간 30분이 걸리는 다양한 오
일 치료를 받고 나자 누군가 내 몸의 플러그를 뺀 것처럼 지금껏
한 번도 느껴 보지 못한 피로감이 몰려들었다. 전혀 기대하지 않
은 일이었다. 나중에 이마에 오일을 붓는 시로다라와 전신 마사
지 아비얀가 같은 다른 치료를 받을 때도 그런 효과를 아주 강하
게 느꼈다. 이 효과는 무엇보다 엄청난 수면 욕구의 형태로 나타
났다. 예전에 언젠가 베를린의 동료들이 내 생일 선물로 시로다
라를 해주었다. 나는 오후 2시에서 3시까지 시로다라를 받았다.
그러고 나면 곧 있을 회의를 위해 컨디션이 회복될 거라고 생각
했다. 그러나 정반대였다. 시로다라를 받고 나자 활력은 완전히
사라졌다. 나는 너무 피곤해서 회의 약속을 취소하고 집에 가서

누울 수밖에 없었다. 그런데 이튿날 일어났더니 정말 신기할 정도로 몸이 가뿐하고 상쾌했다. 나는 이만큼 인간을 스트레스 상태에서 해방시켜 주는 방법을 이제껏 보지 못했다.

시로다라가 스트레스와 불안 해소에 얼마나 탁월한 효과가 있는지는 그사이 두 편의 연구 논문으로 증명되었다. 물론 그 효과가 어디서 비롯되는지는 지금도 설명이 안 된다. 어쩌면 반사 신경망 덕분이 아닌가 싶다. 이마에 계속 오일을 부으면 반사 신경망이 아주 특별한 방식으로 자극을 받기 때문이다. 아유르베다에서 이마는 그 상징성 면에서 무척 중요한 곳이다. 그건 요가에서도 마찬가지다. 이마는 〈제3의 눈〉으로서 힌두교 사원에서 축복을 내리는 지점이다. 인도 사상에 따르면 이마는 인간의 의식에 굉장히 중요한 역할을 하는 차크라[22]이다.

내가 경험한 시로다라와 아비얀가 치료의 특별한 점은 또 있다. 머릿속이 방향을 잃은 듯 아득해지면서 끊임없이 이어지던 생각이 멈추는 것이다. 전형적인 마사지에서는 항상 마사지사의 손이 지금 어디에 있는지 쉽게 느낄 수 있다. 그런데 두 사람이, 그러니까 네 개의 손이 마사지를 하면(가끔 그보다 많은 사람이 오일 요법에 참여할 때도 있다) 몇 분이 지나지 않아 그것을 느끼는 것은 불가능하다. 그저 자신을 치료에 내맡겨야 한다. 거기다 의료용 오일의 효과가 더해진다. 시로다라도 비슷하다. 40분 동

---

22 우리 몸의 여러 곳에 있는 정신적 힘의 중심점. 주요 차크라는 여섯 개인데, 그중 하나가 이마다.

안 부드럽게 붓는 오일은 이마 전체에 퍼진다(이때 눈은 안대를 씌워 보호한다). 이 이례적인 느낌은 일종의 기분 전환, 즉 자기 몸에 대한 변화된 지각으로 이어진다.

내가 이 치료를 받을 때마다 유난히 피곤함을 느끼는 것은 체질과 관련이 있다. 바쁜 일정으로 스트레스가 많고 집중해서 생각할 일이 많은 사람은 바타 체질이 우세한 경우가 잦다. 그 경우 아유르베다에 따르면 몸속의 움직임이 전반적으로 너무 활발해진다. 시로다라와 아비얀가는 이렇게 과도하게 자극된 감각을 억제해서 회복을 유도한다. 그런데 이런 치료를 받고 나면 처음엔 피로감이 더 강해진다. 왜냐하면 바타 체질은 내면의 휴식 욕구를 무시하는(때로는 그런 피로감을 이기려고 에스프레소를 마시는) 경향이 있기 때문이다.

케랄라로 다시 돌아가 보자. 아내와 나는 어느 정도 기력을 회복하자 며칠간 아유르베다 병원을 둘러보았다. 퍽 인상적이었다. 특히 무척 위중한 병도 아유르베다로 치료한다는 것은 꽤나 놀라웠다. 한 병원은 사고가 많이 나는 자동차 전용 도로 인근에 위치했는데, 많은 교통사고 피해자들이 응급 조치 이후에도 여기 머물며 계속 아유르베다 치료를 받았다. 심지어 파킨슨병이나 다발성 경화증 같은 신경 질환이 있는 하반신 마비 환자들도 이곳에 있었다. 다들 무척 만족스러운 눈치였다. 전문 교육을 받은 의사들은 하나같이 믿음직스러워 보였다. 그들은 우리에게 아유르베다 응용법을 묘사하고 설명했다. 특히 아유르베다의 약초 요법은 몹시 위중한 질병에 큰 효과가 있는 듯했다.

인도의 풍부한 약초와 향신료

약초 치료법은 자연 요법사인 나에게는 당연히 익숙하다. 나는 유럽의 식물 의술을 높이 평가하지만 그 한계도 잘 안다. 그런데 아유르베다에서는 유럽보다 한층 효과가 좋은 특별한 약초 요법을 사용한다. 여기엔 두 가지 요인이 있다. 첫째, 인도엔 약초가 유럽보다 훨씬 많다. 기후 특성상 아주 다양한 약초가 자라기 때문이다. 아유르베다 약초 요법에서는 일반적으로 1천여 종에 가까운 약초가 사용된다. 둘째, 하나의 약초만 최대한 많이 처방하는 것이 아니라 가끔 최대 50가지까지 이르는 서로 다른 약초를 다양한 분량으로 혼합해서 사용한다. 중국 약초 요법과도 비슷한 이러한 사용 배경에는 다음과 같은 원칙이 깔려 있다. 즉 이런 조합을 통해 원하는 효과를 더욱 강화하고 다양한 부작용을 일으키는 약초와 식물을 찾는 것이다. 그리되면 부작용을 증폭시키지 않고 일정한 한계 밑으로 머물게 할 수 있다.

이는 현명한 원칙이긴 하지만 아유르베다가 서양 사회에 진입하는 것을 방해하는 요인 중 하나다. 서구 약리학은 1980년대에 그런 식의 작용 물질 혼합을 전반적으로 배척했다. 약초를 섞을 때마다 가장 중요한 작용 물질을 확인하고, 그 작용 원칙을 식물 설명서에 명확히 기술하라고 당국이 요구했기 때문이다. 그와 함께 약용 식물은 상당 부분 시장에서 사라졌다. 제조자가 많은 시간과 비용이 드는 그런 연구를 지원할 수 없기도 했거니와 작용 원칙이 개별 물질 하나에만 국한된 것이 아니었기 때문이다. 그래서 수십 년 동안 써보고 안전이 확인된 몇 가지 혼합만 이런 법적인 테두리 속에서 살아남을 수 있었다.

그렇다면 오늘날 서구의 식물 약리학은 〈합리성〉에 기초하고 있다. 약초를 사용하기 전에 어떤 물질이 어떤 작용을 하는지 확정되어야 하기 때문이다. 다시 풀이하자면, 일련의 연구와 동물 실험, 인간에 대한 용량-작용까지 확인되고 나서야 이 물질을 함유한 약품의 사용이 허용된다는 말이다. 따라서 이런 것들이 확인되지 않은 상태에서 환자마다 수많은 작용 물질을 다르게 혼합해서 처방하는 아유르베다 약초 요법은 당연히 서구 기준에 맞지 않았다.

반면에 아유르베다 약제를 의약품으로 보지 않고, 오늘날 독일에서 대부분 그러하듯이 건강 보조 식품으로 규정해서 수입하면 어떨까? 그리되면 식물 추출물의 불충분한 품질 관리와 안전 문제가 생길 수밖에 없다. 이는 환자들에게 원치 않는, 심지어 위험한 작용을 초래할 수 있다. 하지만 서구 규정에 어긋난다고 해서 아유르베다 약리학의 엄청난 보물을 마냥 묻어 두기만 하는 것이 옳을까? 참으로 안타까운 일이다. 왜냐하면 내가 지금까지 직접 확인한 치료 효과만 보더라도 플라세보 효과나 자기 치유력으로 설명할 수 있는 수준을 훨씬 뛰어넘기 때문이다.

아유르베다의 약초 효과를 세계의 많은 사람들이 누리려면 유럽의 약품 허가 기관들이 인도 정부(중국 정부)와 머리를 맞대고 건설적으로 협의하는 가장 좋을 듯하다. 이때 가장 합리적인 해결책은 아유르베다 약제만을 위한 등록 절차를 따로 마련하는 것이다. 아유르베다 약제는 식품이나 약품 중 하나로 명확하게 규정될 수 있는 것이 아니라 그 사이 어딘가에 놓여 있기 때문이다.

아울러 〈다중 표적〉 약리학이라고 할 수 있는 아유르베다의 다물질 혼합이 서양 약리학의 단일 표적보다 인간 몸에 더 적합하다는 사실도 알아야 한다. 단일 표적은 몇몇 질환에서 매우 효과적이다. 하지만 의약품의 부작용이 그 사이 가장 빈번한 사인(死因) 중 하나로 뚜렷이

아유르베다 약초 요법은 최대 50가지까지 약초를 혼합해서 사용한다

자리 잡았다는 사실도 인식해야 한다. 약을 처방대로 복용하지 않는 환자가 많은 것도 그 때문이다. 어떤 약의 경우는 환자가 처방대로 따르지 않는 비율이 60~70퍼센트에 이른다고 한다.

인도를 다녀오고 2년 뒤 베를린 이마누엘 병원 자연 요법과 과장이 되었을 때 나의 목표는 아유르베다를 우리 자연 요법과의 핵심 분야 중 하나로 자리 잡게 하는 것이었다. 마침 젊은 내과의이자 인도학자로서 아유르베다 지식으로 정평이 나 있던 크리스티안 케슬러Christian Kessler가 샤리테 병원에서 근무하고 있었다. 우리는 아유르베다를 과학적 토대 위에 세우고 치료 과정에 편입시켜야 한다는 데 의견을 같이했다. 그래서 샤리테 병원의 대체

의학 객원 교수 클라우디아 비트Claudia Witt(지금은 취리히 대학교에 있다)와 함께 아유르베다 효과를 확인할 방대한 연구를 계획했다. 우리는 국제적으로 유명한 아유르베다 전문가인 S. N. 굽타S. N. Gupta가 의료 팀장으로 있는 헤센주 비르슈타인의 〈유럽 아유르베다 아카데미〉와 접촉했고, 밀라노 아유르베다 센터의 안토니오 모란디Antonio Morandi와 바이에른의 루트비히 크론파스Ludwig Kronpaß와도 협력하기로 약속했다.

유럽에서는 아유르베다로 어떤 병을 치료할 수 있을까?

아유르베다를 좀 더 깊이 연구할수록 유럽에서 이 인도 의술로 치료할 수 있는 영역은 점점 뚜렷해졌다.

1. **당뇨병.** 당 수치를 떨어뜨리는 효과가 입증된 흥미로운 식물성 물질이 많다. 예를 들면 여주 식물과 혼합 약재 트리팔라가 그렇다.
2. **신경 질환.** 나는 인도 케랄라에서 이 질환에 대한 치료 효과를 직접 확인했다. 또한 파킨슨병의 대표적 전문가 호르스트 프슌테크Horst Przuntek도 보훔 대학 병원의 의료실장을 그만두고 아유르베다에 심취했는데, 하팅겐 복음 병원에 신경학 및 아유르베다 학과를 개설한 뒤로 다발성 경화증과 파킨슨병을 비롯해 그 밖의 다른 신경 퇴행성 질환을 아유르베다로 치료하고 있다.

프슌테크는 아유르베다 치료가 파킨슨병 환자들에게 주로 후각과 장을 통해 이루어진다는 사실을 일찍이 알아냈다. 예를 들면 특정 오일을 코에 바르거나 판차카르마 해독 요법과 식이 요법으로 장을 청소하는 식이다. 최근의 과학적 연구 지식에 따르면 이는 파킨슨병의 출발점으로 여겨지는 영역과 정확히 일치한다. 즉 후각뇌와 장내 미생물 군총이 그것이다. 입이 쩍 벌어질 수밖에 없다. 우리가 오늘날 첨단 분자 생물학적 분석으로 밝혀낸 것을 아유르베다에서는 이미 2천 년 전에 알고 있었던 것이다.

3. **류머티즘과 관절증.** 미국 류머티즘 전문의 대니얼 퍼스트 Daniel Furst는 2011년 우리의 인도 측 협력 파트너 람 마노하르Ram Manohar와 공동 연구를 진행했다. 서양에서 많이 사용하는 류머티즘 치료제 메토트렉사트와 아유르베다 치료를 비교한 연구였는데, 치료 성과 면에서 두 방법이 비슷한 것으로 확인되었다.

4. **장 질환.** 우리는 크리스티안 케슬러에 이어 엘마르 슈타펠펠트도 우리 병원으로 모셔 왔다. 슈타펠펠트는 식이 요법을 더욱 강화해서 치료의 중심점에 놓았다. 사실 과민성 대장 증후군이나 점점 증가 추세인 식품 과민증 같은 질환을 치료하는 것은 자연 요법도 어렵다. 그런 만큼이나 아유르베다식 단순한 식이 요법 효과는 놀랍기 그지없다. 그것도 문제가 되는 식품을 피하지 않으면서도 그런 효과가 가능하다.

내가 볼 때 이러한 치료 영역이야말로 아유르베다를 서양 의학으로 끌어들일 수 있는 가장 중요한 요인이었다. 하지만 원칙적으로 보면 아유르베다 효과는 이 영역들에만 국한되지 않는다. 모든 질병이 다중 표적 원칙으로 치료될 수 있다. 그래서 갓 설립된 우리 아유르베다 분과에서는 만성 질환에 대한 아유르베다의 치료 효과를 알아보기 위해 믿을 만한 연구를 진행하기로 했다. 대상 질환은 관절증으로 결정했다. 진행 과정에서 우리는 곳곳에 수없이 전화를 돌리고 몇몇 아유르베다 의사의 도움을 받은 끝에 마침내 베를린 주재 인도 대사관까지 끌어들일 수 있었다.

이렇게 해서 어느 날 오후 우리는 이마누엘 병원의 내 사무실에서 연구 목표를 확정했다. 무릎 관절증 치료에 가장 좋다는 서양 치료법과 아유르베다의 전통적 다중 치료 효과를 비교하는 것이었다. 인도 대사는 무척 호의적이었지만, 우리가 델리에 가서 프로젝트를 직접 소개해야 한다는 점을 분명히 했다. 그에 따르는 절차는 대사가 모두 준비했다.

인도와의 합동 연구

나는 아유르베다 유럽 아카데미의 마르크 로젠베르크Mark Rosenberg와 함께 델리로 출발했다. 떠나기 전에 프로젝트 설명회와 강연을 미리 준비해 두었다. 아유르베다가 서양에서 합당한 인정을 받으려면 그 효과에 대한 임상 연구가 얼마나 중요한지를 설명하는 자리였다. 물론 이런 노력에도 불구하고 인도 바깥에서 진행되는 이 연구에 인도 정부가 연구비를 지원할지는 미지수였다.

인도 연방 보건부 청사에서는 아유르베다 담당 장관 잘라야 데비가 우리를 맞아 주었다. 안으로 들어가자 열두어 명의 관료가 미심쩍은 시선으로 우리를 바라보았다. 어떤 일을 담당하는 사람들인지는 정확히 알 수 없었다. 마르크 로젠베르크는 간략한 인사말과 함께 독일에서 아유르베다가 점점 인기를 얻고 있다고 말했다. 다음엔 내 차례였다. 나는 우리의 연구 기획을 설명하고, 아유르베다가 서구의 임상 연구에 개방되기를 진심으로 소망한다는 뜻을 전달했다. 이어 비판적 질문들이 쏟아졌다. 우리가 아유르베다에서 요구하는 것을 제대로 따를 수 있을지에 대한 근본적인 의구심이었다. 그 밖에 집중적인 인력 투입으로 인한 연구 비용 문제도 논의되었다.

그 와중에 독일 정부는 왜 이런 연구를 지원하지 않느냐는 질문이 거듭 제기되었다. 나는 현재로선 인도 전통 의학에 대한 연구비를 독일 당국에서 지원받는 건 불가능하다고 대답했다. 왜냐하면 그전에 먼저 아유르베다가 서구인들에게도 충분히 도움이 되는 치료법이라는 사실을 증명해야 했기 때문이다. 그러려면 연구 성과가 하나둘 차곡차곡 쌓여야 하고, 그런 다음에야 다른 가능성이 생길 수 있을 거라고 했다. 데비 장관이 탁자를 톡톡 두드리자 좌중이 조용해졌다. 샤리테 병원이 훔볼트 대학교 소속이냐는 짧은 반문 뒤에 장관은 이렇게 덧붙였다. 훔볼트 대학교는 인도 밖의 지역에서 최고의 인도학을, 아니 어쩌면 인도보다도 더 훌륭한 인도학을 가르치는 학문의 전당이라는 것이다. 그러면서 아유르베다도 그렇게 될 수 있을 거라고 했다. 장관의 말에 반박하는 사람은 없었다. 두 명의 보좌관이 계약서를 들고 왔고, 우리는 단체 사진을 찍기 위해 일어났다. 연방 보건부 청사를 나서는데 이른 봄의 햇살이 눈부셨다. 마르크 로젠베르크와 나는 이 상황이 믿기지 않았다. 서양 세계에서는 최초로 인도 정부의 재정 지원으로 대규모 아유르베다 임상 실험을 하게 되었으니 말이다.

2016년 연구 결과가 나왔다. 우리는 유럽과 미국 류머티즘 회의에서 그 결과를 발표해 상당한 주목을 받았다. 통증이 심한 무릎 관절증 환자 150명의 임상 실험 결과 실제로 아유르베다가 서양 정통 의학보다 치료 효과가 더 뛰어났다. 아직 시작일 뿐이지만 앞날이 더 기대되는 고무적인 결과였다.

이후 아유르베다를 민간요법이나 건강 영역의 차원에서 끄집어내 의학으로 편입하기 위해 베를린에 독일 아유르베다 의학 의사 협회가 설립되었다. 나는 아유르베다 건강법에도 결코 반대하지 않지만, 그것이 의학 체계로 자리 잡으려면 단순히 건강 차원을 넘어 무언가 완전히 다른 결과를 만들어 내고 심각한 질환의 치료에도 상당한 도움이 되어야 한다고 생각한다. 우리는 이 기회를 잡아야 한다.

인공 관절 대신 약초

통증이 무척 심했을 것이다. 그러나 환자는 조금도 인상을 찌푸리지 않았다. 60대 초반의 이 여성 엔지니어는 30년 넘게 공직에서 일했고, 매년 1천4백만 유로 상당의 연구 자금을 관리했다. 병원을 찾은 건 무릎과 손발 관절의 심한 관절증 때문이었다. 일정한 간격으로 찾아오는 통증이 너무 심해 일을 할 수 없는 지경이었다. 컴퓨터를 사용할 수도, 계단을 오를 수도 없었다. 특히 오른쪽 중지는 석회 제거 수술을 받아야 했다. 하지만 수술도 소용이 없었다. 그러다 보니 진통제에 점점 의존하게 되었고, 언젠가 신장 손상도 우려되었다. 환자는 텔레비전에서 자연 요법을 이용한 대안적 치료 방법을 보고 우리를 찾아왔다.

환자는 지금도 우리 병원의 아유르베다 전문가인 크리스티안 케슬러에게서 치료를 받고 있다. 우선 건강 보조 식품으로 강황과 유향을 먹기 시작했다. 효과는 좋았다. 두 물질은 염증을 억제하는 동시에 세포를 재생하는 효과가 있다. 물질대사와 소화 과정도 활성화한다. 그런데 인도의 식물 요법에서는 개별 물질 하나하나의 작용에 초점을 맞추는 것이 아니라 작용 물질들의 혼합으로 인한 다중 효과를 노린다. 강황을 알약이나 가루로 따로 섭취할 수도 있지만 강황이 들어간 카레를 먹어도 된다. 긍정적인 효과를 얻으려면 강황 가루를 후추와 섞어서 티스푼으로 하나는 먹어야 한다.

이 관절증 환자는 과체중이었고, 그 점도 관절에 부담을 주었다. 혈압이 높아 베타 차단제도 복용하고 있었다. 처음 우리 병원에 왔을 때 환자는 키 170센티미터에 몸무게 82킬로그램이었다. 몸무게는 아유르베다식 채식 요법으로 6개월 만에 4킬로그램이 빠졌다. 그사이 베타 차단제 복용은 중단했으며, 혈압도 정상으로 돌아왔다. 몸무게는 서서히 줄여야 했다. 몸이 요요 현상에 빠지지 않으려면 적응 시간이 필요했다. 그렇다면 환자는 무엇을 먹었을까? 대개 수프와 처트니,[23] 카레 형태로 조리한 채소를 많이 먹었다. 아울러 밀가루, 설탕, 알코올, 육류 등 염증을 촉진하는 음식은 대부분 금지했다.

환자는 요가도 배웠다. 근육과 결합 조직, 척추의 강화는 관절에 도움이 된다. 그 밖에 케슬러 팀은 이 효과를 배가하기 위해 환자에게 두 달 동안 일주일에 한 번 의료용 오일로 아유르베다 마사지를 실시했다. 가령 참깨 기름처럼 따뜻한 캐리어 오일[24]에 고수, 쿠민, 몰약을 조합한 마사지였다. 그런 다음 사우나로 땀을 빼게 했다. 그러면 피부의 미세 구멍들이 열리면서 오일이 조직 속으로 더 깊이 스며든다. 현재 환자는 통증에서 완전히 벗어났다.

23 chutney. 과일이나 채소에 향신료를 넣어 버무린 인도의 소스이다.
24 carrier oil. 식물의 씨와 과육에서 추출한 식물성 오일이다. 치료 효과가 있는 고농도의 에센셜 오일을 피부 속으로 스며들게 하는 역할을 한다. 그래서 캐리어 오일, 또는 베이스 오일이라고 부른다.

아유르베다 — 예방과 치료를 동시에

아유르베다는 종합적인 의료 체계로 이해할 수 있다. 여기서 중요한 네 가지 영역은 다음과 같다.

1. **예방**. 병의 원인을 아예 원천적으로 차단하는 동시에 환자의 자기 치유력을 강화한다.

2. **균형**. 식이 요법과 질서 요법,[25] 약초 요법을 쓴다.

3. **해독**. 장과 혈액, 코를 통해 이루어지는데, 구체적인 방법으로는 관장, 치료 목적의 구토나 거머리 치료, 코를 이용한 해독 방법이 있다. 그 밖에 외부적인 해독도 가능하다. 오일 마사지, 물 치료, 사우나, 쌀을 채운 핫 팩, 지압 등이 그런 방법이다. 아유르베다에서는 외과 처치도 일종의 중요한 해독으로 분류된다.

4. **영성**. 명상과 요가는 영성과 직접 관련이 있는데, 이런 영성 없는 아유르베다는 생각할 수 없다. 이는 또 다른 차원의 장점이다. 병마와 싸울 때 종교적이든 비종교적이든 영적 믿음이 더 나은 예후와 치료 가능성을 보장한다는 사실은 수많은 연구로 증명되었다.

---

25 운동, 섭생, 긴장 완화, 자기 치유력 강화처럼 건강을 촉진하는 요소를 개인의 일상에 정착시키려는 치료법으로 몸과 마음, 정신의 상호 작용을 중시한다. 뿌리는 크나이프에 닿아 있다.

2011년 인도 정부는 사례 연구와 치료 보고를 수집하고 이전 연구 결과들을 체계적으로 보관해 놓은 데이터뱅크 DHARA (dharaonline.org)를 구축했다. 아유르베다는 단순한 치료 모델이 아니라 고도의 복잡성을 갖춘 종합 의학으로서 결코 경제적인 치료법이 아니다. 약제의 생산에서부터 노동 집약적 치료에 이르기까지 많은 비용이 드는 치료법이다.

그러다 보니 당연히 문제가 따른다. 긍정적인 효과에 대한 연구가 계속 쌓이면 보건 당국은 아유르베다 비용을 의료 보험에서 떠맡을 것인지 논의할 수밖에 없는데, 그 경우 부작용은 많지만 비용이 저렴한 다른 대안들을 두고 과연 이 치료법을 반드시 선택해야 할지 고민이 앞설 수밖에 없기 때문이다. 아직은 아유르베다 요법에 대한 비용을 개인이 지불해야 한다. 단 예외가 있다. 베를린의 우리 아유르베다과는 샤리테 대학 병원의 외래 진료에 속하기 때문에 의료 보험 환자들도 아유르베다 식이 요법 상담을 받을 수 있다.

다른 문제도 있다. 약용 식물의 청결성과 조제 과정의 안전성에 관한 문제인데, 나는 현 시점에선 약제의 잔여물 검사를 통과한 약만 파는 약국에서 아유르베다 약제를 구입할 것을 권한다. 솔직히 말해 그것도 완벽하지는 않다. 믿을 만한 인도 제약사들의 약품도 오염되었을 가능성이 있기 때문이다. 그건 인도 약리학의 한 분파인 라사 샤스트라의 특성 때문이기도 하다. 여기서는 납과 수은 같은 중금속도 고도로 가공된 형태로 소량이지만 치료에 사용되기 때문이다. 서양의 상식에 따르면 어떤 식으로건 그런 중금속을 치료에 사용하는 것은 동의할 수 없다.

아유르베다 원칙은 보편적이다

호르메시스의 이론적 원칙에 따르면 서구의 그런 상식도 언젠가 바뀔지 모른다. 독성 물질도 소량을 쓰면 긍정적인 효과를 낼 수 있기 때문이다. 그러나 이는 가정일 뿐이다. 현재로선 아주 적은 양의 중금속도 큰 해를 끼칠 수 있다는 데서 출발해야 한다. 그밖에 일부 약제 생산자들이 생산 영역을 독립적으로 분리하지 않아 휘발성 수은이 다른 약품을 오염시키는 것도 문제가 된다. 또한 토양과 공기(특히 중국)가 환경 독으로 심하게 오염되어 있는 점도 무시할 수 없다.

우리는 환자들에게 엄격한 관리 체계로 생산된 일부 약제만 권한다. 다른 한편으로 크리스티안 케슬러와 엘마르 슈타펠펠트는 인도의 식물성 약제를 다른 특정 식품이나 유럽 향신료로 대체하려는 시도를 꾸준히 해오고 있다. 일부 처방에서는 아유르베다의 가르침과 규정에 따라 유럽의 약용 식물을 선택하는 것도 충분히 고려해 볼 수 있다. 아유르베다 원칙은 보편적이기 때문이다. 이 원칙은 어떤 형태의 영양 섭취나 약품 투여에도 적용할 수 있다. 아니, 어쩌면 유럽인들에게는 유럽 음식과 식물이 더 효과적일지 모른다. 유럽인의 유전자와 체질은 이미 유럽에서 나는 식물과 땅에 적응해 있으니 말이다. 제철 음식과 향토 음식을 권하는 것도 그 때문일 것이다. 다만 그리되면 수천 년 동안 이어져 온 아유르베다의 경험과 잠재력을 온전히 사용하지 못한다는 것이 단점으로 남는다.

아유르베다는 다중 표적 요법이자 개인별 맞춤형 치료로서 효과를 최대화하고 수많은 세부 치료 방식을 갖춘 의학 체계이다. 게다가 맥박 및 혀로 병을 진단하는 기술은 세계 최고 수준이다.

우리는 심장 박동을 가슴에서 느낀다. 그건 맥으로도 느낄 수 있다. 특히 흥분했을 때는 심장이 미친 듯이 쿵쿵 뛰거나 요동친다. 심장의 이런 현상과 관련된 속담은 수없이 많다. 이런 면에서 심장은 자각 증세 없이 묵묵히 일을 수행하는 인

진맥의 중요성을 과소평가해서는 안 된다

체의 다른 기관들과는 확연히 다르다. 예를 들어 우리는 간이 해독 작용을 하고, 신장이 소변을 만들어 내는 것을 느끼지 못한다. 반면에 심장이 폐와 다른 기관들로 혈액을 펌프질해 보내는 것은 느낀다.

아유르베다뿐 아니라 동양 의학에서도 진맥 기술은 굉장히 중요하다. 이 기술에서는 맥의 속도, 즉 심박 수만 측정하는 것이 아니라 맥박이 얼마나 힘차고 팽팽한지, 또 부드럽고 안정적인지도 파악한다. 진맥에 대한 경험적 지식은 놀랄 정도로 풍부하다. 물론 과학적으로는 이런 분류가 개별 질병과 실제로 얼마나 연결되어 있는지는 말할 수 없다. 다만 맥박이 수시로 바뀐다는 것은

누구나 쉽게 확인할 수 있다. 몇 주 동안 아침저녁으로 동일한 시간에 맥박을 재보면 어떤 날은 맥박이 더 약하거나 부드럽고, 어떤 날은 더 팽팽하거나 빠르게 뛰는 것을 알 수 있다. 심지어 조금만 더 유심히 관찰하면 그게 몸의 기운이나 상태와 관련이 있음을 어렵지 않게 느낄 수 있다.

어쨌든 나는 후생 유전학과 분자 생물학의 급격한 발전에 대한 온갖 열광에도 불구하고 역사적으로 입증된 진맥 기술의 중요성을 과소평가해서는 안 된다고 확신한다. 우리의 목표는 옛것을 과학적 토대 위에 세워 현대적 기준에 맞게 응용하는 것이다.

침술 — 성공적인 통증 억제

중국 전통 의학에는 아주 다양한 치료법이 있다. 섭생과 약초, 마사지(추나)를 비롯해 기공과 태극권 같은 명상적 운동까지 포괄하는 방법들이다. 서양에서 특히 호응을 얻은 것은 침술이다. 하지만 중국 자체에서는 침술이 그다지 중심적인 역할을 하지 않는다. 침술이 서양에서 자리를 잡을 수 있었던 것은 그 복잡성을 서양식으로 아주 쉽게 환원할 수 있었기 때문이다. 이로써 침술은 지난 수십 년 사이 서양 의학에 뿌리를 내렸고, 많은 의사들이 직접 침을 놓고 있다. 대체 의학 중에서 가장 깊이 연구된 방법도 침술이다.

이러한 발전의 시발탄은 1972년 리처드 닉슨 미 대통령의 중국 방문이었다. 『뉴욕 타임스』의 수행 기자 제임스 레스턴은 현지에서 갑자기 맹장 수술을 받아야 하는 상황에 처했다. 그런데 침술 치료만 받았는데도 진통이 완전히 없어졌다. 그는 이 사실을 감탄스럽게 기술했고, 이 보도는 삽시간에 전 세계로 전송되어 침술에 대한 국제적 관심을 불러일으켰다. 이후 침술의 탁월한 통증 완화 효과가 널리 알려졌다.

그에 대한 가장 방대한 연구는 독일에서 실시되었다. 샤리테 병원과 보훔 루르 대학 병원에서 갖가지 통증 질환에 시달리는 환자 수천 명에게 정확한 규정에 따라 침술을 시행했다. 이어 엄격한 임상 실험의 형태로 침술과 진통제의 효과를 비교했다. 게다가 환자가 눈치채지 못하게 실제로는 침을 놓지 않는 방법과 침을 놓기는 하지만 정해진 지점이 아닌 다른 곳에 침을 놓는 방법과도 비교했다. 침술이 혹시 일종의 플라세보 효과는 아닌지 알아보고자 했던 것이다.

연구 결과 두 가지 사실이 분명히 밝혀졌다. 첫째, 침술은 많은 통증 질환, 예를 들어 만성 요통이나 목 통증, 어깨 통증은 물론이고 관절증 통증과 두통, 편두통, 신경계 질환에도 통증 완화 효과가 있었다. 둘째, 이 효과는 두 가지 요인으로 이루어져 있었다. 하나는 규범적인 혈에 정확히 침을 놓음으로써 얻어지는 실제 효과이고, 다른 하나는 침을 놓는 제식적 행위와 피부에 침이 들어가는 상황에서 느끼는 심리적 효과였다. 이 결과는 무엇보다 허리 통증과 무릎 관절증 통증에서 확실하게 나타나서 이후 이 두 질환에 대한 침술 치료비는 의료 보험에서 지불하고 있다.

이런 결과에도 불구하고 침술의 본래적인 효과에 대한 논쟁은 쉽게 수그러들지 않는다. 비판론자들은 표준적인 혈 자리 외의 지점에 침을 놓아도 효과가 있다는 점을 근거로 결국 침술도 플라세보 효과일 뿐이라고 주장한다. 반면에 지지자들은 전체적으로 탁월한 치료 성과를 지적한다. 가령 침술을 가정이나 정형외과 의사의 표준적인 치료와 비교하면 침을 맞은 환자들의 상태가 훨씬 좋았다는 것이다. 내가 볼 때도 가장 중요한 것은 바로 그 점이다.

이 연구들이 우리 의사들에게 가르치는 것은 사안을 너무 단순화하지 말라는 것이다. 침술의 일부 효과는 모든 의사-환자 관계가 그러하듯 치료하는 사람에 대한 신뢰와 호의적 분위기, 차분한 치료 상황에서 비롯된다. 나머지 효과는 침을 찌르는 것 자체에서 생긴다. 이 두 번째 효과는 몸의 모든 기관에 영향을 준다.

침술은 통증 치료에 탁월하다

의대생이라면 영국 신경학자 헨리 헤드Henry Head의 이름을 따서 붙인 〈헤드 존Head Zone〉, 즉 신체의 피부 분절을 안다. 이 지점들은 하나의 신경에 연결되어 있는데, 이 신경은 척추에서 척수로 들어가 신경 신호를 뇌에 전달한다. 내부 기관 및 결합 조직의 신경 신호도 이곳에 도착하기 때문에 외부 피부 신경과 내부 신경은 여기서 직접적으로 접촉한다. 따라서 침에 의한 자극은 결합 조직의 깊은 층과 심지어 내부 기관에도 영향을 끼친다. 헤드 존은 중국 의학에서 말하는 경락보다 넓다. 그렇다면 정해진 곳에 한 치의 오차 없이 침을 놓지 않아도 효과가 있는 것은 이상한 일이 아니다.

물론 정확한 혈 자리에는 특별한 효과가 있다. 2만 명이 넘는 환자들을 대상으로 실시한 지금까지 최대 규모의 침술 연구에 따르면 효과의 3분의 1정도가 이 특정 혈 자리에서 비롯되었다고 한다. 이를 이해하려고 굳이 경락이나 기(氣)를 공부할 필요는 없다. 해부학적 기본 지식만 있어도 통증 발생에 중요하고 표준적 침술과 상당히 일치하는 통증 유발점이나 수용체가 우리 근막에 많다는 것을 알 수 있다.

중국이 어떻게 3천 년 전에 벌써 그런 지식을 발전시켰는지는 퍽 흥미로워 보인다. 전통 침술 이론의 인상적인 특징은 정교한 세부 지식과 비유적인 표현인데, 생명에 필요한 에너지(기)가 정해진 통로(경락)를 따라 온몸으로 흐른다는 것이 그 출발점이다. 그래서 기 흐름이 추위와 더위, 외풍, 잘못된 섭생, 심적 부담, 육체적 과로 같은 외부 환경의 영향으로 막히면 육체적 통증이 발생한다. 막힌 기는 7백 곳이 넘는 혈을 압박(지압)하고, 열을 가하고(뜸), 침을 놓으면(침술) 뚫린다.

침술의 특별한 작용 메커니즘은 서구 관점에서도 아직 완전히 밝혀지지 않았지만, 몇 가지 측면은 충분히 알려져 있다. 예를 들면 침을 맞으면 통증을 완화하는 엔도르핀, 이완을 촉진하는 신경 전달 물질 그리고 조직 호르몬이 다량으로 분비되는 것을 관찰할 수 있다. 게다가 헤드 존에 대한 자극으로 체내에 영향을 줄 수도 있다. 예를 들어 오른쪽 어깨 쪽에 침을 놓아 담낭 질환을 치료하는 식이다. 오른쪽 어깨뼈 통증이 담낭 질환에서 비롯될 수 있다는 것은 이미 서양 의학도 알고 있는 사실이다. 어쨌든 이런 이유들로 침술은 통증 치료에서 탁월한 방법으로 자리 잡았고, 오늘날 많은 통증 치료사들이 침술을 사용한다.

그런데 침술은 통증 치료에만 국한되지 않고 다른 질환에도 효과가 있다. 샤리테 병원의 베노 브링크하우스는 방법론적으로 매우 까다로운 연구에서 꽃가루 과민증(계절성 알레르기 비염)이 심한 환자 420명을 무작위로 세 집단으로 나누었다. 첫 번째 집단은 통상적으

> **암 보완 치료에서도 침술은 메스꺼움과 구토, 신경 장애를 완화시킨다**

로 처방하는 항히스타민제를 필요할 때마다 복용했고, 두 번째 집단은 플라세보 침술을 받았고, 세 번째 집단은 8주간의 대기 시간 이후 정확한 혈 자리에 침을 맞았다. 두 번째 집단과 세 번째 집단 참가자들에게는 통증이 너무 심할 경우 비상약으로 항히스타민제를 복용해도 좋다고 했다. 실험이 끝나자 표준 침술 치료를 받은 집단의 상태가 가장 뚜렷이 개선되었고, 심지어 그 효과는 1년까지 이어졌다. 독일 학술 연구 지원 재단에서 후원한 이 연구는 침술이 단순히 플라세보 효과가 아님을 보여 주는 또 다른 증거였다.

암 보완 치료에서도 침술은 유용하다. 가령 화학 요법으로 인한 메스꺼움과 구토, 신경 장애를 완화하는 작용을 한다. 또한 암 질환에서 나타나는 치료가 까다로운 피로 증후군도 침술로 누그러뜨릴 수 있고, 요가를 병행하면 치료도 가능하다.

중국에는 〈현대 의학〉과 〈전통 의학〉 사이에 불화가 없다. 중국 전통 의학은 1982년부터 서양 의학과 함께 공식적으로 인정되었다. 광저우의 유명한 쑨원 대학 병원에는 소화기내과부터 류머티즘 내과까지 모든 주요 과목마다 영양 요법과 침술, 약초로 보완 치료를 담당하는 전통 의학 분과가 하나씩 딸려 있었다. 그것만이 아니었다. 내가 그곳을 방문했을 때 병원 옆의 한 거대한 연구동이 바로 눈에 띄었는데, 거기엔 전통 의사들도 있었다. 중국에서는 한의사들이 과학적인 임상 활동을 하는 것이 전혀 이상하지 않았다. 이것을 보며 나는 전통 의학이 언젠가 과학적 토대 위에 우뚝 설 거라는 희망을 갖게 되었다.

식물의 치유력

중국 전통 의학의 가장 큰 잠재력은 식물 의학에 있다. 중국 약리학에서 공식 승인한 5천6백 개 약용 성분에는 기본적으로 약초와 미네랄 물질을 비롯해 약 5퍼센트의 균류와 5퍼센트의 동물성 산물이 포함되어 있다. 특히 자주 사용되는 것은 5백여 종의 식물인데, 그중 서양에는 인삼과 은행, 민트, 대황, 감초 같은 극히 일부만 알려져 있다. 중국의 약제 치료는 5천여 년 전 수백 가지

식물의 치유력을 실험했다는 전설적인 인물 신농(신적인 농부)에서 비롯되었다고 한다. 그리고 마왕두이 고분에서 발굴된 기원전 3세기의 백서『오십이병방(五十二病方)』이 최초의 약제 편람이다.

　중국 약재의 안전성과 품질에 대해서는 끊임없이 문제가 제기된다. 중국에서 들어온 약재들은 유해 물질에 오염되었을 가능성이 있고, 심지어 가끔 가짜도 있다. 따라서 말린 약초가 국내에 도착하면 함유된 물질의 정체와 안정성을 철저히 검사해야 한다. 그런데 중국 약초가 유럽에서도 똑같은 효력이 있을지는 분명치 않다. 유럽인들의 물질대사는 유전적으로 이미 다르게 형성되어 있기 때문이다. 게다가 약재가 서로 섞였을 때 어떤 상호 작용이 일어나는지 모르는 것도 문제다. 특히 여러 가지 약을 동시에 복용하는 만성 질환자들은 그 점에 유의해야 한다. 그 밖에 일부 물질은 호르몬과 비슷한 작용을 한다. 이런 점들을 고려하면 중국 약제로 치료할 때는 많은 지식과 경험뿐 아니라 작용에 대한 철저한 통제가 요구된다.

　물론 그렇다고 해서 엄청난 치료 가능성이 있는 이 치료 방법에 대한 연구와 적용이 방해를 받아서는 안 된다. 우리는 약재들 간의 상호 작용을 계속 연구하고, 수입품을 철저히 검사하고, 또 경우에 따라서는 바이에른주처럼 약용 식물을 독일에서 직접 경작하고, 마지막으로 올바른 사용 기술을 터득해야 한다. 그럴 경우 중국 약제 치료는 아유르베다와 비슷하게 통합 의학의 의미에서 서양 치료와 탁월한 조합을 이룰 수 있다.

전 세계 모든 위대한 전통 의술에서 식물은 약초와 차, 향신료, 식품의 형태로 늘 중심에 서 있다. 그건 앞서 아유르베다와 중국 전통 의학에서도 언급한 바 있다. 다른 한편으로 약용 식물 치료는 인류의 역사만큼 오래되었을 것으로 추정된다. 동식물과 인간은 서로 적응하며 발전했다. 수백만 년간의 진화 과정을 거쳐 무수한 물질이 탄생했다. 그중에는 당연히 식물의 생존에 중요했고 지금도 중요한 물질들이 있다. 피토케미컬, 즉 식물성 화학 물질이 그것이다. 이것은 식물의 수분이나 번식이 가능하도록 곤충이나 다른 동물을 유혹하는 데 쓰인다. 식물이 특정 색깔을 띠거나 향기를 내는 것도 그 때문이다. 다른 피토케미컬도 있다. 쓴맛이 나는 물질이나 독성 물질이 그렇다. 이것들은 식물을 먹이로 삼는 적이나 미생물을 막는 역할을 한다. 이 물질 중 일부는 잠재되어 있다. 그래서 처음엔 유해하지 않은 단계까지만 형성되어 있다가 심각한 상황이 발생했을 때, 예를 들어 애벌레가 잎을 뜯어먹을 때 독성이 훨씬 강한 최종 형태로 바뀐다.

식물을 건강하게 유지하는 힘은 주로 이런 물질들에 있다. 이것들은 보통 쓰거나 맵거나, 아니면 다른 방식으로 불쾌한 맛이 난다. 어쩌면 인간은 특별한 상황, 예를 들어 열이 있는 상황에서는 본능적으로 그런 식물에 손을 댔을 것으로 보인다. 다른 동물들도 병에 걸리면 평소에는 먹지 않던 특수한 식물에 입을 대는 것을 자주 볼 수 있다. 가령 딱정벌레는 기생충에 감염되면 약용 효과가 있는 식물을 먹기 시작한다. 물론 건강한 상태에서는 그런 〈약〉을 먹지 않는다. 이처럼 동물이 아플 때 스스로 알아서 자연에서 약을 챙겨 먹는 〈자기 투약〉은 그사이 생물학의 신생 분과인 생약학(生藥學)으로 자리 잡았다. 우리의 식물 요법도 그에 착안했다. 예를 들어 아프리카 코끼리는 새끼를 낳기 전에 지치과 식물을 찾아 먹는다. 진통을 촉진하는 식물인데, 케냐에서는 임신한 여성들이 출산 전에 그 추출물을 복용한다.

유기체는 독성 물질이라도 소량이면 장이나 간에서 해독할 수 있다. 물론 식물에 약간의 시간을 주는 것만으로 식물의 독성이 해독될 때가 있다. 예를 들어 브로콜리나 케일처럼 십자화과 식물의 매운 겨자기름은 공기 중에 내놓으면 효과가

식물성 약제는 여러 질병에 두루 잘 든다

탁월하고 건강에 좋은 설포라판 성분으로 바뀐다. 그래서 이 식물들은 다듬고 나서 30분가량 기다린 뒤 요리하는 것이 좋다. 그래야 설포라판이 만들어지기 때문이다.

장내 효소는 내용물을 분해하는 역할을 한다. 그런데 몇몇 식물성 내용물은 효소의 이런 작용을 촉진하기도 하고 억제하기도 한다. 따라서 어떤 약의 효과는 포도주스를 마시면 강화되지만, 우울증 치료에 효과적인 세인트 존스 워트를 먹으면 줄어들 수 있다. CYP로 불리는 이런 효소 단백질은 암 치료 중에도 중요한 역할을 한다. 예를 들어 환자가 의사와 상의 없이 비타민 칵테일 주사를 맞았을 경우 그것은 화학 요법을 억제하거나, 아니면 지

나치게 강화할 수 있다.

식물에는 서로의 작용을 억제하거나 촉진하거나, 아니면 아예 멈추게 하는 다양한 물질이 함유되어 있다. 식물성 약제의 효과가 대체로 천천히 나타나는 것도 그것이 한 원인이다. 현대 의약품은 한 가지 작용 물질에 초점을 맞춘다. 따라서 아세틸살리실산 5백 밀리그램이 함유된 아스피린은 상대적으로 빨리 통증에 작용하는 반면에 천연 형태의 아스피린 성분 외에 다른 물질들까지 갖고 있는 버드나무 껍질 추출물은 좀 더 긴 시간이 걸린다. 대신 우리 몸에 부담을 덜 주고, 부작용도 적다.

어쨌든 이런 점들 때문에 식물 의술은 안타깝게도 거듭 징계를 받았다. 앞서 언급한 것처럼 1980년대에는 많은 약제가 시장에서 사라졌다. 약제는 대부분 여러 작용 물질이 섞여 있는데, 식물 의술은 각 작용 물질의 효과와 그 상호 작용을 증명할 수 없거나, 증명하려 하지 않았기 때문이다. 2004년 유럽 전역에서 이런 식물성 약제에 대한 승인 조건이 조금 완화되기는 했으나, 여전히 의료 보험에서는 대부분 제외되었다. 이유는 이렇다. 식물성 약제는 여러 질병에 두루 잘 듣기 때문에 처방전이 꼭 필요한 약제로 분류할 수 없다는 것이다. 그래서 환자들은 두루 잘 듣는 식물성 약제는 자비로 부담해야 하는 반면에 부작용의 위험이 훨씬 큰 화학성 약품은 대부분 의료 보험으로부터 비용을 돌려받는다.

그럼에도 식물성 약제에 관심이 있고, 비용도 본인이 직접 내겠다는 사람이 많다. 이런 경우 질 좋은 약제를 선택하고 올바른 용량을 섭취하는 것이 중요하다. 좋은 약제를 구하려면 일반 드러그스토어가 아니라 의사나 약사에게 문의하는 것이 좋다. 일례로 나는 쥐오줌풀 추출물로 불면증을 치료하려 했지만 번번이 실패했다는 이야기를 환자들에게 자주 듣는다. 그래서 좀 더 자세히 캐물어 보니, 수면에 도움이 되려면 쥐오줌풀을 6백 밀리그램은 먹여야 하는데 그보다 훨씬 못 미치는 경우가 많았다. 그러면 쥐오줌풀도 별 효과가 없다.

코르티손이나 항히스타민제, 진통제 같은 단일 약제의 빈번한 부작용은 따져 묻지 않으면서 약용 식물의 부작용만 트집 잡는 사람들이 더러 있다. 예를 들면 2002년 불안과 신경증에 효과가 좋은 식물성 약제 카바카바는 일부 환자에게 간 손상을 일으켰다는 이유로 금지되었다가 다시 허가되었고, 그러다 결국 또 금지되었다. 지금은 간 손상이 그 약제에서 비롯된 것이 아니라는 사실이 밝혀지면서 재차 허가되었다.

세인트 존스 워트와 관련한 오해도 벗겨져야 한다. 세인트 존스 워트가 그리 심하지 않은 우울증에 효과가 있다는 사실은 많은 연구로 밝혀졌다. 게다가 화학적인 항우울제보다 부작용도 적다. 다만 세인트 존스 워트는 간에서 CYP-효소를 활성화하기 때문에 함께 복용한 약의 효과를 저해할 수 있다. 그래서 특정한 약품을 함께 복용하지 않으면 된다. 그런데도 일부 언론이 조성한 불안감 때문에 세인트 존스 워트를 전반적으로 위험하다고 여기는 환자들이 많다. 그건 결코 사실이 아니다. 더군다나 다른 약제들에도 비슷한 〈상호 작용〉이 있다는 사실을 잊지 말아야 한다. 상호 작용의 가능성만 조심하면 세인트 존스 워트는 탁월한 우울증 치료제다.

약초를 이용한 효과적인 치료

약초 요법이 얼마나 다양한 효과가 있는지는 세인트 존스 워트의 또 다른 치료 영역이 보여 준다. 세인트 존스 워트 오일 추출물인 〈붉은 오일〉(붉은색 때문에 붙은 이름이다)은 피부에 바르면 항염증 작용을 한다. 피부염이나 멍이 들었을 때 아르니카나 카렌둘라 추출물 대신 시도해 봐도 좋다.

아유르베다와 중국 전통 의학에서는 몇 가지 식물과 그 추출물을 섞어 일종의 종합 약품으로 사용한다. 심지어 심각하고 복잡한 병에도 그 약을 쓴다. 반면에 독일에서는 합성 약품과 비슷하게 대부분 개별 식물 추출물만 사용한다. 그것도 좀 더 가벼운 증상이나 통증 치료에 말이다. 그럴 경우 약초의 잠재적 효과는 극히 일부만 얻을 수 있다. 독일에서 약초 요법은 호흡기 질환과 점막 염증에 자주 사용된다.

- **기침**에는 담쟁이덩굴, 앵초, 창질경이, 백리향 추출물이 도움이 된다.
- **목 통증**에는 샐비어, 백리향, 큰다닥냉이, 겨자무가 효과적이다.

- 크랜베리는 **방광염**을 예방하고, 아르크토스타필로스 우바 우르시잎은 방광염에 좋다.

2016년 방광염에 대한 크랜베리 추출물의 효과를 조사한 연구 논문이 두 편 발표되었다. 그런데 결과가 혼란스러울 정도로 상반되는 바람에 많은 논쟁을 불러일으켰다. 한 연구에서는 방광염 재발로 고생하는 중년 여성들이 규칙적으로 크랜베리즙을 마셨더니 실제로 염증이 줄어든 것으로 나타났다. 그런데 불과 몇 주 뒤 발표된 좀 더 작은 규모의 연구에서는 양로원에 있는 85세 이상 여성 환자들을 대상으로 실험을 실시했는데, 크랜베리 추출물이 기존의 심한 화농성 방광염 치료에 효과가 없는 것으로 밝혀졌다. 그러자 언론에서는 일괄적으로 크랜베리가 방광염에 도움이 되지 않는다고 보도했다. 다만 작지만 중요한 차이, 즉 크랜베리는 치료가 아닌 예방에 효과적이라는 사실은 언급되지 않았다. 정형외과 질환과 장기 질환도 올바른 약초를 사용하면 치료할 수 있다.

- **관절증과 요통**에는 특수한 나무껍질 추출액이나 〈악마의 발톱〉이라 불리는 식물성 연고가 효과적이다.
- **장염**에는 질경이 씨앗 껍질이 도움이 된다.
- **과민성 대장 증후군**의 복통은 몰약과 페퍼민트 오일으로 완화할 수 있다.

페퍼민트 오일은 일반적으로 위장관의 근육을 이완시킴으로써 고통스러운 경련을 막는다. 그 때문에 장 내시경 전에는 페퍼민트 오일을 복용하는 것이 좋다. 다만 근육 이완 효과는 부작용으로 속 쓰림을 유발할 수 있다. 위와 식도 사이의 괄약근이 느슨해지기 때문이다. 그 밖에 유익한 약초는 다음과 같다.

- **편두통** 예방에는 머위와 피버퓨(화란국화).
- **여성 호르몬**에 문제가 있으면 승마 식물과 이탈리아목형.
- **심장 질환**에는 산사나무속 식물.
- **간 기능 장애**에는 흰무늬엉겅퀴.

중국과 인도에서 사용되는 무수한 식물과 식물 혼합물 중에서 지금껏 독일과 유럽 시장에 약품으로 나와 있는 것은 소수에 불과하다. 일례로 인삼은 당뇨 치료에 도움이 되는 보조 식품으로 나와 있다. 티베트 의술의 식물 조합 파드마28 PADMA 28도 유럽에 들어와 있는데, 20가지가 넘는 식물성 물질이 함유된 이 약제는 현재 스위스에서 약품으로 생산되고 있다. 몇몇 소규모 연구에 따르면 파드마 28은 하지 동맥 경화 통증에 효능이 있다고 한다. 그럼에도 아직 혈관 전문가들에게는 동의를 얻지 못하고 있다. 반면에 내가 권유해서 파드마 28을 복용한 환자들은 상당수 통증 완화를 경험했다.

오랜 전통을 갖고 있지만 연구가 충분히 이루어지지 않은 다른 식물들은 어려움이 더 크다. 예를 들어 류머티즘에 쓰이는 유향에 대한 연구는 지지부진한데, 이런 상황이 가까운 시일 내에 개선될 것 같지도 않다. 연구비 부족 때문이다. 그래서 나는 환자들에게 강단 의학이 만족스럽지 못하거나 본인과 잘 맞지 않으면 대안으로 유향을 권한다. 어떤 환자는 온갖 항류머티즘제를 복용하는데도 밤낮으로 관절통과 붓기를 달고 살았는데, 류머티즘 전문의의 조언으로 매일 유향 여섯 캡슐을 먹은 뒤로 통증이 굉장히 호전되었다. 이런 개별 사례가 과학적 증거는 아니지만, 식물 요법의 가능성을 방치하지 말아야 한다는 방증은 될 수 있다.

내가 볼 때 식물 요법은 의학의 중요한 요소다. 몸은 식물을 안다. 병이 시작되는 단계나 화학 약품에 과민 반응을 보이는 환자에게는 약용 식물 치료가 우리 몸의 자기 치유에 상당한 도움을 준다. 그것도 몸의 조절 작용에 강제로 개입하지 않으면서 말이다. 그러다 보니 약용 식물 치료는 화학 약제보다 시간이 걸린다. 나는 어떤 약제가 3개월 동안 효과가 없으면 환자들에게 중단하라고 권한다.

중국과 인도에서 실시된 연구들을 보면 식물 요법에 어떤 잠재력이 숨어 있는지 드러난다. 중국의 약용 식물은 치매를 비롯해 과민성 대장 증후군, 류머티즘, 혈관 질환에도 효과가 있다고 한다. 물론 중국이나 아유르베다의 식물 요법이 더 안전하고 더 좋은 것으로 판명되려면 아직 몇 년은 더 기다려야 할 것으로 보인다.

식물 요법을 적용할 가장 중요한 분야 15

- **불안 장애와 스트레스**: 라벤더.

- **우울증**: 세인트 존스 워트.

- **수면 장애**: 쥐오줌풀, 레몬밤, 시계꽃, 호프.

- **간 질환**: 흰무늬엉겅퀴.

- **심부전**: 산사나무속.

- **당뇨**: 인삼.

- **혈관 경화 및 말초 동맥 경화**: 파드마 28.

- **방광염**: 한련속, 겨자무, 크랜베리, 아르크토스타필로스 우바 우르시.

- **과민성 대장**: 페퍼민트 오일, 회향, 캐러웨이, 아니스.

- **장염**: 몰약, 질경이 씨앗 껍질, 양지꽃.

- **편두통**: 피버퓨, 머위(편두통 예방).

- **긴장성 두통**: 민트 오일.

- **관절증**: 장미 열매 추출물, 나무껍질 추출물(가령 버드나무 껍질), 잔토리자.

- **치매 초기**: 사프란, 인삼.

- **암**(보완 치료): 겨우살이.

10

나의 자연 치료법

여덟 가지 만성 질환 성공적으로 치료하기

중증 만성 질환은 치료가 어렵다. 이런 질환은 독한 약의 지속적인 복용이나 외과 수술이 필요할 때가 많다. 하지만 효과가 큰 만큼 부작용도 많다. 우리는 자연 요법과 강단 의학을 결합한 융합 의학의 틀 안에서 최대한 부작용을 줄이면서 생활 방식의 개선으로 〈탈만성화〉에 도움이 되는 온갖 방법을 써보려고 노력한다. 그러면 약을 줄이는 것도 가능해진다. 그러려면 확고한 자기 통제와 마음가짐이 요구된다. 인내도 필요하다. 오랜 세월 통증과 병으로 쌓였던 것을 없애려면 시간이 걸리는데, 그래야 부작용이 적다.

지금부터는 많은 사람에게 해당되는 여덟 가지 만성 질환을 보기로 강단 의학과 자연 요법이 얼마나 다른 길을 걷는지 그리고 그 둘이 어느 지점에서 조화를 이루고 어느 지점에서 갈리는지 표본적으로 살펴보겠다. 여기에 나오는 나의 치료법 10가지는 결코 완벽하지 않고, 우선순위에 따라 나열한 것도 아니다. 그 점을 명심하고 구체적인 것은 담당 의사와 상의하기 바란다.

1. 고혈압

어느 사이에 고혈압은 국민 질환이 되었다. 성인의 약 40퍼센트와 65세 이상의 80퍼센트가 고혈압을 앓고 있다. 원시 부족에 대한 연구들에 따르면 고혈압은 원시 사회에는 없었고 서구식 생활 방식과 함께 시작되었다. 그렇다면 변화된 생활 방식의 결과라고할 수 있다. 고혈압 유발 요인으로는 스트레스를 비롯해 비만, 동물성 단백질과 동물성 지방, 과도한 소금 섭취, 채소와 과일의 과소 섭취, 음주, 운동 부족을 꼽을 수 있다. 이 요인들은 대개 한꺼번에 합쳐져서 나타나는데, 그 때문에 고혈압은 질병이라기보다 몸에 과도한 부담이 생긴 것에 대한 증상이다.

강단 의학의 치료

고혈압 치료에 효과가 좋은 약은 많다. 다만 약이 잘 듣지 않는 환자가 일부 있고(〈난치성 고혈압〉 환자), 부작용에 시달리는 환자도 있다. 이 경우 비용이 많이 드는 새로운 치료법은 우리의 몸 속으로 다시 개입해 들어간다. 예를 들면 카테터 시술로 신장 동맥 신경을 차단하는 방법이다(신장 신경은 과잉 반응을 일으키면 교감 신경계와의 상호 작용으로 혈압을 높일 수 있기 때문이다). 다른 방법은 목 혈관으로 인공 심박기를 삽입하는 것이다. 이 두 방법은 지금까지 과학적 효과를 충분히 증명하지 못하고 있다. 내가 볼 때 주로 잘못된 생활 습관 때문에 발생한 질병을 값비싼 기술적 방법으로 치료하는 것은 그리 합리적이지 않다. 정작 가장 중요한 생활 방식은 그대로 둔 채 말이다.

자연 요법의 치료

자연 요법에는 치료 효과가 과학적으로 뒷받침될 뿐 아니라 실제로도 잘 듣는 여러 방법이 있다. 방법은 당연히 환자 개인의 상황에 맞게 선택되어야 한다. 어떤 이는 운동을 많이 하는데도 유전적 요인과 육류 위주의 영양 섭취 때문에 혈압이 높다. 그런 경우 운동량을 늘리는 것은 별 소용이 없고, 오직 식습관을 바꾸는 것만이 중요하다. 어쩌면 약을 계속 먹게 될 수도 있다. 또 어떤 이는 좋은 식습관을 갖고 있지만 직장에서 지속적으로 받는 스트레스 때문에 혈압이 높다. 이 경우에는 명상과 태극권, 요가가 가장 큰 도움이 된다. 식품 중에도 혈압을 떨어뜨리고 심장 건강에도 좋은 것들이 있다. 가령 호두는 혈관을 보호하고, 아마씨나 질경이씨는 심근 경색이나 뇌졸중 위험 인자인 LDL-콜레스테롤을 떨어뜨린다. 치주염 같은 구강 염증은 나중에 혈관 질환의 위험을 높일 수 있기에(세균이 몸으로 이동하기 때문이다) 나는 항상 환자들에게 치아 상태를 묻고, 구강 위생과 올바른 칫솔질 및 치실 사용을 권한다.

나의 고혈압 치료법 10

● **채식이나 비건 식사**: 육류를 채소로 대체한다. 두부와 콩도 좋

다. 콩 단백질은 혈압을 떨어뜨린다. 치즈와 우유는 꼭 먹어야 하겠다면 양이라도 대폭 줄여야 한다.

- **치료 단식**: 1년에 두 차례의 치료 단식이나 전날 저녁부터 다음 날 아침까지 14시간 동안 아무것도 먹지 않는 간헐적 단식이 효과적이다.

- **슈퍼 푸드**: 이런 식품으로는 비트(즙으로 마실 때는 매일 최소 0.25리터), 시금치, 루콜라처럼 질산염이 많은 채소를 비롯해 호두와 피스타치오(소금이 가미되지 않은 상태), 아마씨를 꼽을 수 있다. 아마씨는 가루 상태의 제품을 구입하거나 직접 갈아서 사용하면 된다. 아마씨 기름도 혈압을 낮추지만, 아마씨를 통째로 먹으면 다른 효과도 누릴 수 있다(예를 들어 유방암과 전립선암 예방). 유럽 블루베리(빌베리)도 혈압 강하에 좋다. 냉동 상태나 가루로 먹으면 된다. 이 식품들 중 하나를 매일 섭취하는 것이 가장 좋다.

- **슈퍼 음료**: 매일 히비스커스 차나 녹차 두세 잔을 마신다. 히비스커스 차를 마신 뒤에는 물을 마시거나 입안을 헹궈야 한다. 거기에 함유된 산이 치아의 법랑질을 공격할 수 있다.

- **천연 올리브유**: 최대한 많이 사용한다. 올리브잎 추출물도 혈압을 떨어뜨리는데, 알약 형태로 먹는 것이 좋다. 잎을 그냥 씹어 먹는 것으로는 충분치 않다.

- **명상**: 매일 적어도 30분 동안의 명상을 추천한다.

- **요가와 태극권/기공**: 일주일에 한 번은 남들과 함께, 집에서는

이틀에 한 번 15분 동안 수련한다.

- **사혈 또는 헌혈**: 특히 혈중 철 수치가 높거나 〈피가 너무 진한〉 사람들, 그러니까 혈액 검사에서 적혈구 용적률이 높은 사람들에게 효과적이다.

- **유산소 운동**: 일주일에 150~3백 분 동안 운동하는 것이 가장 좋다.

- **규칙적인 물 치료**: 크나이프식 물 마사지(심근 경색 후 3개월 동안은 하지 말아야 한다), 온도를 차츰 높이는 팔 온수욕, 사우나(냉수욕 없이)가 효과적이다. 가능하면 매일 해야 한다.

2. 관상 동맥 질환과 동맥 경화

심혈관계 질환은 주변에서 자주 볼 수 있는 질병으로서 산업화된 세계에서 이미 오래전에 가장 빈번한 사인으로 자리 잡았다. 관상 동맥 질환은 수년간 서서히 진행되다가 어느 날 갑자기 손상된 혈관을 혈전이 막음으로써 심근 경색이나 뇌졸중으로 이어진다. 따라서 이 질병의 핵심 치료법은 고혈압과 당뇨, 지방 대사 장애, 높은 LDL-콜레스테롤 같은 개별 위험 인자들을 치료하는 것이다. 이 혈관 질환에 걸린 사람은 반드시 담배를 끊어야 한다.

강단 의학의 치료

심장내과는 지난 30년 사이 눈부신 성공 역사를 썼다. 오늘날에는 급성 심근 경색이 발생하면 즉시 카테터로 해당 관상 동맥에 스텐트를 삽입해 또 다른 심장 근육 손상을 막는다. 심장 판막증 역시 카테터 삽입으로 치료가 가능하다. 하지만 이런 식의 기술적 개입과 발전도 안타깝지만 심혈관계 질환의 뿌리를 이루는 동맥 경화에는 속수무책이다. 심지어 미국의 유명한 심장내과 의사 에릭 토폴 Eric J. Topol은 심근 경색 증상이 없는 관상 동맥 질환을 풍선 확장술과 스텐트 삽입술로 치료하는 것을 〈의학적 화장술〉이라고까지 부른다. 맞는 말이다. 기본 질환인 동맥 경화가 생활 방식의 전환과 약으로 극복되지 않는다면 그런 개입으로 수명이 연장되지는 않는다. 심근 경색이 위험한 것은 혈관이 무척 좁은 곳에서 생기는 것이 아니라 대개 조금만 좁아진 곳에서의 협착과 함께 시작한다는 것이다. 심장 카테터 시술을 받는 환자 중에 이 사실을 아는 사람은 많지 않다. 의사들이 알리지 않을 수도 있고, 환자들이 눈부신 기술 발전에 혹해 병이 계속된다는 말을 듣고 싶지 않을 수도 있다. 또한 그건 심근 경색이 여자보다 남자에게 많이 발생하고, 심장내과와 심장외과가 남성 위주의 분야라는 사실과도 관련이 있을 수 있다. 남자들은 성향상 기술적 해결책을 선호하기 때문이다.

자연 요법의 치료

자연 요법은 섬유질이 풍부한 채식 위주의 식사를 하면서 운동량을 늘리는 생활 방식의 변화에 초점을 맞춘다. 혈관을 튼튼하게 하는 데는 냉온탕 교대 목욕이 효과적이다. 충분한 유산소 운동 외에 규칙적인 긴장 이완 기법을 사용한 의식적인 휴식기도 중요하다. 그런 기법으로는 요가나 마음 챙김 수련, 명상이 가장 좋다. 스트레스는 심근 경색의 큰 위험 요인이기에 심장 질환에서는 스트레스 완화가 핵심적인 역할을 한다. 가벼운 심부전에는 산사나 무속과의 약용 식물이 도움이 된다.

나의 관상 동맥 질환 및 동맥 경화 치료법 10

● **비건 식사**: 오늘날엔 심근 경색이 발생한 모든 환자들에게 지질 강하제가 처방되지만, 식생활의 전반적인 전환으로 비슷한 효

과를 얻을 수 있다. (물론 그 반대 주장을 하는 사람도 있다.) 올리브유와 호두는 혈관을 보호하는 효과가 뛰어나다. 단식도 유익하지만, 경색 후 3개월 이내에는 하지 않는 게 좋다. 가끔 유전적 요인으로 LDL-콜레스테롤이 높은 경우가 있는데, 이 때는 안타깝지만 식생활 변화로도 효과가 크게 나타나지 않을 수 있다.

- **적당한 운동**: 태극권처럼 놀이하듯 하는 운동과 유산소 운동을 병행하는 것이 좋다.

- **요가**: 연구에 따르면 요가는 일반적으로 심장 위험도만 떨어뜨리는 것이 아니라 무척 자주 발생하는 심장 리듬 장애인 심방세동의 강도와 길이도 줄여 준다. 심방세동에는 아이옌가 요가가 가장 좋다. 요가 수행의 느린 호흡은 심부전의 통증을 개선한다.

- **슈퍼 푸드**: 규칙적으로 먹으면 LDL-콜레스테롤 수치가 떨어지는 식품이 있다. 아몬드, 아마씨, 귀리, 호두 같은 것들인데, 이것들은 혈관도 더 탄력적으로 유지해 준다. 특히 놀라운 것은 지방이 많은 아보카도도 매일 섭취하면 LDL-콜레스테롤 수치가 떨어진다는 것이다. 이 과일에는 올리브유와 비슷하게 불포화 지방산이 많기 때문이다. 생강은 다른 위험한 지방에 속하는 중성 지방을 줄인다.

- **식물성 오메가 3 지방산**: 혈관을 보호하는 작용을 한다. 아마씨와 아마씨 기름, 유채 기름, 호두, 녹색 잎채소, 콩기름, 밀기름,

조류(藻類)와 조류 추출물에 많다.

- **마늘**: 혈압과 콜레스테롤 강하 기능은 약한 편이지만, 대신 혈관 탄성 개선에 좋다.

- **석류즙**: 석류즙과 석류 추출물은 식물성 즙 가운데 항산화 효과가 가장 뛰어나다. 연구에 따르면 석류의 규칙적인 섭취는 심장 혈액 순환을 높인다고 한다. 그뿐 아니라 혈압과 콜레스테롤 수치를 낮추는 효과도 있다.

- **다크 초콜릿**: 혈관 질환의 위험도를 약간 낮추고, 거기다 맛도 좋다.

- **치아 건강**: 염증성 치아 질환과 치주염은 심근 경색 같은 혈관 질환의 위험성을 높인다. 따라서 나는 고혈압 환자와 마찬가지로 심장 질환과 혈관 질환, 당뇨 환자에게도 항상 치아 상태를 묻고, 치아 예방을 권한다.

- **사우나와 크나이프식 물 치료**: 심부전과 혈관 질환에는 물 치료가 도움이 된다. 핀란드의 한 연구에 따르면 규칙적인 사우나는 생명을 위협하는 심장 박동 이상을 막아 준다. 그러나 온도가 너무 높으면 안 되고, 너무 오래 해도 안 좋다. 햇빛 요법, 즉 적절한 일광욕도 심장을 보호한다. 그러나 일광 화상은 반드시 피해야 한다. 4월부터 9월까지 짧은 일광욕이 좋다.

3. 관절증

수명이 길어지면서 우리는 예전보다 더 많은 소모성 질환에 시달린다. 그런데 관절증의 결정적인 원인은 너무 많이 사용해서 해당 부위가 닳은 것이 아니다(기록경기 선수처럼 그 부위를 집중적으로 많이 쓰는 사람은 예외다). 왜냐하면 요즘은 1백 년 전보다 육체적으로 힘든 일을 훨씬 적게 하는데도 관절증이 증가하고 있기 때문이다. 그에 대한 핵심 원인은 잘못된 식생활과 비만, 운동 부족이다. 60세 이상에서는 여성의 절반과 남성의 3분의 1이 관절증을 앓는다. 관절증은 관절 연골의 염증과 마모로 시작하지만, 만성 통증은 대개 수년 뒤에야 생긴다. 만성 통증은 잘못된 자세, 근육 감소, 관절 안정화에 힘쓰느라 스트레스를 받은 힘줄과 인대, 뇌에서 통증 처리 과정의 장애 같은 요소가 복잡하게 얽혀서 발생한다.

강단 의학의 치료

강단 의학은 환자가 과체중이면 체중 감소를 권하고 물리 치료를 실시한다. 냉온 찜질과 전기 자극 같은 물리 치료는 붓기를 가라앉히고 증세를 완화한다. 진통제로는 비스테로이드성 항류머티즘제를 처방하는 경우가 많지만, 이 약은 부작용의 위험이 무척 크다. 예를 들어 이부프로펜과 디클로페낙은 신장 손상과 심장질환, 천식 발작의 위험이 있다. 이런 약을 장기 복용하면 투석까지 받아야 할 정도로 신부전증의 위험이 커지고, 위 출혈도 드물지 않다. 훌륭한 물리 치료는 통증을 완화하지만, 그럼에도 대부분 언젠가는 수술이 불가피하다. 고관절 관절증의 경우는 인공 관절 보형물 이식이 매우 효과적이다. 반면에 무릎 인공 관절은 더 복잡하고, 고관절 인공 관절만큼 효과적이지도 않다.

자연 요법의 치료

관절증은 인도, 중국, 유럽의 전통 의학에서 중요하게 다루는 치료 분야다. 이런 의학은 특히 무릎 관절증에서 통증을 완화하고, 움직임과 관절 부담을 개선하는 데 효과적이다. 게다가 인공 관절 수술도 최대한 늦출 수 있다. 다만 관절증으로 통증이 몸의 다른 부위에까지 이르렀다면, 예를 들어 고관절 때문에 허리가 아프다거나 지팡이를 짚느라 어깨까지 아프다면 수술을 받아야 한다.

나의 관절증 치료법 10

● **거머리 치료**: 이 방법은 특히 무릎 관절증에서 상당히 오랜 기간 통증을 완화하고, 붓기를 가라앉히고, 기능을 개선한다. 엄지손가락 관절 및 어깨 관절증에도 좋다.

● **침술**: 통증 완화 효과가 있지만, 꾸준히 받아야 한다. 특히 무릎과 어깨 관절증에 효과적이다.

● **아유르베다**: 다중 치료 방식으로 통증을 완화하고 기능을 개선한다. 특히 무릎 관절증에 효과가 뛰어나다.

● **부항**: 거머리 치료나 아유르베다만큼 두드러진 효과를 내지는

않지만, 여러 치료 사이를 이어 주는 가교 역할을 한다.

- **물리 치료와 적당한 운동 치료**: 특히 무릎, 고관절, 어깨 관절증에서 근육을 강화한다. 병원에서건 집에서건 규칙적으로 하는 것이 중요하다.

- **약용 식물**: 로즈힙 추출물(차는 효과가 없다)과 악마의 발톱을 복용한다. 외부에 바르는 용으로는 컴프리, 아르니카, 세인트 존스 워트 오일이 적합하다. 식물 요법은 직접적인 효과는 떨어지지만 보완 치료용으로는 안성맞춤이다.

- **치료 단식**: 관절증으로 인한 만성 통증을 줄인다. 단식 자체의 염증 억제 효과 외에 체중 감소 효과도 즉시 나타난다. 단식 후에는 채식 위주의 식생활로 바꾸는 것이 한결 쉽기에 단식은 지속적인 보완 치료법이다.

- **채식**: 과체중 환자의 체중 정상화에 도움을 준다. 채식을 하면 고기와 생선, 달걀에 있는 불포화 지방산으로 염증을 촉진하는 아라키돈산 섭취를 피할 수 있다.

- **양배춧잎 패드 또는 호로파 패드**: 양배춧잎을 잘 펴거나 호로파를 잘 싸서 통증이 있는 관절 부위에 올려놓는 이 민간요법은 매우 효과가 좋다. 만들기 쉬울 뿐 아니라 연구에 따르면 디클로페낙 연고만큼 효과적이다.

- **냉온 요법**: 팡고[26] 패드, 진흙 패드, 건초 찜질, 생치즈 냉찜질이 좋다. 저온실을 이용한 체계적인 치료도 추천한다.

26 *fango*. 화산 지대의 미네랄 진흙이다.

4. 우울증과 불안 증후군

우울증은 선진 산업 사회에 넓게 퍼져 있다. 원인은 다양하고, 설명되지 않은 문제도 아직 많다. 병원을 찾는 사람 가운데 20퍼센트 가까이 가벼운 우울증이나 중간 정도의 우울증을 앓고 있고, 0.5~0.2퍼센트는 심각한 중증 환자다.

강단 의학의 치료

심리 치료와 병행해서 가장 빈번하게 사용하는 것은 약물 치료다. 주로 처방되는 약은 삼환계 항우울제와 세로토닌 재흡수 억제제다. 그런데 최근 조사에 따르면 이런 약들의 효과를 과학적으로 검증한 많은 연구 결과가 발표되지 않고 서랍에 묵혀 있다고 한다. 대부분 항우울제 효과가 플라세보 대조군과 별 차이가 없다는 것을 보여 주는 연구 결과들이다. 그렇다면 그런 약물의 효과는 대부분 플라세보 효과에 기초한다. 코펜하겐 노르딕 코크란 센터의 페테르 괴체Peter Gøtzsche 센터장은 여기서 한걸음 더 나아가 모든 항우울제의 효과에 의문을 제기한다. 나는 그렇게까지 주장하고 싶지는 않다. 이런 약물이 있다는 것은 중증 우울증 환자에게는 축복이기 때문이다. 그러나 훨씬 빈번하게 발생하는 좀 더 가벼운 우울증에서는 자연 요법에 우선권을 주어야 한다. 상당수의 항우울제가 체중 증가와 함께 그에 따른 다른 건강 문제를 초래할 수 있기 때문이다. 그 외의 약품들도 자살 충동과 약물 의존성을 높인다는 비판을 받는다. 그렇다면 지금이 우울증 치료에 더 많은 자연 요법을 시도할 적기가 아닌가 싶다.

자연 요법의 치료

우울증의 원인은 다양하다. 생활 환경적 원인, 상황적 원인, 생화학적 원인 외에 잘못된 생활 방식도 한 원인일 수 있다. 자연 요법은 우울증이 복합적 요인으로 발생한다고 생각한다. 생물학적 정신 의학처럼 수용체 및 전달 물질의 장애로만 보지 않는다는 뜻이다. 자연 요법은 우울증을 일으키는 여러 영역에 동시에 효과적일 수 있다. 예를 들어 육체와 정신을 분리된 것으로 보지 않는다면 건강한 영양과 충분한 운동, 스트레스 완화 조치는 분명 사람의 마음에 긍정적인 영향을 준다. 세인트 존스 워트 같은 약초는 기분을 밝게 하고, 침술은 불안에 도움이 된다. 심신 의학에서 권하는 여러 수련도 규칙적으로 실행할 경우 뇌 속의 전달 물질대사를 긍정적으로 바꾼다. 햇빛과 마사지, 영성도 가능한 출발점이다.

나의 우울증 및 불안 장애 치료법 10

● **운동과 신체 활동**: 우울증 환자는 뭔가를 의욕적으로 한다는 게 힘들지만, 그런 만큼 운동과 신체 활동은 더 가치가 있는 일이다. 몸을 움직이면 세로토닌 수치가 증가하고, 스트레스 호르몬인 노르아드레날린의 처리 과정이 개선된다. 그 밖에 운동은

새로운 신경 세포를 증가시킨다. 어떤 운동을 하느냐보다 무슨 운동이건 규칙적으로 하는 것이 중요하다.

- **자연 체험, 〈산림욕〉, 정원 가꾸기**: 어떤 형태의 신체 활동이든 자연에서 할 때 항우울 작용이 더 좋게 나타난다.

- **요가**: 대부분의 연구가 증명하듯 요가는 어떤 병이든 상관없이 기분을 한층 북돋워 주는 작용을 한다. 우리는 요가가 우울증에도 뚜렷한 효과가 있음을 발견했다. 중요한 건 본인의 마음에 들고, 무리가 안 되는 요가 방법을 찾는 것이다.

- **광선 치료와 햇빛 치료**: 백색 광선 치료는 특히 계절성 우울증, 그러니까 해가 짧은 겨울철에 자주 나타나는 우울증에 매우 효과적이다. 거기에 맞는 특수 램프가 있는데, 이것은 30~50센티미터 정도 떨어진 거리에서 1만 럭스의 밝기, 즉 화창한 여름날 나무 그늘에 앉아 있을 때의 밝기로 빛을 내기 때문에 광선욕을 하는 동안 식사를 하거나 전화를 받을 수도 있다. 광선 치료는 햇빛과 비슷한 스펙트럼으로 매일 30분 정도를 권장하는데, 오전 7시 30분에서 8시 30분 사이에 하는 것이 가장 좋다. 효과는 약 일주일 뒤에 나타난다. 계절성 우울증 경향을 보이는 사람이라면 10월부터 시작하는 것이 좋다. 일광욕도 기분을 밝게 한다. 물론 너무 자주 하지 말고, 일광 화상을 입지 않도록 주의해야 한다. 햇볕을 자주 쬐는 것은 항우울증 치료에 도움이 된다.

- **크나이프 치료**: 다양한 방식의 물 치료는 자율 신경계를 자극하

고, 그로써 의욕과 기분을 고취한다. 냉온 교대 마사지, 습포 두르기가 좋고, 목욕은 라벤더와 멜리사처럼 진정 효과가 있는 물질이나, 로즈마리와 생강처럼 자극성이 강한 식물 추출물과 조합을 이루면 좋다.

- **온열 요법**: 온열 치료기로 몸을 체계적으로 가열하면 약 2주 동안 기분이 개선된다. 온열 치료를 받을 수 없다면 규칙적으로 사우나를 하는 것도 도움이 된다. (냉기도 비슷한 효과가 있다. 이와 관련해서는 만족할 만한 과학적 데이터가 없지만, 류머티즘 센터의 임상 경험에 따르면 저온실 치료가 항우울증에 효과를 보였다고 한다.)

- **약용 식물**: 세인트 존스 워트는 가벼운 우울증에서 중간 정도의 우울증에 효과적이다. 그런데 다른 약품들과의 상호 작용 가능성이 있기 때문에 담당 의사와 상의한 뒤 복용하는 것이 좋다. 아유르베다 의학에서 아시와간다(춘추벚나무, 또는 인도 인삼)는 불안을 해소하고 기분을 고양한다. 유럽 자연 요법에서는 라벤더 추출물이 그런 작용을 한다. 피로에는 인삼이나 바위돌꽃 추출물이 도움이 된다. 그 밖에 가벼운 우울증에는 아로마 요법도 유익하다. 예를 들어 라벤더, 로즈마리, 사프란 에센셜 오일을 물에 풀어 목욕을 하거나, 아로마 램프에 몇 방울 떨어뜨려 향기를 맡을 수 있다.

- **명상과 마음 챙김 훈련**: 가벼운 우울증, 번아웃 또는 다른 피로 증후군은 장시간 축적된 스트레스의 결과일 때가 많다. 이때

원기를 회복하고 생활 스트레스와의 관계를 바꾸는 데는 마음 챙김 훈련이나 만트라 명상이 도움이 된다.

- **마사지**: 우울증과 불안 증후군에서는 여러 가지 마사지가 훌륭한 대증 효과를 보인다. 특히 결합 조직 마사지, 인지학에 뿌리를 둔 리듬 마사지, 아유르베다 마사지가 효과적이다. 이런 효과의 원인은 여러 면에서 상당히 긍정적인 작용을 하는 부드러운 접촉에 있는 것으로 보인다. 그게 아니더라도 아유르베다 마사지는 우울증 치료에 유익하다.

- **치료 단식과 영양 섭취**: 단식 요양은 가벼운 우울증에 놀라운 효과가 있다. 다만 중증 우울증은 단식 요양을 자제해야 하고, 예외적인 경우만 해당 분야에 경험이 많은 전문 의사의 지시를 받으며 단식해야 한다. 최근에는 식이 요법도 정신 의학의 중요한 치료법일지 모른다는 인식이 점차 확산되고 있다. 과일과 채소는 별로 먹지 않으면서 동물성 지방과 설탕을 많이 먹는 사람에게서 우울증이 더 빈번하게 나타난다는 사실은 꽤 오래 전부터 알려져 있다. 게다가 식습관을 채소 위주의 자연 식품으로 바꾸면 비교적 빨리 기분이 개선되고 우울한 감정이 줄어든다는 사실도 그사이 밝혀졌다. 아직은 모든 것을 세세하게 설명할 수 없지만, 어쨌든 토마토나 녹색 잎채소, 꼬투리 열매, 완두콩, 콩과 식물에 함유된 리코펜이 상당 부분 그런 작용에 관여하는 것으로 추정된다. 카카오, 바나나, 캐슈, 대추야자 같은 일부 식품에는 행복 호르몬 세로토닌을 생성하는 물질이 있

다. 고기, 달걀, 생선을 식단에서 배제하면 염증 촉진 작용을 통해 사람을 더욱 우울하게 만드는 아라키돈산이 줄어든다. 뇌는 가벼운 염증 자극을 통증이 아닌 우울함으로 해석하기 때문이다.

채식주의나 비건식 식이 요법을 선택하고 싶지 않다면 채소와 과일 섭취를 비롯해 건강한 지방이 많이 들어 있는 지중해식 영양 섭취에 관심을 가져야 한다. 아마씨 기름, 아마씨, 유채 기름, 콩, 호두에 있는 오메가3 지방산은 항우울증 효과를 보인다. 게다가 몇몇 연구에 따르면 식품에 거의 빠지지 않고 들어가는 감미료는 우울증 상승과 관련이 있다. 그렇다면 설탕 섭취를 줄인다며 다이어트 콜라를 마시는 것은 아무 의미가 없다.

5. 요통과 목 통증

살아가면서 지속적인 요통을 한 번 이상 경험한 독일인은 85퍼센트에 이른다. 그런 통증을 호소하는 사람의 비율이 다른 유럽 국가들보다 높은 것은 흥미롭다. 특히 독일인의 34퍼센트는 만성 요통과 재발에 시달린다. 요통으로 병원을 찾는 사람은 매년 2천만 명이다. 처음엔 병원 처치로 상태가 호전된 환자도 재발률이 무려 81퍼센트에 이른다.

강단 의학의 치료

독일에서 등과 허리 부위의 수술이 너무 자주 이루어진다는 비판이 나온 지는 꽤 오래되었다. 만성 요통은 뼈의 마모나 디스크 탈출에 원인이 있는 것으로 오랫동안 여겨져 왔다. 그러다 보니 어느 정도 나이부터는 거의 모든 사람에게 그런 통증이 나타날 수밖에 없다는 인식이 퍼져 있다. 그러나 이 소견은 많은 연구를 통해 통증의 주원인이 아닌 것으로 증명되었다. 따라서 수술은 해결책이 되지 못할 때가 많다. 수술은 방광이나 장 기능이 방해를 받거나 마비될 만큼 심각한 추간판 탈출증의 경우나, 통증이 심해 자연 요법이나 물리 치료로는 개선이 어려운 척추관 협착증에만 필요하다. 대부분의 환자는 진통제나 근육 이완 작용을 하는 약제로 치료를 받고, 가끔은 항우울제가 처방되기도 한다. 그런데 이 약들은 모두 지속적으로 복용하면 상당한 부작용이 있다.

자연 요법의 치료

대부분의 사람은 〈불특정〉 요통에 시달린다. 그런 통증엔 자연 요법이 매우 효과적이고, 그에 대한 과학적 근거는 확고하다. 그 사이 요통은 곧바로 주사나 약물로 치료하지 말고, 환자 스스로 실천할 수 있는 적극적인 조치로 치료해야 한다는 인식이 힘을 얻고 있다. 통증은 움직임에 대한 두려움(운동 공포증)을 일으키기에 요가나 태극권처럼 부드럽고 조심스러운 운동이 적합하다. 만일 자연 요법을 진작 체계적으로 사용했더라면 많은 수술이 불필요했을지 모른다.

나의 요통 및 목 통증 치료법 10

● **요가**: 요가 수련은 다른 어떤 치료보다 요통에 매우 효과가 좋다. 특히 아이엥가 요가와 비니 요가를 추천한다.

● **물리 치료와 운동**: 근육 강화와 관절 확장을 조합한 특별한 허리 훈련 프로그램이 개발되었다. 이 프로그램을 선택하려면 먼저 담당 정형외과 의사나 보험사와 상의하는 것이 좋다. 손으로 하는 치료법도 보완책이 될 수 있지만, 〈뚝뚝〉 소리가 날 정도로 무리한 움직임이 아닌 부드러운 손 기술을 사용하는 방법을 추천한다. 알렉산더 기법이나 펠덴크라이스 요법은 척추의 조심스러운 움직임을 특히 중시한다. 인지학적 의학에 뿌리를 둔 오이리트미 요법은 율동적인 움직임과 호흡, 말하기를 조합해 사용한다. 우리 병원 연구 팀에 따르면 오이리트미는 집중

적인 물리 치료 및 요가와 동등한 효과가 있다고 한다.

- **침술과 지압 매트**: 요통에 대한 침술 효과는 입증되었다. 침술은 운동 프로그램과 연결된 훌륭한 치료법으로서 통증을 줄여 운동을 한결 수월하게 해준다. 가정에서 할 수 있는 대안은 지압 매트다. 작고 뾰족한 돌기가 부착된 이 매트는 통증에 대한 몸의 민감성을 떨어뜨린다. 사용법은 간단하다. 처음에는 양손으로 매트를 짧게 누르고 있다가 이어 등이나 허리의 통증 부위를 매트에 대고 불편함이 느껴질 때까지 누워 있으면 된다.

- **거머리 치료**: 최근 연구에 따르면 단 한 번의 거머리 치료로도 효과가 있는 것으로 나타났다. 다른 운동 치료와 비교해 볼 때 8주 뒤 통증 완화 효과는 눈에 띄게 좋았다. 장기적 효과는 아직 충분히 검증되지 않았지만, 다른 치료법들에 내성이 생겼다면 시도해 볼 만하다.

- **맨발로 걷기, 근막 롤러**: 요통은 허리에만 문제가 있는 것이 아니다. 우리 몸의 전체 〈운동 기관〉은 서로 연결되어 있다. 그래서 발이나 무릎에 문제가 있어도 요통이 생길 수 있다. 경험이 풍부한 물리 치료사와 도수 치료사, 정골 요법사는 그런 관련성을 잘 안다. 그래서 고슴도치 지압 볼(힘껏 밟으면 아프다) 같은 도구를 이용해 발바닥에서부터 근막을 활성화하는 방법이 사용된다.

- **서 있기**: 장시간 앉아 있는 것을 피하라. 사적인 일은 산책을 하면서 이야기하라. 스탠딩 책상이나 높낮이 조절 책상에서 일

하라.

- **명상**: 요통의 원인 중 하나가 스트레스라면 마음 챙김 명상과 만트라 명상(예를 들어 조티 명상)이 도움이 된다.

- **온열 요법**: 굳어진 근육은 집에서도 온기로 풀 수 있다. 가장 간단한 방법은 뜨거운 목욕이다. 약국이나 온라인 쇼핑몰에서 온열 패드를 구입해도 된다. 머드팩, 밀랍팩, 곡물 생강팩 같은 온찜질 도구 들이다. 온찜질용 물주머니의 대안으로는 온파스나 캡사이신(스페인 후추)이 있다. 그러나 이 둘은 피부에 자극적이어서 모든 사람에게 맞지는 않다.

- **부항**: 습식 부항(사혈 부항)이건, 건식 부항이건 아니면 마사지 부항이건 대부분 요통에 상당히 효과가 좋다. 가정에서는 보통 건식 부항을 많이 하는데, 가족끼리 부항 마사지를 해주는 것도 가능하다.

- **영양 섭취**: 몸무게를 줄이거나 채식으로 전환하고자 한다면 치료 단식이 도움이 된다. 육류, 생선, 유제품, 곡물은 산을 함유하고 있어서 결합 조직에 부담이 된다. 따라서 염기가 풍부한 채소와 과일, 새싹을 권한다. 빵을 적게 먹고, 중탄산염이 풍부한 미네랄워터를 마시는 것이 좋다.

6. 당뇨병

의사와 보건 당국이 점점 우려하는 질환은 당뇨병이다. 독일뿐 아니라 유럽과 미국에서도 당뇨병 발생 빈도는 수년 전부터 점점 높아지고 있다. 예전에는 주로 나이 든 사람이 많이 걸렸다면(노인성 당뇨) 요즘은 제2형 당뇨병에 걸리는 환자의 나이가 점점 낮아지고 있다. 유행병과도 비슷한 이 병의 원인과 관련해서 학자들이 거의 한 목소리로 이야기하는 것이 있다. 운동 부족과 잘못된 식생활, 영양 과잉, 비만이 이 병을 일으킨다는 것이다(제1형 당뇨병의 원인은 다르다. 인슐린 생산 세포가 자가 면역계에 의해 파괴되어 인슐린이 전혀 생산되지 못해서 생긴다). 당뇨를 예방하려는 여러 시도들이 있었지만 하나같이 효과를 내지 못했다. 2017년 독일 의료 보험 공단의 조사에 따르면 독일인 열 명 중 한 명이 당뇨를 앓고 있고, 2000년부터는 그 숫자가 계속 증가하고 있다. 특히 60세 이상에게서 비율이 높다.

강단 의학의 치료

혈당 수치를 낮출 뿐 아니라 심근 경색과 뇌졸중, 신장 질환으로 사망할 실질적인 위험까지 현저히 떨어뜨리는 약이 있다. 가장 자주 처방되는 약은 세포의 포도당 흡수를 촉진함으로써 혈당을 낮추는 메트포르민이다. 다음 단계로는 인슐린 치료가 있는데, 이는 체중 증가로 이어져 악순환을 야기하는 경우가 많다. 즉, 환자들이 적게 움직임으로써 물질대사가 계속 방해받고 새로운 건강 위협 요소가 발생하는 식이다. 엠파글리플로진과 리라글루티드 같은 새로운 약의 작용 메커니즘은 다르다. 가령 소변으로 더 많은 포도당을 배출시키는 식이다. 또 다른 약은 줄줄이 〈대기 중〉인데, 늘 그렇듯 효과가 강력한 신약일수록 두 가지 단점이 있다. 부작용과 비싼 가격이다.

자연 요법의 치료

강력한 생활 방식 변화와 단식 요법으로 인슐린 대사의 안정화와 정상화를 꾀하고, 당뇨로 인해 생길 수 있는 다른 위험 요소를 최소화하려 애쓴다. 자연 요법의 중요한 두 기둥은 식생활 변화와 운동이다. 사혈도 유익한 보완적 치료법이다.

나의 당뇨 치료법 10

- **〈귀리의 날〉**: 납작귀리는 혈당을 떨어뜨린다. 특별한 날을 정해 놓고 귀리죽만 먹는 것도 단식의 가벼운 형태로서 물질대사의 부담을 덜어 준다.
- **비건 식사**: 비건 식이법이 다른 어떤 병증보다 당뇨에 좋다는 것은 많은 연구로 입증되었다.
- **견과류와 올리브유**: 매일 먹어야 한다. 혈관을 보호함으로써 심혈관계 질환의 위험을 낮춘다.
- **간헐적 단식과 치료 단식**: 한 연구는 매일 16시간 단식만으로

몇 주 안에 중요 혈액 수치와 지방간이 개선되는 것을 확인했다. 1년에 두 번 7~10일간 치료 단식을 하면 훨씬 더 강력한 효과를 맛볼 수 있다. 그렇다면 두 가지를 조합하는 것이 가장 좋다.

- **사혈**: 혈압을 낮추고, 인슐린 작용을 강화하고, 페리틴 수치 저하를 통해 당 물질대사를 정상화한다. 특히 당뇨에서 자주 발생하는 지방간 환자들에게 적합하다.

- **아유르베다**: 인도에서는 환자 맞춤형 다중 치료 방법이 매우 성공적으로 실시되고 있다.

- **인삼**: 중국 의학에서는 이 전설적인 약용 식물에 생명력을 지탱하는 효과가 있다고 생각한다. 인삼은 당뇨병에 아주 효과가 좋은 것으로 증명되었다. 그렇다면 보완 치료로서 시도해 볼 만하다.

- **식초**: 식사할 때 식초를 함께 섭취하면, 예를 들어 식초가 들어간 채소를 먹거나 식초를 직접 떠먹으면 식사 후 혈당 수치가 떨어진다.

- **꼬투리 열매**: 매일 병아리콩이나 완두콩 또는 다른 콩을 섭취하면 혈당 조절에 좋다.

- **오비소겐[27] 화학 물질 피하기**: 잔류성 유기 오염 물질 같은 환경

---

27 *Obesogen*. 인체의 지방 대사 반응을 변화시켜 비만을 일으키는 화학 물질로, 플라스틱 용기를 단단하게 하려고 첨가하는 비스페놀 A가 그중 하나다. 그 밖에 세척제나 곰팡이 제거제에도 오비소겐이 들어 있다.

독은 우리의 지방 조직에 축적되고, 아직 확실하게 입증된 것은 아니지만 비만을 야기하는 것으로 추정된다. 이런 환경 독은 먹이 사슬을 통해 계속 축적되기에 동물성 식품, 특히 연어와 참치에 굉장히 많이 함유되어 있다. 이런 환경 독을 피하는 최선의 방법은 비건 식이법이다.

7. 류머티즘

예전에는 다발성 관절염으로 불리던 류머티즘 관절염은 관절의 고통스러운 염증과 붓기로 나타난다. 제대로 치료하지 않으면 심각한 관절 손상이 생긴다.

강단 의학의 치료

몇십 년 전만 해도 의사들은 다른 질병에 비해 류머티즘 관절염에 무기력했다. 그러다 효과적인 신약이 속속 개발되었는데, 그중 가장 널리 알려진 것이 메토트렉세이트다. 그 밖에 새로운 생체 의약품(생체 성분을 이용해서 만든 약)도 매년 출시되고 있는데, 대개 메토트렉세이트와 조합해서 사용하면 효과가 뚜렷하다. 그럼에도 이 약들은 류머티즘을 근본적으로 치료하지 못할 뿐 아니라 추가로 강력한 항염제인 코르티손을 복용해야 할 때가 많다. 코르티손이 체중 증가와 혈압 및 혈당 상승 같은 부작용을 일으킨다는 것은 잘 알려져 있다.

자연 요법의 치료

류머티즘 치료는 강단 의학과 자연 요법을 융합한 통합 의학의 좋은 예다. 현재는 자연 요법의 효과가 충분하지 않기에 항류머티즘제와 생체 의약품을 포기할 수 없다. 그래서 자연 요법은 증세를 완화하고 약 복용량을 줄이는 보완 형태로 사용된다. 중요한 것은 발병 초기에 지체 없이 시작하는 것이다. 그 밖에 내 경험상 류머티즘 관절염이나 다른 자가 면역 질환에서도 스트레스는 부정적인 역할을 한다.

나의 류머티즘 치료법 10

- **단식**: 단식의 통증 완화 효과는 많은 연구로 증명되었다. 우리는 베를린의 가장 큰 류머티즘 센터인 이마누엘 병원에서 매일 좋은 성과를 확인하고 있다.
- **지중해식과 채식 위주의 식사**: 단식 이후에도 최대한 염증을 억제하는 음식을 섭취함으로써 단식 효과를 연장하는 것이 중요하다. 육류와 달걀, 생선은 가능한 한 먹지 말아야 한다. 이들 식품에는 염증을 촉진하는 아라키돈산이 함유되어 있다. 유제품도 소량만 먹어야 한다. 엄격한 비건 식단이 좀 더 적합한 방법인지는 아직 과학적으로 밝혀지지 않았다.
- **특정 식품 배제**: 많은 환자들이 특정 식품에 의한 류머티즘 악화를 경험한다. 육류나 유제품이 그럴 때가 많지만, 그것만 있는 것이 아니다. 특정 식품을 먹은 뒤 병이 악화되는 것을 여러 번 확인했다면 그런 식품은 식단에서 배제해야 한다. 다만 다시 변할 수도 있기 때문에 얼마간 시간이 지난 후 그 식품을 다시 시험해 볼 수는 있다.
- **마음 챙김 명상**: 이 명상을 규칙적으로 하면 류머티즘 환자의 심리적 상태는 한결 개선된다. 그건 세 번의 연구로 확인되었

는데, 그중 한 연구에 따르면 염증도 줄었다고 한다. 특히 병의 시작이 고단한 삶의 국면이나 힘든 사건과 연결되어 있다면 명상이 스트레스 완화법으로 안성맞춤이다.

- **냉요법**: 저온실, 국부 냉찜질, 생치즈 냉찜질은 관절 통증 완화에 무척 효과가 좋다.

- **약용 식물**: 강황의 염증 억제 효과는 여러 연구로 증명되었다. 나는 천연 상태의 강황을 추천한다. 매일 티스푼 두 개 분량의 강황을 음식에 넣어 먹거나 물에 타서 마신다. 이때 체내 흡수를 돕는 후춧가루를 약간 넣는 것이 좋다. 쐐기풀과 악마의 발톱, 유향 추출물은 현재로선 규범적으로 추천할 만큼 과학적으로 충분히 검증되지 않았다. 다만 치료 내성이 생겼거나 다른 항류머티즘제와 생체 의약품이 심한 부작용을 초래했다면 시도해 볼 것을 권한다. 특히 유향은 우리 외래 병동에서 예기치 못한 성과를 반복해서 확인하고 있다.

- **오메가 3 지방산**: 염증 억제 효과가 있어서 류머티즘의 보완 치료제로 사용할 수 있다. 알파-리놀렌산을 함유한 식물성 제품, 예를 들어 아마씨, 아마씨 기름, 유채 기름, 콩 기름, 호두, 녹색 잎채소를 추천한다. 생선 기름인 어유도 원칙적으로 오메가3 지방산이 풍부하다. 예를 들면 긴 사슬 지방산 EPA와 DHA 같은 것들이다. 다만 류머티즘은 골다공증과 연결되어 있고, 생선은 자체 내의 산으로 골다공증을 촉진할 수 있는데다가 중금속에 오염된 경우가 많아 식물성 오메가3를 추천한다.

- **감마 리놀렌산**: 보리지 오일과 흑쿠민 오일, 달맞이꽃 기름에 있는 이 불포화 지방산은 염증을 완화하는 효과가 있다. 몇몇 소규모 연구로 그 사실이 확인되었지만, 효과는 그리 크지 않다.
- **침술**: 류머티즘의 통증 치료에 좋다.
- **아유르베다**: 인도에서는 류머티즘을 아유르베다 약초로 치료한다. 한 연구에 따르면 아유르베다 요법은 메토트렉세이트의 효과에 뒤지지 않는 것으로 나타났다. 아직은 일반적으로 추천하기에 충분치 않지만 다른 치료가 만족스럽지 않을 때 시도해볼 수 있다.

8. 위장 질환

소화관은 구강에서 항문까지 이어진 신경망 때문에 상당히 예민한 영역이다. 많은 복잡한 기능을 수행하는 이 기관은 심신 상관적 과정에 관여할 뿐 아니라 물질대사 장애와 감염에도 반응한다. 이 부위와 관련해서 자주 발생하지만 치료가 쉽지 않은 대표적인 질환이 식도염(속 쓰림 증상을 보이는 역류성 식도염)과 과민성 대장 증후군이다. 후자는 복통과 설사, 복부 팽만, 변비의 원인이지만 장 내시경으로는 특이점이 확인되지 않는다.

강단 의학의 치료

위궤양과 식도염에는 제산제(위산 분비 억제제)와 위에 서식하는 헬리코박터균에 대한 항생제가 처방된다. 효과도 크다. 그런데 위산 분비 억제제는 오늘날 너무 자주 처방된다. 세계적으로 의사들은 이 약을 장기 복용용으로 아주 쉽게 추천하는데, 이때 복용상의 주의 사항을 알려 주는 경우는 많지 않다. 이건 보통 문제가 아니다. 그사이 진행된 연구들에 따르면 위산 분비 억제제의 장기 복용은 치매를 비롯해 심혈관계 질환과 골다공증에 이르기까지 아주 다양한 병의 위험 요소를 높이는 것으로 드러났기 때문이다. 또한 이 억제제는 드물지 않게 비타민 B12 결핍증을 부르는데, 이는 신경 손상으로 이어질 수 있다. 게다가 포만감을 못 느끼게 해서 과식을 하게 만들고, 복통과 메스꺼움, 설사를 일으킬 수 있다. 그뿐이 아니다. 위장관에 좋지 않은 세균의 서식을 촉진하는 결과를 낳기도 한다. 그리되면 장내 세균총은 인체에 좋지 않은 상황으로 바뀔 수 있다. 이 때문에 위산 분비 억제제는 필요 이상으로 오래 복용해서는 안 된다. 한 연구에 따르면 우리 몸은 8주가 지나면 벌써 이 제산제에 저항하기 시작한다. 그러니까 산 생산을 촉진하는 호르몬의 과잉 분비로 반응하는 것이다. 그러다 복용을 중단하면 40퍼센트 정도 금단 현상이 나타나고, 그로 인해 전에는 없던 위장 문제가 생긴다. 결국 위산 분비 억제제는 우리 몸을 중독 상태로 만들 수 있다.

상담을 하다 보면 식도 열공 탈장이 생겼다며 하소연하는 환자들이 더러 있다. 식도 열공 탈장은 위와 연결된 식도 아래쪽 괄약근이 느슨해져서 잘 닫히지 않는 현상을 말한다. 그런데 이 현상이 곧장 위산 역류로 이어지는 것은 아니다. 그렇다면 무슨 큰 병에 걸린 것처럼 걱정할 필요는 없다. 이 〈탈장〉은 비만과 스트레스, 운동 부족으로도 생길 수 있고, 그렇다면 원상태로 돌아가는 것은 얼마든지 가능하다.

유럽에서는 인구의 최대 15퍼센트에 이를 정도로 많은 사람이 과민성 대장 증후군을 앓는다. 정확한 원인은 아직 모른다. 다만 스트레스와 과로가 일정 정도 역할을 하는 것으로 보인다. 어쩌면 장내 세균도 관련이 있을 수 있다. 세균총의 균형이 무너지면 통증을 인지하는 한계가 낮아지고, 소화 장애가 생기고, 자연스런 장운동에 어려움이 발생하기 때문이다. 지금까지 강단 의학에서는 이런 증상에 마땅한 치료법이 없다. 다만 복부 팽만을 일으키고 소화하기 어려운 것을 철저히 피하는 포드맵 식이법만 빼면 말이다. 포드맵FODMAP은 올리고당, 이당류, 단당류, 당알코올처럼 장에서 잘 흡수되지 않는 특정 당 성분을 가리키는데, 장내 유해균의 좋은 먹잇감이 되는 이런 음식을 피하자는 것이 포드맵 식이법이다.

자연 요법의 치료

위장 질환에서는 자연 요법을 사용하는 것이 여러모로 좋아 보인다. 자연 요법에서는 식물 치료가 주를 이루지만, 심신 의학과 프로바이오틱스, 영양 섭취도 당연히 중요한 구성 요소다. 자연 요법의 치료 대상으로는 궤양성 대장염과 크론병 같은 특수한 염증성 장 질환 외에 과민성 장과 가벼운 위염 및 식도염을 꼽을 수 있다.

나의 위장 질환 치료법 10

과민성 대장 증후군

- **식물 요법**: 통증과 경련이 있을 때는 캡슐 형태의 페퍼민트 오일, 멜리사차, 아티초크 추출물이 도움이 된다. 회향 추출물, 캐러웨이(몸에 붙이거나 바르는 형태로), 아니스는 복부 팽만을 완화한다. 설사에는 몰약이 좋고, 변비에는 질경이씨, 황산염이 함유된 미네랄워터가 효과적이다. 커큐민(강황)은 이 모든 증상에 도움이 된다.

- **프로바이오틱스**: 다양한 조제품이 과민성 장에 효과가 있다. 내가 추천하는 검증된 제품은 다음과 같다. 유산균(젖산균), 비피더스균, 니슬 대장균, 엔테로코커스 패칼리스, 유기농 곡물 발효 음료인 브로트트룽크.
- **심신 의학**: 명상, 요가, 호흡 수련, 자율 훈련법 같은 긴장 이완법은 과민성 장에 도움이 된다.
- **영양 섭취**: 우리는 외래 병동에서 환자가 아유르베다식으로 식생활을 바꾸었을 때 얼마나 긍정적인 반응이 나타나는지를 보며 매번 깜짝 놀란다. 가공하지 않은 자연식도 효과가 있지만, 문제는 환자가 생식을 제대로 소화할 수 있느냐이다. 그 밖에 포드맵 식이 요법도 성공적인 결과로 나타난다. 다만 여기서는 피할 음식이 아주 많다. 예를 들면 배추, 꼬투리 열매, 과당 함유가 높은 과일, 감미료, 몇 가지 식품 첨가물, 알코올, 밀, 여러 종류의 유제품 같은 것들이다.

　과민성 장의 경우 나는 대안으로 우선 과당 섭취를 줄이고, 그다음엔 얼마간 밀이나 글루텐을 먹지 말라고 권한다. 글루텐을 금지하고 2주 뒤 뚜렷이 호전된 느낌이 들고, 복부 팽만과 통증까지 줄었다면 글루텐과 밀 저항성이 있다고 보고 앞으로도 계속 먹지 말아야 한다. 다만 몇 주 뒤 글루텐을 다시 시험해 볼 수는 있다. 가끔은 스트레스나 감염성 질환, 알코올, 항생제에 의해 일시적으로 글루텐 민감성을 보이는 사람이 있기 때문이다. 과당에 대한 과민증은 무엇보다 양에 달려 있다.

하루에 50그램 이상을 섭취하면 많은 사람이 소화 장애를 겪는다. 인스턴트식품을 비롯해 〈천연〉 감미료가 들어간 식품 및 겨울철 딸기를 먹으면 그 양은 쉽게 초과된다. 설사에는 의료용 진흙, 트링크모아,[28] 커피 카르보,[29] 빌베리, 빌베리즙, 베리 잎 차를 권한다.

- **침술**: 온갖 형태의 과민성 장에 훌륭한 통증 완화 효과가 있다.
- **온열 요법**: 온열 요법의 작용 메커니즘은 확실하게 알 수는 없지만, 온기가 위장관의 자율 신경을 진정시키는 것으로 보인다. 우리는 과민성 장 환자를 이런 식으로 치료해 많은 성공을 거두고 있다.

속 쓰림과 역류 질환

- **고미질**: 서양말냉이나 캐모마일 추출물은 음식물을 위에서 밀어내는 기능을 강화한다. 게다가 담즙을 자극해 소화를 촉진한다. 몇몇 혼합 약제에는 점막을 보호하는 약초가 첨가된다.
- **아마씨 점액**: 예민해진 점막을 진정시킨다.
- **치료용 진흙**: 위산 작용을 완화한다.
- **페퍼민트 차와 커피, 알코올 금지**: 역류를 촉진하기 때문이다. 저녁 식사는 조금 일찍 먹고, 잠은 상체를 약간 세운 상태로 잔다.

---

28 *Trinkmoor*. 미네랄 및 미량 원소가 들어간 음료이다.
29 *coffee carbo*. 각종 커피 씨로 만든 진갈색 가루이다.

11

건강한 삶을 위한 전략

자기만의 길 찾기

여러분이 여기까지 오면서 내 주장에 동의한다면 이제 자신의 삶을 바꾸고 싶은 마음이 드는 것과 함께 이런 의문이 들 것이다. 어디서부터 시작하지? 어떻게 해야 하지? 나는 이 물음에 표준적인 답을 제공하지 못한다. 그건 당신이 어떤 사람인지, 어떤 질환을 갖고 있는지, 생활 방식은 어떻고, 어떤 상태에 이르고자 하는지에 달려 있기 때문이다. 다만 이 책에는 당신이 선택할 수 있는 수많은 정보와 제안이 담겨 있다. 삶의 질을 개선하고, 좀 더 건강한 삶을 얻고, 그렇게 얻은 건강을 유지하려면 이 많은 가능성을 긍정적으로 바라보면서 시도해 볼 것을 권한다. 이걸 내가 어떻게 다 따라 하느냐고 부정적으로 생각하지 말라는 것이다.

기본 원리는 명확하다. 우유, 육류, 생선, 달걀 같은 동물성 단백질을 가능한 한 줄이고, 채식 위주의 식사를 하고, 자연의 신선한 공기를 마시면서 충분히 움직이고, 명상처럼 능동적인(!) 긴장 완화 수단을 일상으로 끌어들이는 것이다. 여기서 명상을 능동적이라고 하는 이유는 분명하다. 사람들은 대개 텔레비전을 볼 때처럼 수동적인 상태가 긴장을 푸는 좋은 방법이라고 생각한다. 그러나 연구 결과는 다르다. 수면조차 명상만큼 이완되지는 않는다. 관건은 순간의 깨어 있음과 의도 없는 집중이다. 대다수 사람에게는 이게 가장 어렵다. 그래서 더 건강하게 살려는 시도에서 다시 〈원래대로 돌아갈〉 때가 많다. 그러나 부탁한다. 계속 시도하라. 여기서 핵심은 규칙적으로 하는 것이다. 그 과정이 일상이 되어 몸으로 효과가 느껴질 때까지 최소한 6주 이상 매일 해야 한다. 시작이 어렵다면 처음엔 남들과 그룹을 지어 해도 되고, 아니면 CD나 팟캐스트를 보면서 따라 해도 된다.

사실 나도 규칙적으로 명상하는 것이 어렵다. 중요한 건 그때그때의 일상적 상황에 적응하면서 명상을 반드시 해야 할 숙제로 여기는 것이 아니라 자신을 위한 시간, 또는 삶의 본래적인 것을 위한 시간으로 생각하는 것이다. 그러면 그와 연결된 영성이 되살아난다. 육신의 한계와 질병에 대한 경험이야말로 우리가 〈왜〉 사는지에 대한 근본적인 질문에 몰두하는 계기가 될 수 있다.

나는 앉아서 명상한다. 누운 자세에서는 너무 빨리 잠이 든다. 그것도 나쁘진 않지만 명상이라고 할 수는 없다. 시간은 각자의 사생활과 직장 생활에 맞추어 조절하면 된다. 나는 일찍 일어나는 여름에는 이른 아침에 명상을 하고, 겨울에는 저녁에 한다.

운동도 내 일상생활 속에 자연스럽게 끼워 넣으려고 애쓴다. 날씨가 괜찮으면 주중에는 자전거로 출퇴근을 하고, 주말에는 조징을 하거나 걷는다. 집에서는 몇 분이라도 매일 요가를 한다. 뒤틀어진 몸을 바로잡고 마음을 정돈하는 데 요가만 한 것이 없다. 나는 스마트폰에 만보기 앱을 깔아 놓았고, 얼마 전에는 사무실에 스탠딩 책상도 들여놓았다. 여러분도 늘 앉아서 하는 일들, 예를 들어 텔레비전을 보거나 컴퓨터 앞에 있을 때 그런 책상을 이용해 보라. 가능하면 자동차에서 보내는 시간도 줄여라. 기차나 지하철을 타고 가면서 명상하는 것도 가능하다.

심신 의학은 단순한 스트레스 극복 이상의 일을 한다. 물론 스트레스 극복이 매우 중요한 기능인 것은 분명하다. 심신 의학은 우리에게 내면의 자유를 찾아 준다. 이것은 말로는 설명하기 어렵고 직접 체험해야만 알 수 있다. 내 환자들 중에는 자신의 질병과 증세를 다루는 문제와 관련해서 매우 구체적으로 설명할 수 있는 사람이 많다. 내면의 자유는 고령화 사회에서 특히 중요하다. 우리는 우리 자신을 늙어 가는 사람으로 대하는 것이 어렵다. 자신을 실제보다 항상 더 젊게 느끼기 때문이기도 하고, 우리가 오랫동안 알고 있는 모습이 더 친밀하기 때문이기도 하다. 얼굴에 나타나는 주름 같은 건 전혀 문제가 되지 않는다. 우리는 아직 미래가 활짝 열려 있던 시기의 감정과 에너지, 활력을 되찾고 싶어 한다. 이런 상황에서 마음 챙김 명상은 우리에게 항노화(안티에이징) 논쟁에서는 거의 거론되지 않는 것을 얻게 해준다. 마음의 자유와 영원성을 위한 공간이 그것이다.

역설적으로 들릴지 몰라도 병원을 너무 자주 찾지 않는 것도 건강한 삶의 한 요소다. 물론 심각한 통증이나 불분명한 증상을 스스로 알아내고 치료하라는 말이 아니다. 그런 일에는 당연히 의사가 필요하다. 하지만 건강한 생활 습관을 유지하면서 요가와 약초, 사우나, 냉수마찰, 습포 두르기 같은 자연 요법의 자기 치료 전략을 규칙적으로 시행하는 사람은 약에만 의존하지 않고 자기 몸에 좀 더 많은 주의를 기울이게 된다. 그러면 증상과 약으로 이어지는 악순환뿐 아니라 약의 부작용까지 피할 수 있다. 좋은 의학은 자기 치유 과정을 약으로 억누르지 않고 오히려 지원한다. 그건 환자에게 관심이 있는 의사라면 누구나 안다. 정말 위험하거나 고통

> 좋은 의학은 자기 치유 과정을 약으로 억누르지 않고 오히려 지원한다

이 심한 증상만 치료되어야 한다. 법률적으로 보면 모든 의학적 개입은 허가받은 신체 손상에 다름 아니다. 최근 의학계에서는 정말 필요한 의학적 치료가 무엇인지 스스로 가려내는 〈현명한 선택choosing wisely〉이 화두다. 뒤집어 보면 이는 너무 오랫동안 혼자서 자기 실험을 하는 대신 정말 의학적 도움이 필요할 때가 언제인지 스스로 몸을 주의 깊게 관찰해야 한다는 뜻이기도 하다.

〈현명한 선택〉이란 당신의 건강에 엄청난 영향을 끼치는 일상적 행위, 즉 매일 무엇을 먹어야 하는지를 스스로 결정하는 것을 의미한다. 최근에는 채식 메뉴와 샐러드 뷔페를 제공하는 구내식

당이 많아졌다. 이제는 무엇을 먹어야 하고, 무엇을 먹고 싶지 않은지 스스로 결정할 수 있다. 가능하다면 동물성 단백질을 줄이고 패스트푸드는 적게 먹어라. 술과 담배도 줄여라. 담배를 끊으면 수명이 길어진다. 화학 물질에 오염된 식품을 피하라. 농약과 살충제, 항생제에 노출된 식품이건, 아니면 유해한 첨가물이 들어간 가공식품이건 간에 말이다. 간식도 멀리하라. 간식을 먹지 않으면서 식사 시간의 리듬을 지키면 몸이 얼마나 가뿐한지 금세 느낄 수 있다.

그렇다고 당신의 삶이 온통 금지로만 이루어져서는 안 된다. 건강한 삶은 맛있는 슈퍼 푸드로 얼마든지 긍정적으로 만들어 갈 수 있다. 슈퍼 푸드는 원래 유해한 부작용이 없는 의약품으로 불릴 정도로 긍정적 물질이 많은 식품이다. 그런데 멀리서 들여온 이국적인 슈퍼 푸드만 선호하는 경향은 안타깝다. 대부분의 슈퍼 푸드는 사람들이 사는 땅에서 직접 채취하거나 재배할 수 있다. 그러면 통제도 쉽고 가격도 저렴하다. 이런 슈퍼 푸드 가운데 두 가지만 정해 매일 먹는다면 그것으로 이미 당신의 건강을 위해 많은 일을 하는 셈이다.

베리

모든 종류의 베리에는 항산화 물질이 다량 함유되어 있다. 크랜베리는 방광염을 예방하고, 갱년기 이후 여성의 혈압을 낮추고, 혈관 벽의 탄성을 돕는다. 블루베리 원액은 설사에 좋고, 규칙적으로 섭취하면 다른 베리류와 마찬가지로 심혈관계 질환과 암 예방 효과가 있다. 황반 변성에는 중국의 고지베리(구기자)가 특히 효과적인 것으로 추정되는데, 거기에 함유된 지아잔틴 색소가 망막에 내려앉음으로써 보호 작용을 하는 것으로 보인다(사프란도 마찬가지다). 베리류는 냉동 상태에서도 효과를 잃지 않지만, 잼으로 조리하면 효과가 없어진다. 그 밖에 과당이 많지만 일반적으로 소화가 잘된다.

채소와 과일

제철의 잘 익은 유기농 식품이어야 한다. 호박, 파프리카, 토마토처럼 붉고 노란 종에는 특히 미량 영양소가 많다. 이런 식품에 함유되어 있고 가열 시 방출되는 리코핀은 심장 건강에만 좋은 게 아니라 다른 긍정적인 효과가 많다. 고구마는 영양소가 풍부한 식품이다. 일본 오키나와에 장수하는 사람이 많은 데는 고구마 섭취가 한 가지 원인으로 보인다. 현재 고구마는 이탈리아, 스페인, 포르투갈에서도 재배된다. 채소와 과일은 가능한 한 자주 먹고, 즙 같은 추출물의 형태보다는 통째로 먹는 것이 좋다. 채소와 과일을 고를 때는 번쩍번쩍 광이 나는 것보다는 진한 향이 나는 것을 골라야 한다. 향은 내용물의 풍부함을 보여 주는 지표다.

잎채소

상추, 루콜라, 근대, 시금치 같은 잎채소는 특히 건강에 좋다. 거기엔 귀한 식물성 질산염을 비롯해 오메가3 지방산과 무기질이 담겨 있다. 매일 잎채소를 먹으면 심근 경색과 뇌졸중, 암이 20퍼센트 정도 줄어드는 것으로 조사되었다. 그렇다면 시금치를 싫어하는 사람도 뽀빠이를 생각하며 식탁에 녹색 채소를 올리기 바란다.

십자화과 식물

이 과의 식물들은 건강에 무척 좋다. 예를 들면 브로콜리, 방울양배추, 케일, 큰다닥냉이, 루콜라, 겨자무, 겨자, 래디시 같은 것들이다. 이것들은 모두 해충으로부터 자신을 보호하기 위해 겨자기름을 분비한다. 그중 1백 가지 이상이 확인되었는데, 맵거나 강한 맛이 나는 것이 특징이다. 겨자기름은 세균과 바이러스를 죽인다. 특히 큰다닥냉이와 겨자무 추출물을 혼합한 약제는 인후염이나 방광염에 효과가 크다. 겨자기름은 암도 예방하는 것으로 추정된다. 그것은 식물에 〈글루코시놀레이트〉라는 비활성 전구체의 형태로 저장되어 있는데, 그렇지 않으면 식물 자체에도 해를 입히기 때문이다. 이 전구체는 예를 들어 곤충이 깨물어 식물 세포가 손상되면 마찬가지로 식물에 저장된 미로시나아제 효소와 결합해서 매우 효과적인 활성 겨자기름을 만들어 낸다. 이와 관련해서 가장 많은 연구가 이루어진 것이 설포라판이다. 이물질은 채소를 잘라 최소 30분 정도 공기 중에 노출하면 활성화된다. 그래서 바로 요리를 하면 많은 좋은 요소가 사라진다. 냉동

한 십자화과 식물도 효과가 약간 떨어질 수밖에 없다. 냉동 보관 하기 전에 끓는 물에 살짝 데치기 때문이다.

아마씨

생긴 건 보잘것없지만 가히 만능 슈퍼 푸드라 할 수 있다. 콜레스 테롤과 혈압을 낮추고, 위염과 위장 문제에 도움을 주고(점액의 형태로), 고농도의 식물성 오메가3 지방산을 갖고 있어서 류머 티즘과 관절증의 염증을 억제하는 작용을 한다(패드로 싸서 해 당 부위에 올려만 두어도 효과가 있다). 매일 아마씨 가루를 먹 고, 아마씨 기름을 냉장 보관해 두었다가 사용하라. 외부 염증에 는 아마씨를 갈아서 해당 부위에 올려놓거나 목욕제로 사용할 수 있다.

견과류

단점은 없고 장점만 있는 유일한 군것질거리다. 견과류는 건강에 매우 좋다. 그중에서 최고는 단연 호두다. 호두는 혈중 지방을 개 선하고 혈압을 낮추고 혈관 경화를 막는다. 개암나무 열매와 아 몬드도 좋다. 브라질너트는 면역계에 중요한 셀레늄 성분을 다량 으로 제공하고 콜레스테롤 수치를 낮춘다. 다만 건강에 좋지 않 은 황 성분의 아미노산을 갖고 있어서 한두 개면 충분하다. 소금 간을 하지 않은 피스타치오와 땅콩도 건강에 좋고 혈압을 낮춘다 (땅콩은 원래 콩과 식물이다). 앞서 언급한 프레디메드 연구에 따르면 하루에 혼합 견과류를 30그램 섭취했더니 심근 경색과 뇌졸중, 당뇨병 발병 비율이 눈에 띄게 떨어졌다고 한다.

올리브유

여과하지 않은 탁한 올리브유에 특히 치료 물질이 많다. 그건 우리의 자체 연구로 밝혀졌다. 파스타와 채소, 샐러드에 올리브유를 넣어서 먹어라. 단 가열하면 효과가 떨어진다. 요리할 때는 가열해도 성분이 바뀌지 않는 다른 저렴한 기름을 쓰기 바란다.

콩, 완두콩, 렌즈콩

꼬투리 열매에는 건강에 좋은 식물성 단백질이 무척 풍부하다. 히스패닉계 사람들이 지방과 설탕을 많이 먹는데도 건강 상태가 좋은 것은(〈히스패닉 패러독스〉) 전통적으로 콩과 렌즈콩을 풍부하게 섭취하기 때문이다. 하버드에서 실시한 여러 대규모 역학 연구에 따르면 건강 상태는 우리가 섭취하는 식물성 단백질의 양이 많을수록 좋은 것으로 거듭 확인되었다. 그렇다면 따뜻하게 조리한 형태로건, 아니면 샐러드나 음식 위에 뿌리는 형태로건 매일 일정량의 꼬투리 열매를 섭취하라. 오래 요리하는 것이 번거롭다면 병조림과 통조림에 든 것을 먹어도 되지만 너무 짠 것은 피해야 한다. 소화 불량으로 인한 복부 팽만은 강황이나 후춧가루, 생강, 계피, 마늘, 정향 같은 향신료로 줄일 수 있다. 꼬투리 열매를 규칙적으로 먹을수록 통증은 적어진다.

향신료

맵고 톡 쏘는 향신료에는 고농도 피토케미컬이 특히 많이 함유되어 있다. 피토케미컬은 식품에 색과 강한 맛을 부여한다. 현재 우리가 아는 바로는 향신료 가운데 최고는 단연 강황이다. 강황은 염증성 장 질환과 류머티즘에 도움이 되고, 혈중 지방을 개선하고, 당뇨에 효과가 있다. 그렇다면 강황(또는 커리)을 가능한 한 자주 음식에 뿌려 먹어라. 다만 옷에도 색이 잘 배니 주의해야 한다. 강황 맛을 좋아하지 않는 사람은 약국에서 판매하는 추출물을 구입해서 먹을 수 있다. 생강과 쿠민도 긍정적으로 작용한다. 믿을 만한 연구에 따르면 칠리로 맵게 양념한 음식을 먹는 사람은 오래 산다. 사프란은 가격이 비싸지만 임상 실험에 따르면 알츠하이머와 우울증, 황반 변성에 효과가 있다고 한다. 가장 좋은 것은 여러 향신료를 섞어서 먹는 것이다. 강황은 후추와 섞었을 때 훨씬 소화가 잘 된다. 그렇다면 인도 커리는 이상적인 음식으로 미량 영양소의 섭취를 보장한다. 그 밖에 양파와 마늘도 건강에 매우 좋다. 마늘은 심혈관계 질환에, 양파는 면역계에 좋고, 암 예방에도 효과도 있는 것으로 보인다. 따라서 이 향신료들은 마음껏 먹어라.

천연 당분

정제 설탕은 피해야 하지만 그렇다고 단맛을 포기할 수는 없다. 초콜릿은 혈압을 낮추고, 혈관을 넓히고, 염증을 억제한다. 카카오 성분이 50퍼센트 이상이어야 하지만, 굳이 80~90퍼센트의 쓴 초콜릿을 고를 필요는 없다. 견과류와 아몬드가 섞인 초콜릿도 건강에 좋다. 많은 유기농 상점에서 파는 천연 카카오 콩의 효과는 무척 강렬하다. 한번 시도해 보라. 건강한 영양소가 풍부한 대추야자와 말린 무화과는 디저트용으로 좋다. 꿀은 무기질이 풍부하고, 염증을 억제하고, 항생 작용을 한다. 급할 때 상처에 발라도 훌륭하게 치료된다. 다만 유기농 제품인지 반드시 확인해야 한다.

물

이상적으로 섭취해야 할 수분의 양이 정확하게 얼마인지는 아직 과학적으로 밝혀지지 않았다. 현재는 하루에 2~3리터가 권장되는데, 물론 외부 온도와 활동량에 따라 다르다. 두통이 심하거나 집중이 잘 안 될 때 물 두세 잔을 마시면 도움이 되는 경우가 많다. 사고력 개선에도 좋은 만큼 학교에서 아이들에게 물 마시는 습관을 들이는 것은 권장할 만하다. 플라스틱 물통은 피해야 한다. 거기엔 암 유발 요인으로 의심되는 페닐프로판올아민PPA과 가소제가 함유되어 있다. 특히 따뜻한 물을 담았을 때가 문제다. 커피와 차는 과거의 추정과는 달리 건강에 좋다. 커피는 파킨슨병과 당뇨병 예방에 도움이 되고, 간 기능을 개선한다. 다만 설탕과 우유를 첨가하지 않았을 때 그렇다. 두유는 긍정적인 효과가 떨어진다. 두유를 마시면 혈압이 일시적으로 상승한다. 커피의 가벼운 이뇨 작용은 빈의 카페에서 흔히 볼 수 있듯이 쟁반에 으레 함께 놓아두는 물 한잔을 마시는 것으로 상쇄된다. 녹차도 마찬가지로 활성 작용을 하고 건강에 좋다. 중탄산염이 풍부한 미네랄워터는 산성 음식을 중화하는 작용을 한다.

나는 락토 베지테리언이다. 달걀을 제외한 유제품 일부와 채소 위주로 식사를 한다는 뜻이다. 매일 두세 가지 슈퍼 푸드를 간식이 아닌 식사로 먹으려고 노력한다. 중간에 입이 심심하면 견과류를 먹는다. 나는 두 가지 버전으로 간헐적 단식을 한다. 늦은 저녁을 먹었을 때는 아침 식사를 포기하고 에스프레소에 아몬드 우유만 조금 넣어 마신다. 이른 저녁을 먹었을 때는 아침 식사로 아마씨 가루와 납작귀리, 베리류, 견과류에다 가끔 생강과 강황을 넣고 끓인 죽을 먹는다. 또한 아침마다 냉수와 온수로 번갈아가며 전신 마사지를 한다.

일상 속 자연 요법 실천법

- 매일 규칙적으로 두 번 포만감을 주는 식사를 한다. 간식은 먹지 않는다.

- 최대한 채식 위주의 식사를 하되 베리류와 견과류를 충분히 섭취한다.

- 매일 두 가지 슈퍼 푸드를 식사 시간에 먹는다.

- 매일 간헐적 단식을 한다. 14~16시간 공복 유지. 예를 들어 전날 저녁 7시에 밥을 먹었다면 다음 식사는 오전 11시에 한다.

- 1년에 한두 번 치료 단식을 한다. 기간은 일주일이다.

- 매일 냉수 자극을 준다. 냉수마찰이나 무릎에 찬물 붓기.

- 규칙적으로 요가를 한다.

- 매일 명상한다. 30분의 시간도 낼 수 없는 사람이라면 지하철이나 사무실에서 단 몇 분 동안 짧게 명상해도 된다.

- 운동을 일상화한다. 더 많이 걷고, 계단을 이용하고, 자전거를 타고, 숲을 산책한다. 하루에 1만 보 걷기를 추천한다(약 5킬로미터). 유산소 운동은 일주일에 세 번 45분씩 하는 것이 좋다.

- 장시간 앉아 있는 것을 피한다(의자병). 스탠딩 책상을 권한다.

- 충분히 잔다. 나는 보통 8시간 잔다.

12

의학의 미래

무엇을 바꾸어야 할까?

매일 수많은 사람이 약을 먹는다. 하지만 많은 경우 큰 도움이 안 되는 약들이다. 현대 의학은 개인에 맞는 약이 아니라 일반화된 기성 약만 처방하기 때문이다. 미국에서 가장 많이 처방되는 열 가지 약은 기껏해야 환자 넷 중 한 명에게, 최악의 경우엔 스물다섯 중 한 명에게 도움이 될 뿐이다. 이 비율은 니콜라스 쇼크가 『네이처』에 발표한 한 논문에서 산정한 것인데, 그는 이를 가리켜 〈부정확한 의학〉이라는 표현을 사용했다. 현대 의학은 아마 유전학과 분자 생물학을 이용해 앞으로는 좀 더 정밀해질 것이다. 그러나 평소에도 항상 개인에 맞는 치료법을 선택하는 자연 요법의 경험을 활용하는 것이 지혜로워 보인다.

요즘은 50세나 60세에 벌써 만성 질환에 시달리는 사람이 많다. 아프면서 오래 사는 것은 결코 매력적이지 않다. 몇몇 질병은 숙명에 가깝고, 삶에서 모든 것을 통제하는 것은 불가능하다. 그러나 만성 질병의 발생을 막아 행복한 노년을 가능하게 하는 수단은 많다. 그건 자연 요법 없이는 이룰 수 없다. 그 이유는 무엇일까?

명제 1

　　병의 결과만 치료하는 것이 아닌 병의 발생을 막아야 한다

의사라면 대부분 이 길을 걷고 싶을 것이다. 그러나 이 목표를 가로막는 장애물은 많다. 예를 들어 합당한 대가의 지불 문제도 그중 하나다. 만일 어떤 의사가 누군가에게 건강하지 못한 생활 방식을 바꾸게 하고, 건강한 영양 섭취 및 운동 처방으로 그 사람을 건강하게 했다면 당연히 10년 뒤 혈관 우회술을 집도한 의사보다 더 많은 보수를 받아야 한다. 그러나 현실은 그렇지 않다. 그렇다면 이제 예방에 대한 천덕꾸러기 취급은 시정되어야 한다. 예방은 오직 현대적 자연 요법만이 할 수 있다. 강단 의학은 그에 대한 지식이 부족하기 때문이다.

명제 2

　　자연 요법에 대한 지원이 좀 더 강력하게 이루어져야 한다

현대 의학은 상대적으로 생긴 지 얼마 안 된 신생 분야다. 그럼에도 건강 유지와 관련해서 수천 년 동안 축적되어 온 전통 의학의 경험과 지식을 너무 성급하게 내팽개쳤다. 대신 자연 과학적 측정만 중시하고, 거기다 객관성이라는 이름을 붙였다. 그러나 우리의 삶이 항상 객관적인 것은 아니고, 의학도 때론 그런 인상을 풍기기는 하지만 결코 정밀 과학이 아니다. 그렇다면 자연 요법

의 경험과 지식은 의학에서 마땅히 자기 자리를 요구할 수 있다. 그런 지식은 거머리 치료와 사혈, 단식이 보여 주듯 많은 연구에 자극을 준다. 자연 요법 역시 자신의 치료법을 과학적으로 연구하고 발전시키기 위해 많은 시도를 한다. 미국에서는 자연 요법에 대한 국고 지원이 연간 2억 5천만 달러에 이른다. 인도에는 심지어 전통 의학을 담당하는 행정 부처까지 있다. 그런데 독일에서는 자연 요법과 관련해서 지금껏 단 한 차례의 연구만 독일 연구 협회로부터 지원을 받았다. 재단 기부금과 개인 후원자들이 없었다면 우리의 과학적 작업은 불가능했을 것이다. 하나의 병증을 종합적인 관점에서 접근하는 자연 요법 연구는 상당히 비용이 많이 들기에 좀 더 큰 규모의 포괄적 연구비가 필수적이다. 자연 요법을 과학적으로 연구하고, 만성 질환 예방과 치료에 사용하는 데 드는 비용은 투자 수익률 차원에서도 굉장히 효율적이다. 끊임없이 증가하는 만성 질환자들을 앞으로도 계속 수술과 값비싼 신약으로 치료해야 하는 강단 의학에 비하면 말이다.

명제 3

의학은 약에 의한 치료보다 더 많은 것을 할 수 있다

겉으론 늘 객관적으로 보이는 (강단) 의학도 조금만 더 자세히 들여다보면 많은 것들이 살얼음판 위에 서 있다. 최소한 명증성과 관련해서는 말이다. 현대 의학의 과학적 증거력은 허약할 때가 많다. 또한 여러 위원회에서 치료 지침을 제시하는 상당수의 의사와 학자들이 제약 회사로부터 연구비나 자문료를 받는 것도 문제다. 자신들은 그와 상관없이 독립적으로 판단한다고 주장하지만, 그로부터 완전히 벗어날 수 없는 것이 사람 심리다.

마지막으로 의약품의 부작용 문제를 빼놓을 수 없다. 병증에 대한 올바른 진단과 함께 올바른 약이 처방된다면 부작용은 감수해야 한다. 부작용의 위험이 있지만 환자의 증상이 완화되거나 치료되기 때문이다. 그런데 많은 만성 질환의 경우처럼 약이 너무 오래 무분별하게 처방되면 그 약의 손익 관계는 무너지고 만다. 2015년 한 해에만 독일에서 무려 152억 유로의 약품이 팔렸다. 천문학적인 액수다.

약에 대한 본능적인 거부감 때문에 처방대로 약을 먹지 않는 환자들이 많다. 이런 현상은 특히 〈국민병〉이라 불리는 질병에서 자주 나타나는데, 위험한 일이다. 우리의 자연 요법 융합과에서도 환자들을 설득해야 할 때가 드물지 않다. 예를 들어 항류머티즘제를 복용하라거나, 담당 의사의 권유대로 화학 요법을 받으라고 말이다. 설득은 쉽지 않지만, 그래도 우리 자연 요법 의사들의 말은 비교적 잘 따라 주는 편이다. 그만큼 우리도 환자들의 말에 충분히 귀 기울이기 때문이다. 어쨌든 약에 대한 이런 거부감을 고려한다면 자연 요법으로 약품 사용을 최대한 억제하고, 가능하면 아예 쓰지 않는 것이 중요하다. 항생제의 예에서 알 수 있듯이 약품 남용은 생명을 구하는 약의 기능을 약화시키기 때문이다.

또 다른 목표는 약용 식물에 대한 과잉 규제를 철폐하고, 그 치료법을 보존 활용하는 것이다. 전통 약제들은 막대한 잠재력이 있음에도 여러 작용 물질이 섞여 있다는 이유로 유럽 시장에서 차단된 상태다. 그러다 보니 식물성 약제를 생산하는 제조사들은 특허를 신청할 수 없고, 그런 만큼 당국에서 요구하는 비싼 연구 프로젝트를 추진할 수 없다. 그렇다면 그런 연구는 독립적인 기관들에 의해 더 강력하게 추진되어야 한다.

명제 4
건강하게 먹지 않으면 건강할 수 없다

무엇을 어떻게 먹느냐에 늘 관심을 기울여야 한다. 건강에 나쁜 식품은 우리를 병들게 한다. 그런데 식품의 성분 표시는 투명성보다 오히려 교묘한 은폐에 이용되는 듯하다. 신호등 등급제는 건강하지 않은 지방과 설탕 함량을 한눈에 알아보게 하는 제도다. 이때 국민의 영양 섭취와 관련해서 중요한 것은 전문가 추천이 외부 개입 없이 독립적으로 이루어져야 한다는 것이다. 현실은 그래 보이지 않는다. 관에서 후원하는 전문가 협회나 당국이 추천하는 식품은 로비 집단의 영향력에서 자유롭지 않아 보인다. 예를 들면 독일 농산품 협회나 식료품 업계의 로비로부터 말이다. 일부의 이런 이해관계 때문에 우리가 만성 질환에 걸릴 위험이 더 높아져서는 안 된다. 게다가 글리포세이트 같은 의심스러운 환경 화학 물질의 함량도 줄여야 한다. 동물은 더 이상 대량으로 〈생산〉되어서는 안 되고, 각 종의 습성에 맞게 키워야 한다. 채식이나 비건 음식도 병원과 유치원, 학교, 구내식당, 호텔, 레스토랑 식단에 포함시켜야 한다.

명제 5

건강한 생활 방식이 유전적 요인을 이긴다

유전자 치료를 이용한 질병 〈근절〉에 많은 사람이 희망을 건다. 하지만 그런 일은 실제로 아주 드물 것이다. 대부분의 질병은 하나의 유전자가 아닌 여러 개의 유전자와 관련이 있을 뿐 아니라 가는 길도 각각 다르기 때문이다. 유전적 요인이 건강에 미치는 영향은 기껏해야 10~20퍼센트 정도다. 설령 〈좋지 않은〉 유전자를 갖고 있다 하더라도 건강한 생활 방식을 통해 병의 위험은 얼마든지 줄일 수 있다. 심지어 후생 유전학이 보여 주듯 건강한 생활 방식은 자식과 손자에게까지 영향을 끼친다. 그렇다면 어떻게 살아가느냐는 우리만의 문제가 아니라 후대에 대한 책임과도 연결되어 있다. 중요한 것은 금욕적 삶이 아니다. 우리의 생물학적 본성과 일치하는 생활 방식을 찾는 것이다. 우리 자신에게 좋은 것이 무엇인지 꼼꼼히 살펴보아야 한다.

명제 6

의학은 인간이 스스로를 돌보도록 이끌어야 한다

만성 질환을 극복하지 못하면 의학은 필연적으로 〈차등 의료 서비스〉[30]로 나아갈 수밖에 없다. 그렇지 않으면 재정적으로 감당이 안 되기 때문이다. 그렇다면 사람들 스스로 좀 더 건강한 삶을 만들어 나가도록 이끌어야 한다. 우리는 병들면 단순히 치료만 받고 싶은 것이 아니라 스스로도 육신의 회복에 기여하고픈 바람을 갖고 있다. 그러나 현재의 의료 시스템은 치료 과정에 환자의 참여를 허용하지 않는다. 치료 과정에서 환자의 결정권을 인정하자는 〈의사 결정 공유〉 같은 새로운 슬로건이 나부끼지만, 현실을 들여다보면 보건 시스템의 참가자들이 모두 동등한 권리를 갖고 있지는 않다. 다시 말해 입법자와 병원, 의료 보험, 감독 기관이 환자보다 훨씬 더 큰 발언권을 갖고 있다는 것이다. 이제는 달라져야 한다. 심신 의학은 사람들이 스스로를 좀 더 면밀히 돌보고, 만병의 악화 요소인 스트레스를 없애는 중요한 기술과 실제적인 방법을 제공한다.

명제 7

〈강단 의학〉과 〈자연 요법〉은 훌륭한 파트너이다

〈강단 의학〉은 자연 요법을 파트너로 인정하는 것부터 시작해야 한다. 그것이 양측 모두에 유익하다는 사실은 베를린 샤리테 병원의 예가 잘 보여 준다. 보통 병원이 아니라 독일 노벨 의학상 수상자의 절반이 일하는 병원이다. 그사이 교수직이 두 개나 생긴 현대적 자연 요법과는 이미 이 병원의 중요한 분과로 자리 잡

---

30 환자가 값싼 공공 보험에 가입했는지, 아니면 비싼 사보험에 가입했는지에 따라 의료 서비스 질에 현격한 차이가 나타나는 의료 시스템을 가리킨다.

왔다. 이런 〈위상〉에 걸맞게 다른 다양한 자연 요법 분파들도 이제 과학적 〈명증성〉을 높여 나가야 한다. 강단 의학이 지난 2백 년 동안 해왔던 것처럼 말이다. 양측은 서로 배우면서 함께 새로운 길을 열어 가야 한다. 이런 형태의 융합 의학은 미국의 대다수 유명 병원에서는 이미 실시되고 있다. 독일에서는 여전히 무시되고 있지만, 변화의 조짐이 보이는 것은 그나마 위안이다. 물론 의사들의 자각에서 온 변화가 아니라 자연 요법에 대한 사람들의 긍정적인 인식과 자연 요법으로 치료받기를 원하는 환자들의 압박에서 온 변화이다.

찾아보기

지은이 **안드레아스 미할젠**Andreas Michalsen 자연 요법에 최신 과학을 혁신적으로 결합한 융합 의학의 선구자이자 독일 최고의 자연 요법 의사이다. 1961년 독일 바트 발트제에서 태어나 자랐다. 독일 최초로 전통 의학과 현대 의학을 병행했던 의사 할아버지와 아버지의 영향으로 어릴 때부터 식물 치료, 삼림욕, 단식, 물 치료 등의 자연 요법과 그 효과에 익숙했다. 경제학, 철학, 생물학 등을 공부하다가 1980년대에 본격적으로 베를린 자유 대학교와 보훔 루르 대학교에서 의학을 공부했다. 그 이후 1994년 심장학 박사 학위를 취득, 1996년부터 내과 전문의로 활동했다. 2000년 에센 미테 병원의 자연 요법 및 통합 의학 센터로 부임해 과학적 토대를 바탕으로 자연 요법을 시행하는 진정한 개척의 시기를 보냈다. 이후 2009년 유럽 최대의 대학 병원인 샤리테 베를린 대학 병원의 자연 요법과 교수직에 임명되었다. 동시에 베를린 이마누엘 병원의 자연 요법과 과장으로 활동하며 다양한 임상 실험을 통해 고혈압, 당뇨병, 암, 다발성 경화증 등을 앓는 수많은 환자를 치료하며 새로운 과학적 발견을 실험하고 구현하는 데 앞장서고 있다.

공저자 **페트라 토어브리츠**Petra Thorbrietz 유명한 과학 전문 기자이자 저술가이다. 함부르크 주간지 『디 보헤Die Woche』의 〈과학과 사회〉 팀장과 뮌헨 잡지 『포쿠스-슐레FocusSchule』의 부편집장을 지냈다. 건강과 관련한 탐사 보도와 서적 출간으로 수차례 상을 받았다.

옮긴이 **박종대** 성균관대학교에서 독어독문학과 대학원을 졸업하고 독일 쾰른에서 문학과 철학을 공부했다. 사람이건 사건이건 표층보다 이면에 관심이 많고 어떻게 사는 것이 진정 자기를 위하는 길인지 고민하는 제대로 된 이기주의자가 꿈이다. 지금껏 『그리고 신은 얘기나 좀 하자고 말했다』, 『악마도 때론 인간일 뿐이다』, 『9990개의 치즈』, 『군인』, 『데미안』, 『수레바퀴 아래서』, 『바르톨로메는 개가 아니다』, 『나폴레옹 놀이』, 『유랑극단』, 『목매달린 여우의 숲』, 『늦여름』, 『토마스 만 단편선』, 『위대한 패배자』, 『주말』, 『귀향』 등 많은 책을 번역했다.

의학 박사 미할젠의
자연으로 치료하기

지은이 안드레아스 미할젠, 페트라 토어브리츠 **옮긴이** 박종대 **발행인** 홍지웅·홍예빈
발행처 주식회사 열린책들 **주소** 경기도 파주시 문발로 253 파주출판도시
전화 031-955-4000 **팩스** 031-955-4004 **홈페이지** www.openbooks.co.kr
Copyright (C) 주식회사 열린책들, 2020, *Printed in Korea.*
ISBN 978-89-329-2035-1 03510 **발행일** 2020년 5월 20일 초판 1쇄

이 도서의 국립중앙도서관 출판예정도서목록(CIP)은 서지정보유통지원시스템 홈페이지(http://seoji.nl.go.kr)와 국가자료공동목록시스템(http://www.nl.go.kr/kolisnet)에서 이용하실 수 있습니다.(CIP제어번호: CIP2020016222)